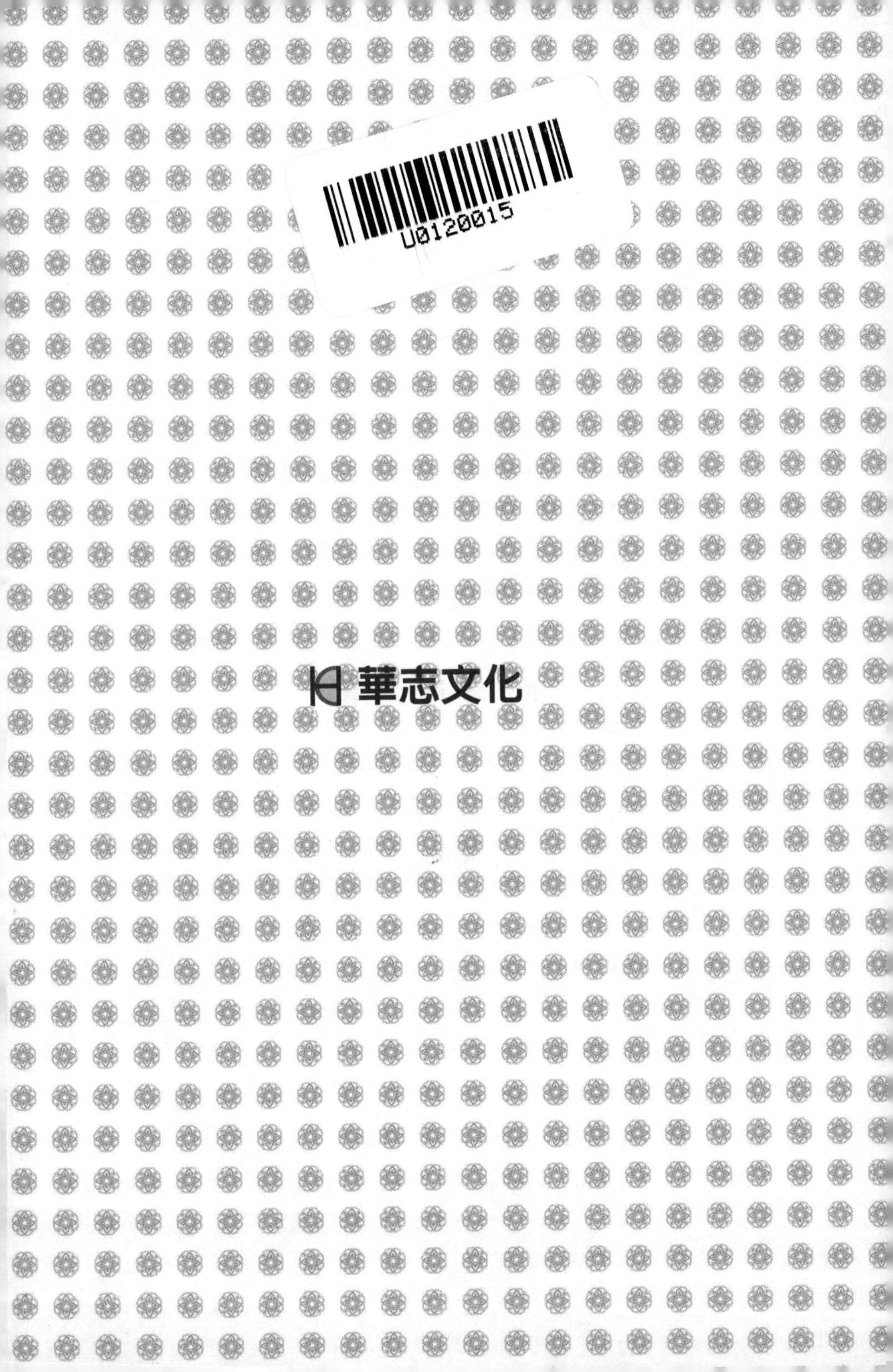
U0120015
華志文化

華志文化

圖解

楊道文博士──編著

經絡穴位小百科

經絡很簡單治病很實用，
看這本就夠了

解開中醫廟堂，一窺經絡法門。
學醫不懂經絡，開口動手便錯。

「上醫」為維護健康的養生醫學，
「中醫」為早期干預的預防醫學，
「下醫」為針對疾病的治療醫學。

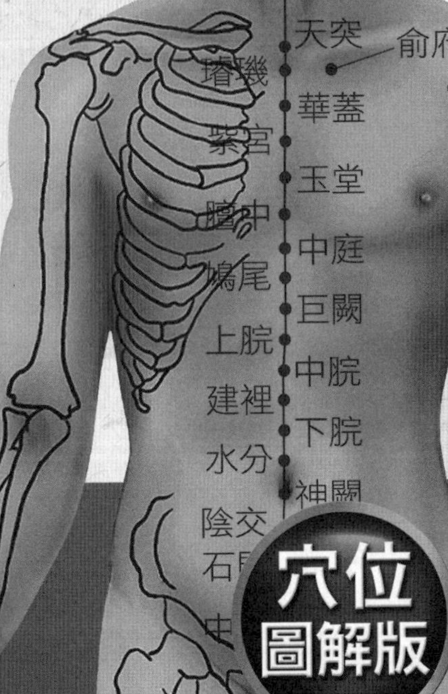

經絡是叩開中醫之門的鑰匙，是人體的生命線，它維繫著五臟六腑、四肢百骸，是中醫治療之本。命要活得長，全靠經絡養，病在淺中醫，上工治未病。

穴位
圖解版

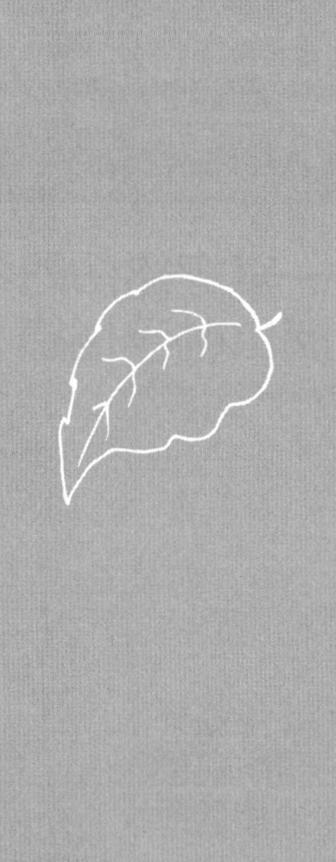

前言

Preface

經絡很簡單，治病很實用

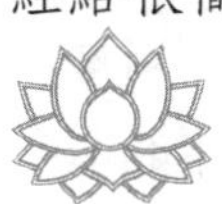   

說到經絡，很多人都覺得這是很神祕的東西，我們一般人是不能瞭解和掌握的。其實，經絡的學問並不如一般人想像的那麼神祕，它就是中醫學基礎理論的核心理論之一，源於遠古，用於當今。同時，又因為它是人體氣血運行的通路，故從這裏出發，還衍生出很多與經絡有關的東西，如各種氣功功法、點穴術，以及武俠裏各門各派的神奇武功等。這些均需要依靠經絡系統才能完成自己的學說。

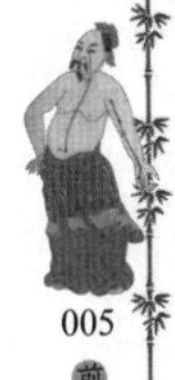

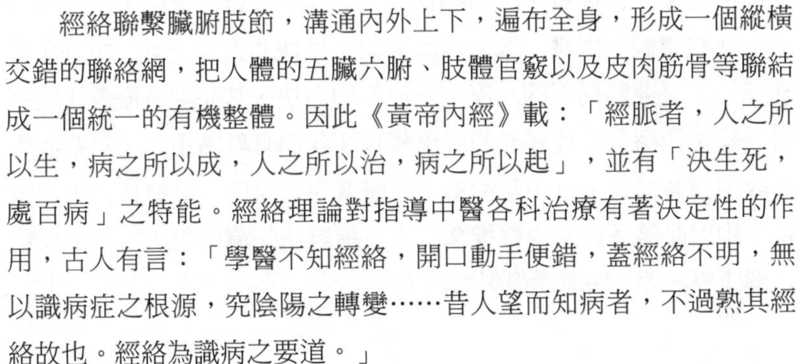

經絡聯繫臟腑肢節，溝通內外上下，遍布全身，形成一個縱橫交錯的聯絡網，把人體的五臟六腑、肢體官竅以及皮肉筋骨等聯結成一個統一的有機整體。因此《黃帝內經》載：「經脈者，人之所以生，病之所以成，人之所以治，病之所以起」，並有「決生死，處百病」之特能。經絡理論對指導中醫各科治療有著決定性的作用，古人有言：「學醫不知經絡，開口動手便錯，蓋經絡不明，無以識病症之根源，究陰陽之轉變……昔人望而知病者，不過熟其經絡故也。經絡為識病之要道。」

綜觀人類之疾病，大多與經絡有關。因為人體經絡是人的生命線，它維繫著人的五臟六腑、四肢百骸，是中醫處病之根本，而「調虛實」即是治病養生之關鍵。

近一個世紀以來，由於西醫體系的介入和普及，中醫經歷了數次存廢之爭，許多人看到西醫能夠很快地開刀、縫合，做各種內科手術，看到日新月異、數之不清的抗病藥物，不免盲目地信奉西醫的療效。儘管許多年來不少疑難大病不見成果，西醫也開始陷入僵持停滯的局面，然而西醫文化的衝擊還是非常強勢，中醫逐漸被邊緣化，發展艱難，甚至到了保持現狀都很困難的程度，這不能不引起有識之士的擔憂。

古人有言：「治病之要，氣內為保。」針灸、按揉經絡穴位可以調動身體的自我修復功能，固本正元，調控氣血，增強人體正（元）氣。人體的正（元）氣足，則邪（病）氣不侵，或侵入後被正氣所消滅，身體便能維持一個平衡和諧的健康狀態。

總之，西醫治病的優點在於見效快，效果明顯，其不足在於僅為局部治療，治後再復發和轉移的可能性較中醫治療的大；中醫治病則從整體觀念出發，實施辨證論治，以扶助人體正氣，增強免疫功能為主又兼顧局部的治療，是治本的方法，其缺點是療效比較緩慢。經絡治病是當代醫學的返璞歸真，我們有理由相信，只要我們吸收中西醫之長，以中醫治本、中醫養生為原則，掌握按揉經絡穴位、中醫經絡刮痧、中醫推拿、十三種罐法、瀉血療法、足部反射區健康療法等，將能活得更加健康。

鑒於書中錯誤難免，我們誠懇地希望讀者提出寶貴的意見，以使我們的水準更上一層樓，這是我們所衷心樂見的。

楊道文（中日友好醫院教授）

圖解經絡穴位小百科

Contents

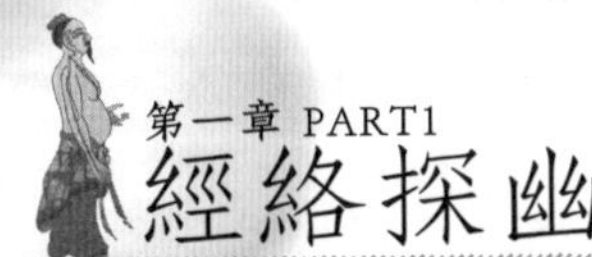

第一章 PART1 經絡探幽

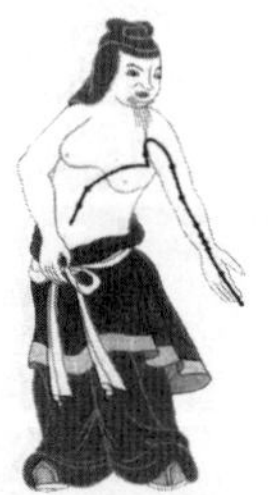

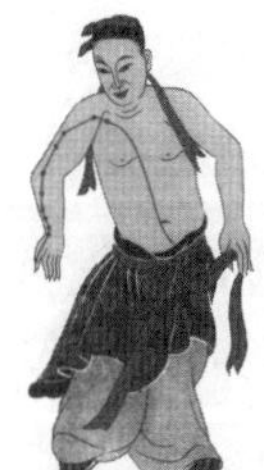

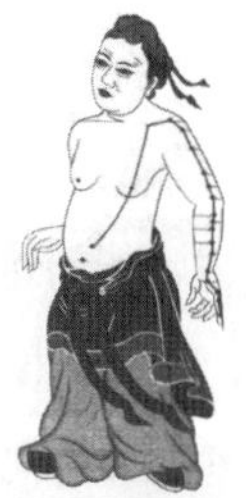

第二章 PART2 經絡圖譜

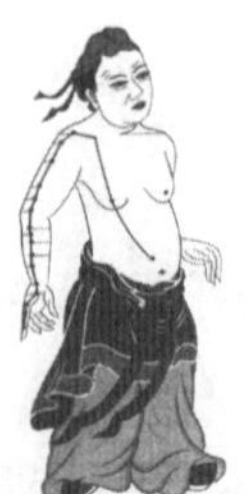
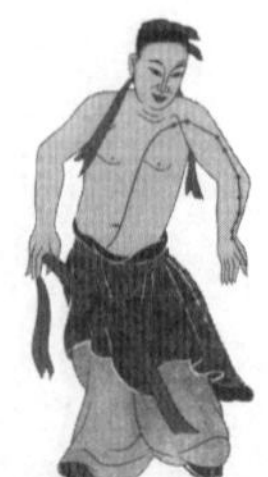
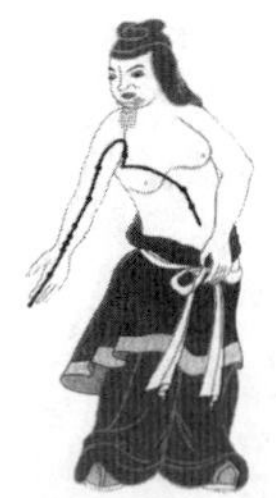

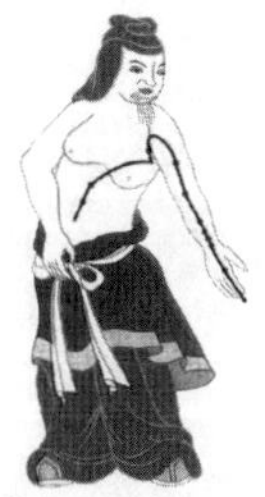
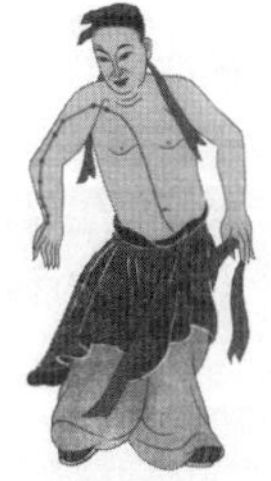
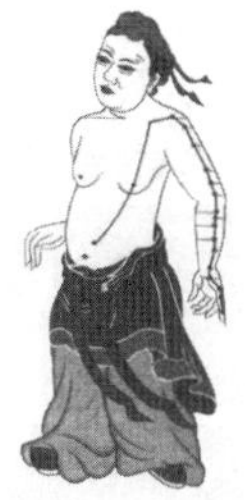

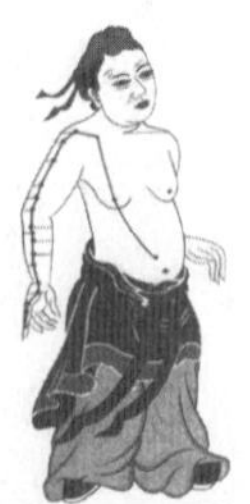
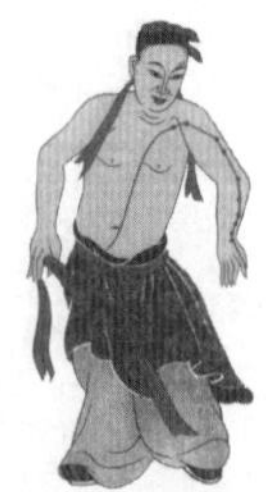
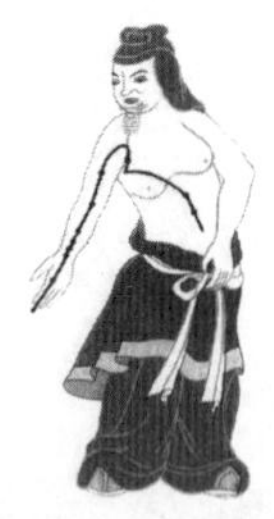

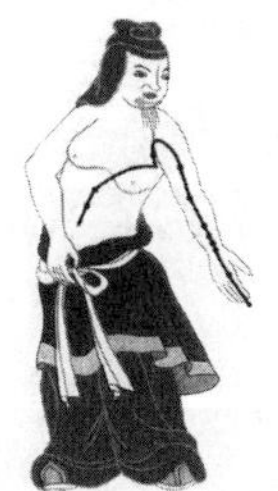

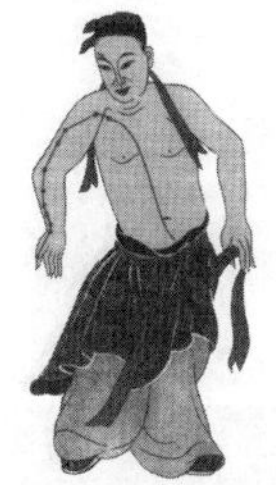

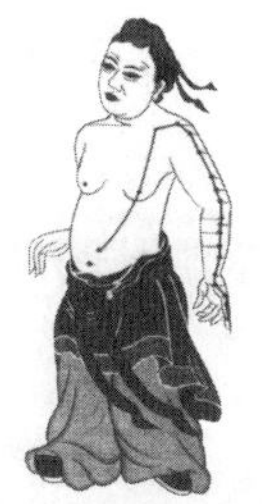

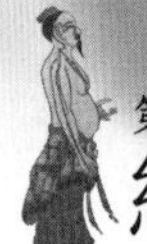

第三章 PART3 經絡對症施治

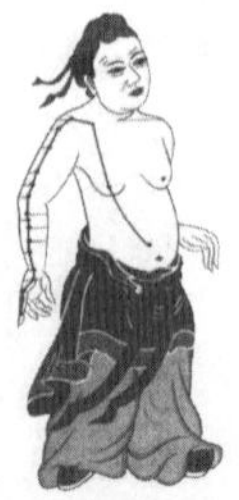
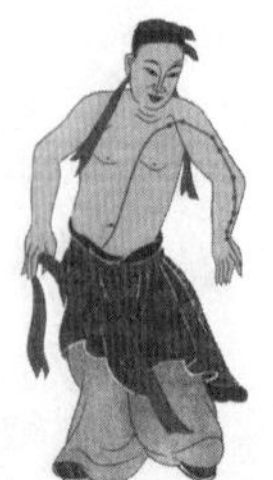
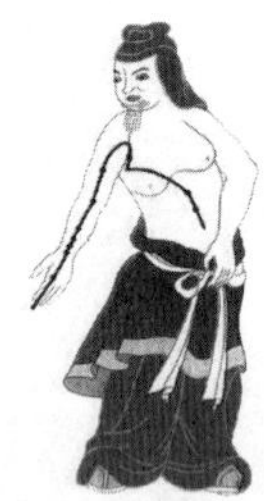

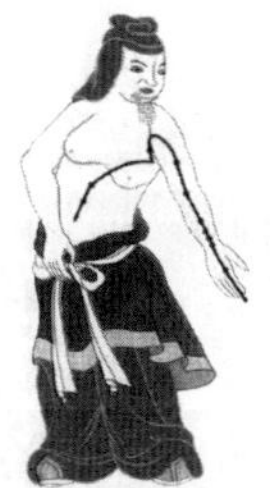
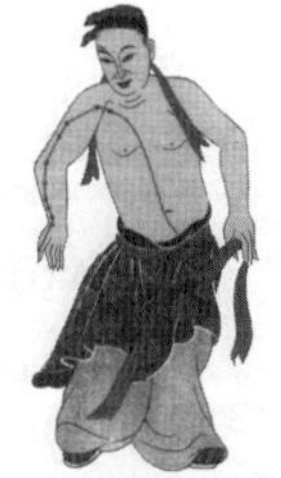
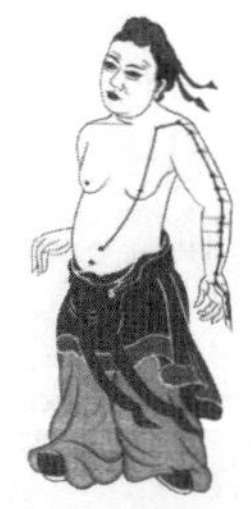

目 錄

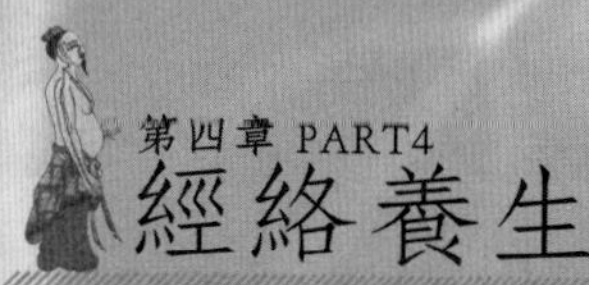

第四章 PART4 經絡養生

附錄

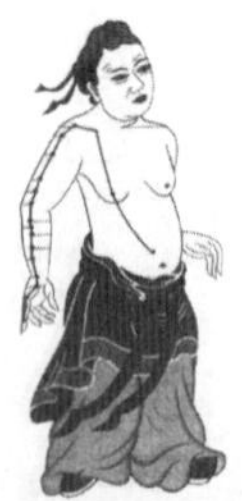

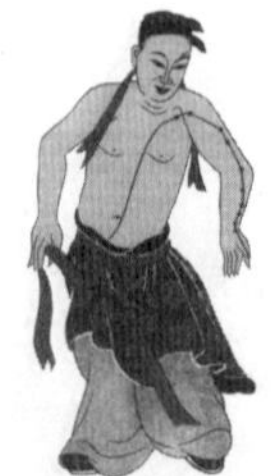

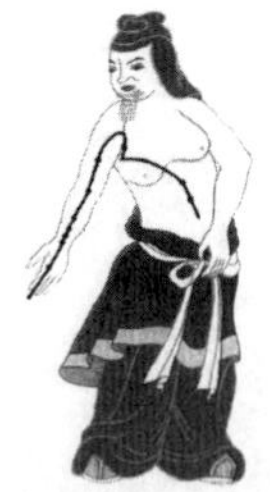

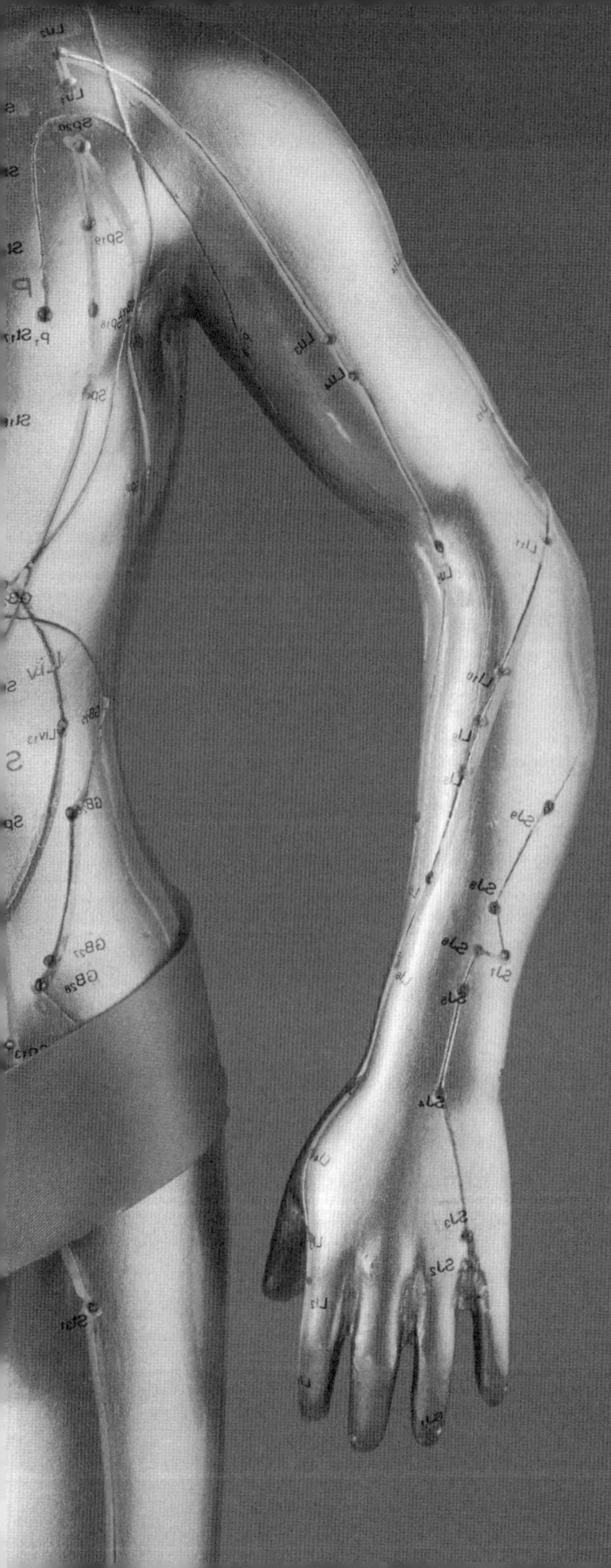

第一章 經絡探幽

圖解經絡穴位小百科

經絡學說是中國古人在治療過程中累積出的學說，它的歷史非常久遠，經絡發現至今已有兩千多年，我們的老祖宗在世界上第一部醫學鉅著《黃帝內經》上，就詳細記載了人體上的十四條經脈，並標明了它們的循行走向。宋代王惟一又把這些經脈刻畫在一個銅人模型上，並標出了三百五十四個穴位。但長期以來，人們對經絡的內在機制的認識，卻一直眾說紛紜，保持一個謎的狀態，有人甚至把它與空中的不明飛行物「飛碟」以及「百慕達」相提並論。

那麼，經絡到底是一種什麼東西？它對人體到底都有什麼作用？請聽我們一一道來。

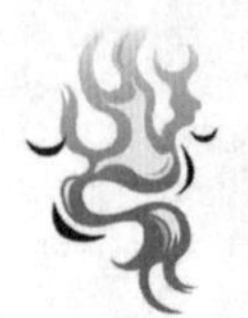

經絡
氣血運行的載體

經絡是中醫理論的基礎和瑰寶，經絡學說的形成，是以古代的針灸、推拿、氣功等醫療治病為基礎，經過漫長的歷史過程，結合當時的解剖知識和藏象學說，逐步上升成為理論學說的，其間受到了陰陽五行學說的深刻影響。

經絡學說是中華民族文化的瑰寶之一，它是中醫理論的重要組成部分，是在中國古代天人合一的哲學指導下，以腧穴為基本單位，將人體的五臟六腑和四肢百骸聯結起來的一個完備系統。先人們用流經中原的十二條大河來為其中最重要的十二經脈命名，從而使其學說更為生動和形象。

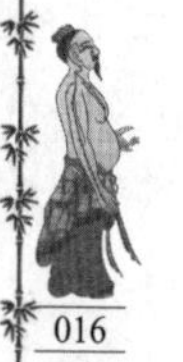

經絡是經脈和絡脈的總稱。經，有路徑的意思，經脈溝通內外，是經絡系統的主幹。絡，有網絡的意思，絡脈是經脈的分支，比經脈細小，縱橫交錯，遍布全身。經絡內屬臟腑，外絡肢節，溝通內外，貫穿上下，將人體各部分組織器官聯繫成為一個有機的整體；並藉以運行氣血，營養機體，使人體各部分的功能活動保持諧調和相對平衡。總之，經絡是聯繫臟腑、溝通內外、運行氣血的人體調控系統。

《素問·調經論》說：「人之所有者血與氣耳」，「血氣不和，百病乃變化而生」。氣血運行是經絡系統最主要的功能，由此實現人體整體的物質能量交換。人體中的氣血，是不斷運動著的精微物質，它流經全身，無處不到。氣血的不斷運行變化，產生了人體的各種生理活動。而氣血之所以能通達全身，發揮其營養臟腑、抵禦外邪，保衛機體的作用，都是依賴於經絡的傳輸功能。

然而經絡系統相對於其他人體器官而言，呈現隱系統狀態，它不像心臟、胃、腸、肺、血管、五官四肢等是看得見的，透過解剖能夠知道具體位置的。它是人體內部遵循一定線路、互相聯繫、傳輸氣血的隱性系統，解剖看不見，但遇到情況，人體卻能有所感覺。譬如，我們的身體就像一座城市，經絡就像城市裏縱橫交錯的各種管道，如下水道、天然氣管道、自來水管道等，平時我們可能不會注意到它們的存在，但它們卻實實在在影響著我們的生活，

十四脈

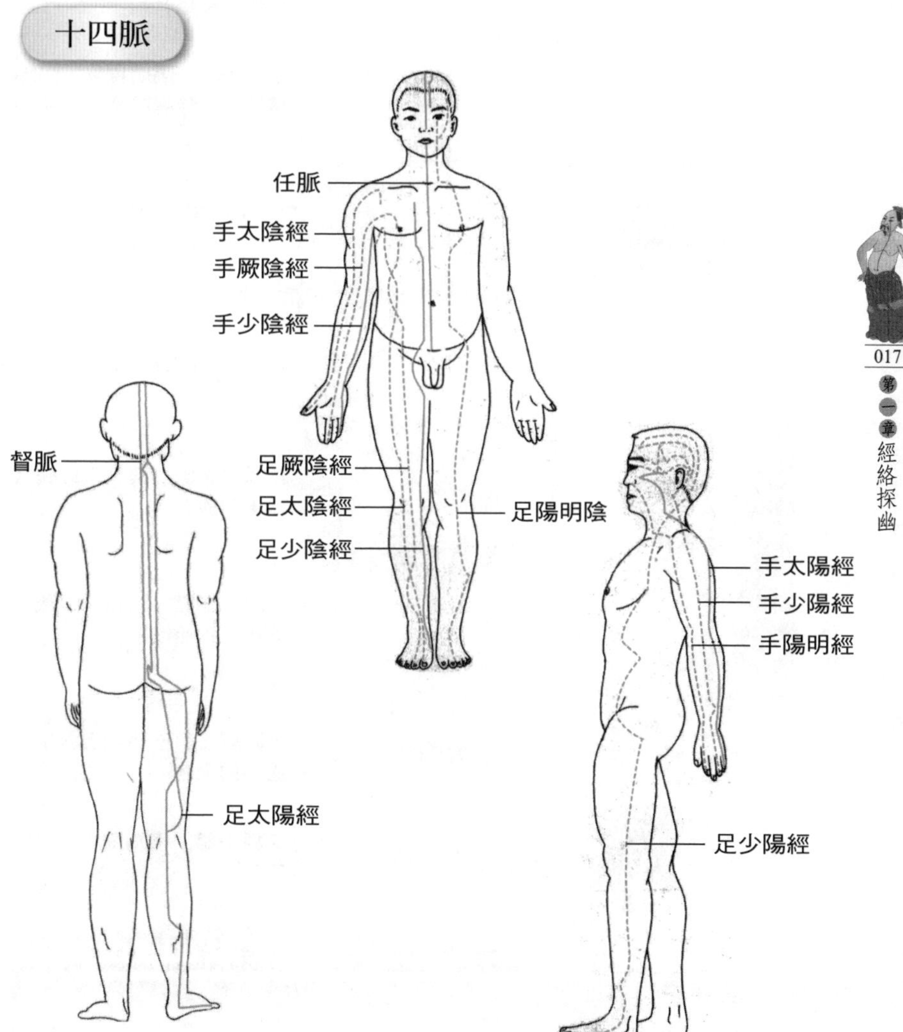

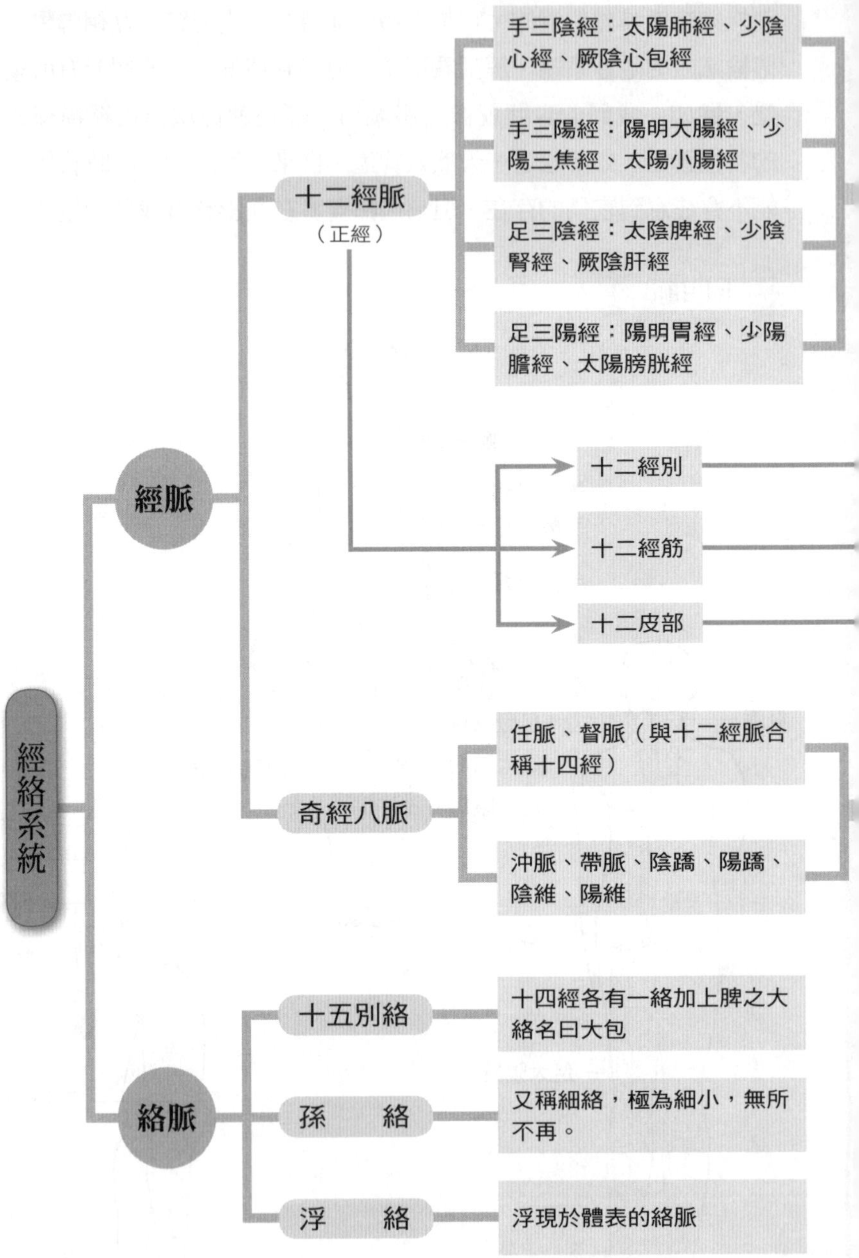

經絡系統

經脈

十二經脈（正經）

手三陰經：太陽肺經、少陰心經、厥陰心包經

手三陽經：陽明大腸經、少陽三焦經、太陽小腸經

足三陰經：太陰脾經、少陰腎經、厥陰肝經

足三陽經：陽明胃經、少陽膽經、太陽膀胱經

十二經別

十二經筋

十二皮部

奇經八脈

任脈、督脈（與十二經脈合稱十四經）

沖脈、帶脈、陰蹻、陽蹻、陰維、陽維

絡脈

十五別絡：十四經各有一絡加上脾之大絡名曰大包

孫　　絡：又稱細絡，極為細小，無所不再。

浮　　絡：浮現於體表的絡脈

氣血運行的主要通道，同內在臟腑有直接絡屬關係

從十二經脈別出的經脈，加強十二經脈相為表裡的兩經之間的關係

十二經脈之氣結、聚散、絡於筋內、關節的體系，有聯絡四肢百骸、主司關節運動的作用

十二經脈的功能活動反映應於體表的部位

統率、聯絡和調節十二經脈

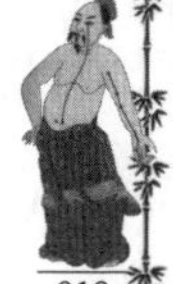

十二經脈命名

十二經脈命名是根據陰陽學說而來的，「陰」分為太陰、少陰、厥陰；「陽」分為太陽、少陽、陽明。「太陰」指陰氣極重，「太陽」指陽氣極盛；「少陰」指陰氣微盛，「少陽」指陽氣初生；「厥陰」是二陰相交而陰氣消盡之意，「陽明」是二陽相合其火通明之義。將三陰三陽配合手足，稱為手三陰三陽，足三陰三陽，合稱十二經，又以經脈所在的部位，凡循行於上肢者，稱為手經；循行於下肢者，稱為足經，結合「內為陰、外為陽」，「臟為陰、腑為陽」的陰陽概念，而決定了十二經的名稱。

十二經脈循行部位圖

	陰經（屬臟）	陽經（屬腑）	循行部位（陰經行於內側，陽經行於外側）	
手	太陽肺經	陽明大腸經	上肢	前線
	厥陰心包經	少陽三焦經		中線
	少陰心經	太陽小腸經		後線
足	太陰脾經	陽明胃經	下肢	前線
	厥陰肝經	少陽膽經		中線
	少陰腎經	太陽膀胱經		後線

十二經脈在四肢的分布示意圖（截面）

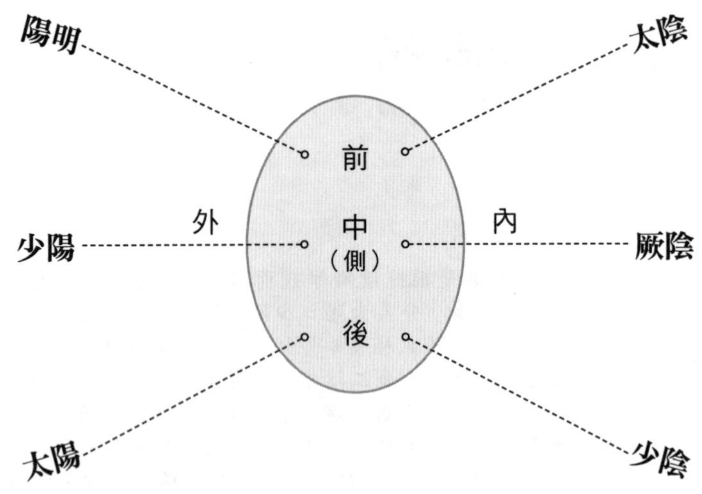

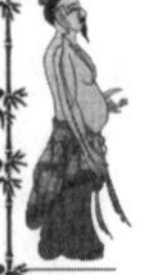

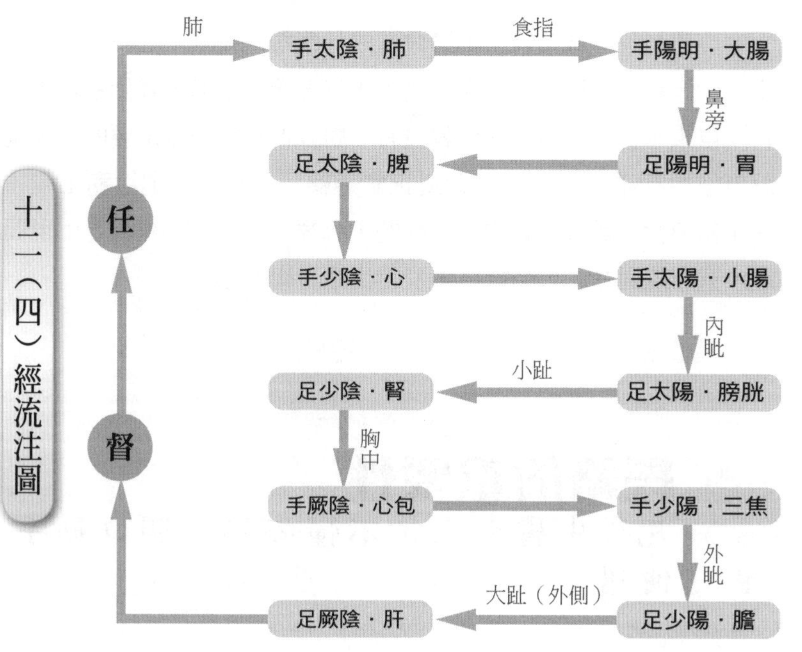

十二經脈走向銜接示意圖

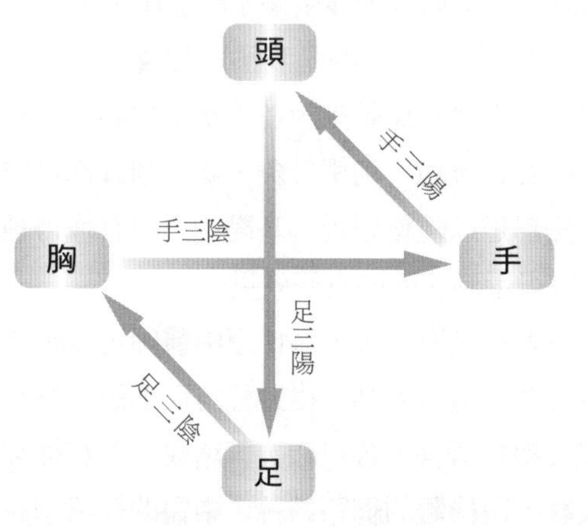

◎陰經與陽經（表裡經）在手足部銜接

◎陽經與陽經（同名陽經）在頭面部銜接

◎陰經與陰經（手足三陰經）在胸部銜接

大家設想一下，城市管道不通會造成什麼樣的後果？如果下水道堵塞，污水就會在地面上到處橫流；天然氣管道不通，我們就缺乏燃料；自來水管道不通，我們就沒有了對我們來說至關重要的水，也就無法生存下去。而只有管道正常通暢了，我們的生活和工作才能正常運行。其實經絡也是一樣的，哪裡不通了，哪裡就會出現問題。只有疏通好了，經絡通暢了，我們的病才能好。

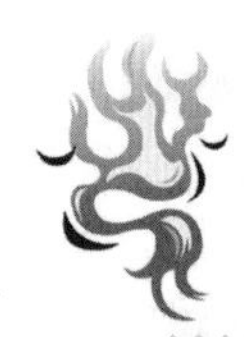

經絡的重要性

凡學中醫之人，不懂經絡，開口動手便錯

現在很多人都很信賴中醫治本的作用，當今社會上的老中醫越來越吃香。但是在這方面不少人有一個明顯的盲點，即大家都過於看重中草藥的作用，只要提到中醫診治，便想到苦苦的中藥，雖然中藥作用巨大，但中醫診治並不只是依靠中藥才產生作用。

《黃帝內經》記載，砭、針、灸、藥是我國四種獨立並存的醫術。從這個順序上也可看出中藥相比較來說並不是治病必需的和首選的，如有些小病或一些疑難雜病，利用針灸、砭石刮痧都可取得很好的療效。而這類療法都是以經絡學說為基礎的，只有懂得經絡知識，才能辨症施治，取得手到病除的良好效果。

或許有人會問，經絡看不見摸不著，為什麼中醫師可以根據經絡治癒各種疾病，如有神助？這是因為，從某種意義上說，沒有經絡，也就沒有中醫，將人體各器官、各組織，聯絡成一個有機整體的正是經絡，經絡是人體生命機體的網路系統。中醫的經絡學說貫穿於中醫生理、病理、診斷和防治各個方面，與陰陽五行、臟腑、精氣血津液等理論相互輔翼，深刻地闡釋人體的生理活動和病理變化，對臨床各科，尤其是針灸、推拿、按摩、氣功等，都發揮極其有效的作用。

經絡理論，是中醫的基礎理論，中醫學生，學內科的要學經絡，學外科的要學經絡，學婦科的要學經絡，學兒科的也要學經絡。中醫的整體觀、辨症觀，都得用經絡學說加以說明。如果把經絡給廢了，那中醫的理論——中醫的整體觀，一分為二、分陰分陽的辨症法，六經為體、八綱為用，體用的關係，也就都廢了。

歷代醫家都高度重視經絡學說在中醫學中的重要地位，在《黃帝內經》中就有：「經脈者，所以決死生，處百病，調虛實，不可不通。」《靈樞・經脈篇》說：「夫十二經脈者，人之所以生，病之所以成，人之所以治，病之所以起，學之所始，工之所止也。」宋代的竇材在《扁鵲心書》中說：「學醫不知經絡，開口動手便錯，蓋經絡不明，無以識病症之根源，究陰陽之轉變……昔人望而知病者，不過熟其經絡故也。經絡為識病之要道。」以上誠為經驗有得之言也。

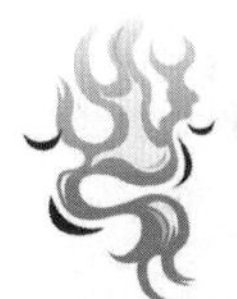

歷史溯源
經絡的產生

經絡學說起源甚早，在原始時代，先人們在工作和生活的時候，偶然會被一些有稜角的尖石頭、帶刺的荊棘之類碰撞到體表的某個部位，甚至可能出血，但是其後卻意外發生了原先身體某處的疼痛減輕的情況。這樣相似的情況經常出現，便逐漸引起了人們的注意，人們開始有意識地用一些石塊、枝條再現這種現象，以便減輕疼痛。

隨著生產能力的提高，人們磨製出很多較為精細的石器，適合刺病救人，這種石器被稱為「砭石」。這種石頭還用來給那些身體某處流膿感染的病人切開皮膚排膿，因此又稱「針石」，後人合稱「針砭」。後來人們還製作出用動物的骨骼、植物的草莖做成的針刺工具。傳說伏羲氏在砭石的基礎上製作了「九針」，其名稱分

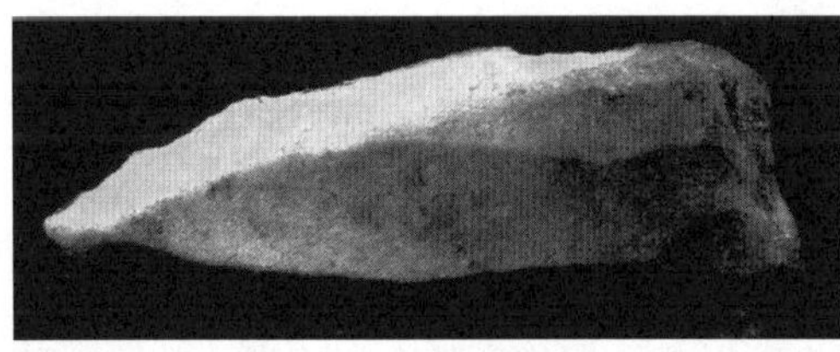

砭石　新石器時代文物

20世紀70年代初出土於河南淅川下王崗仰韶文化遺址。長7cm，寬3cm。尖端鋒利，兩側有刃，先民們可用以放血、破癰、去腐肉。現藏於陝西醫史博物館。

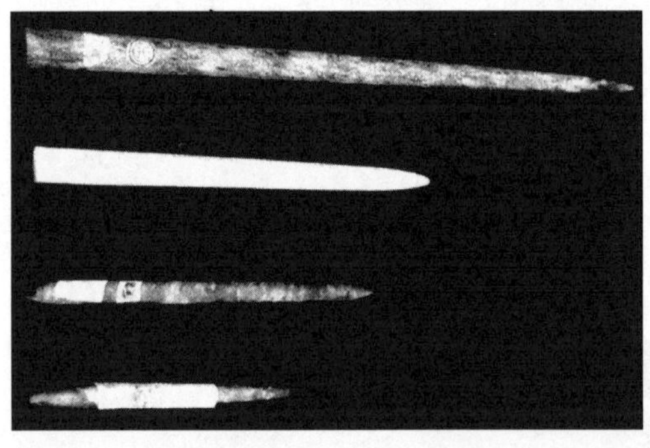

玉石針　商用時代文物

最長18cm，最短25cm。現藏於廣州中醫藥大學醫史博物館。

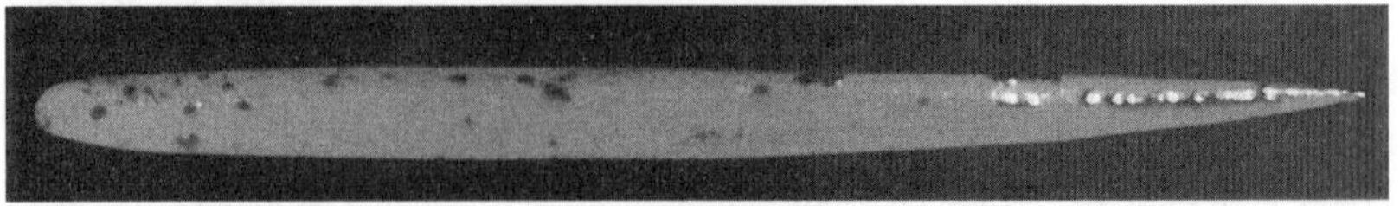

青銅針　戰國時期文物

銅質，長4.6cm，此針一端為針尖，腰呈三稜形；一端為半圓狀刃。尖端用以刺病，刃端用以放血。這表明不僅醫療工具有了進步，而且人們已經懂得採用放血療法治療某些病症。現藏於陝西醫史博物館。

別是：鑱針、圓針、鍉針、鋒針、鈹針、圓利針、毫針、長針、大針。《黃帝內經．靈樞．九針十二原篇》有介紹，九針主要用來針刺治病，也有的可以做外科手術或做按摩方面的用途。針法治療因此也成了中醫治病的一種常用高效療法。

當人類學會用火之後，又發現若將燒熱的土塊捂在身上驅寒取暖，那麼附近的相應部位也會感覺舒適，還能減輕疼痛。而一些局部的燒灼同樣會減輕某些疾病的症狀，特別是一些植物莖葉等。這種方法就是中醫灸法的起源。

由此可知，早在殷商時代，便已出現針刺療法、灸灼療法。人們逐漸認識到，人體記憶體在著一些看不見的氣血運行的線路，在此線路的某一端施以針刺灸灼，線路上的另一部位便會發生反應。隨著人們經驗的漸漸累積，腧穴、經絡等相繼產生，由此形成了一種重要的醫學理論——經絡。

近年來在馬王堆帛書、張家山竹簡和綿陽木人經絡模型等出土文物相關文字中涉及了三種古老的醫療手段：一個是灸法（選用艾草對人體某部位進行薰、熨、灼、燙以消除病痛的醫療手法），一個是砭術（用石頭刺割或按壓體表治病的一種醫術），另一個就是導引術（一種古老的氣功），而經絡就是這三種醫術施用時借助的途徑。

中醫基礎理論圖表

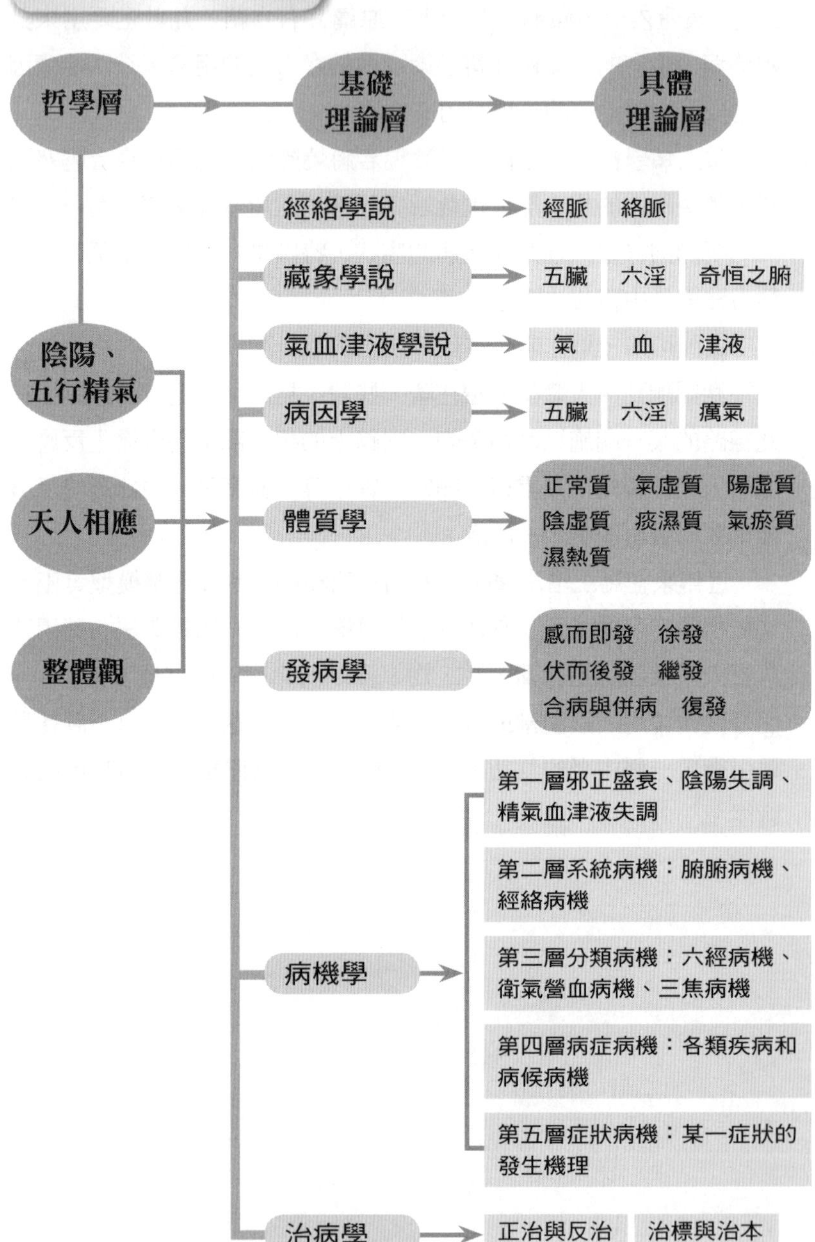

哲學層
基礎理論層
具體理論層
陰陽、五行精氣
天人相應
整體觀
經絡學說
經脈
絡脈
藏象學說
五臟
六淫
奇恒之腑
氣血津液學說
氣
血
津液
病因學
五臟
六淫
癘氣
體質學
正常質
氣虛質
陽虛質
陰虛質
痰濕質
氣瘀質
濕熱質
發病學
感而即發
徐發
伏而後發
繼發
合病與併病
復發
病機學
第一層邪正盛衰、陰陽失調、精氣血津液失調
第二層系統病機：腑腑病機、經絡病機
第三層分類病機：六經病機、衛氣營血病機、三焦病機
第四層病症病機：各類疾病和病候病機
第五層症狀病機：某一症狀的發生機理
治病學
正治與反治
治標與治本

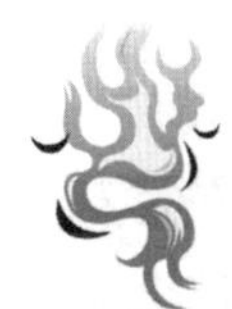

病於內，治於外
溝通內外，網絡全身

人體的五臟六腑生病了，人們習慣稱之為「內病」，而體表、外人之類的疾病，則稱之為「外病」。內病與外病，既可內治，也可外治。中醫與西醫相比，對內病的處理，最大的不同是盡量不動手術，而是善於透過人體體表、穴位等施以不同的手法或配置藥方，以調節機體的功能來治療五臟六腑的疾病，這種方法俗稱為「內病外治」。

這種理念來自於傳統醫學的觀點，中醫認為人體是一個以五臟為中心，以經絡聯繫全身的有機整體。由於經絡是運行氣血的通路，具有運行氣血、抗禦外邪、保衛機體的作用，通過「經」和「絡」溝通內外上下，因此，可以透過體表施以不同手法和藥物而治療內在的疾病，比如，在神闕穴施藥，可以治療臟腑病變。神闕穴，也就是人們常說的肚臍眼，是胎兒和母親氣血相通的樞紐，又是人體生命的源泉。神闕穴內聯十二經脈、五臟六腑、四肢百骸，外通天地陰陽之氣，因此透過神闕穴可以補虛瀉實，培補人體正

溝通內外的經絡

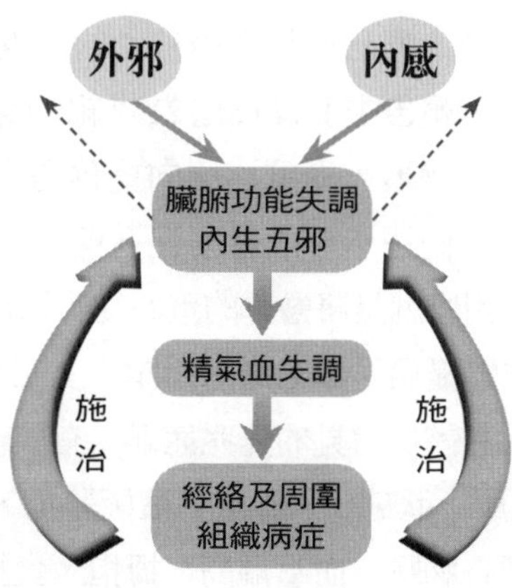

氣，調節臟腑陰陽，治療百病。

另一方面，人體五臟六腑生病，也會使氣血失調，從而在體表上有所表現，比如皮膚顏色、斑點之類，這時可以透過在經絡上施治，間接治療內臟疾病。

這種方法，可以最大限度上減少對人體內臟的損傷，借助臟腑自身的關聯，達到簡單省力治好疾病的效果。而經絡，就是一種極為簡便的溝通內外的中介。在人體經絡上進行針灸、按摩、貼敷等手段，可以收到極好的治病養生的效果。

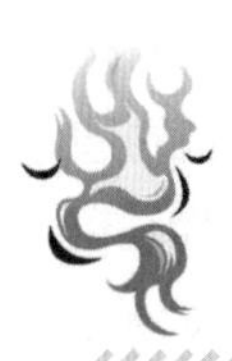

經絡治未病
中國古代先進的預防醫學

近現代較長時期以來，中華醫學傳統的治未病思想逐漸被淡化，甚至被西方醫學的「治已病」所取代，也就是病發再做治療，而不是在身體微感不適之時採取措施，將疾病扼殺於萌芽狀態。

隨著社會的進步，人們渴望健康的欲求日益增加，人們逐漸認識到單純治療已病是消極被動的，世界衛生組織1996年發表了一個報告，報告中明確提出21世紀的醫學將從「疾病醫學」向「健康醫學」發展，從重治療向重預防發展；重預防、重保健、治未病，使人們逐步形成維護促進健康，不得病或少得病的意識和觀念。說到底就是將醫學的重心從「治已病」向「治未病」轉移。

中醫提倡早期治療，所謂「上工治其萌芽」，就是在病發以前就應注意該病常見的先兆症候（有些情況被認為是現代醫學所說的「亞健康」狀態），而給予積極診療，如腦血管意外，發病前患者常有頭昏腦脹，血壓偏高，拇指、食指麻木，口、眼部或身體某些部位的肌肉不自主地抖動等症狀。

治未病思想發端於我國的《黃帝內經》，迄今已有兩千多年的歷史，這一思想的偉大意義在於倡導惜生命，重養生，防患於未然。

中醫將人分為「未病」、「欲病」、「已病」三種狀態，將醫學

上工治未病

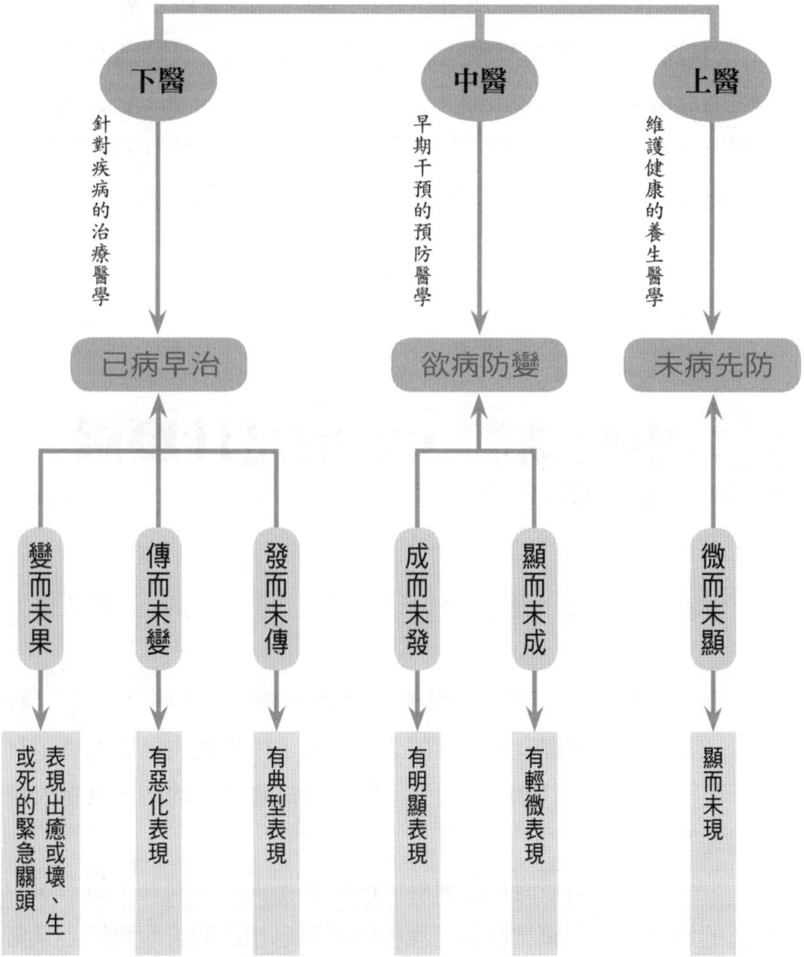

- **下醫** — 針對疾病的治療醫學 → 已病早治
  - 變而未果 → 表現出癒或壞、生或死的緊急關頭
  - 傳而未變 → 有惡化表現
  - 發而未傳 → 有典型表現
- **中醫** — 早期干預的預防醫學 → 欲病防變
  - 成而未發 → 有明顯表現
  - 顯而未成 → 有輕微表現
- **上醫** — 維護健康的養生醫學 → 未病先防
  - 微而未顯 → 顯而未現

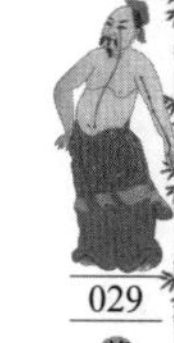

的功能分為上、中、下三個層次，即「上醫」為維護健康的養生醫學，「中醫」為早期干預的預防醫學，「下醫」為針對疾病的治療醫學。中華醫學強調「不治已病治未病」，強調養生防病是醫學的主要目的與功能。

「治未病」就是要去除體內的致病因，這時人的臟腑陰陽盛衰已有偏頗，或已有邪氣記憶體，但尚未導致人體功能活動的失常，此時進行經絡治療自然易如反掌，還可以經由針灸、按摩、薰蒸等療法綜合調理健康狀況，然後用飲食調攝，達到陰陽平衡。

《黃帝內經》的醫學養生思想強調預防為主，又特別展現在無病先防和有病早治兩個方面。有人評價這種具體的預防學思想是世界醫學文獻上的最早記載，於現今和將來永遠都是具有生命力的。

有句話是這樣說的：命要活得長，全靠經絡養，病在淺中醫，上工治未病。

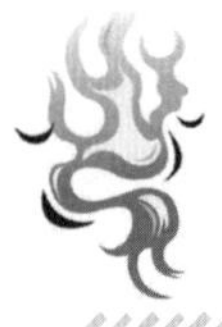

中醫號脈，號的是什麼脈

經絡與脈學

號脈，即切脈，是中醫四診望、聞、問、切中的一種診斷方法。

脈，指脈道。《素問．脈要精微論》說：「夫脈者，血之府也。」《靈樞．逆順篇》說：「脈之盛衰者，所以候血氣之虛實，有餘不足。」這說明中醫所號的脈不單是血液會聚的地方，也是人體氣血運行的道路。

之所以藉由切脈能夠診斷疾病的變化，主要是因為：脈為氣血運行的道路，人體臟腑各器官與血脈是息息相通的，而脈與心又密切相連，心為氣血運行的動力，心神與各臟腑的功能活動密切相關。故人體氣血的多少，氣血運行的狀況，臟腑功能活動是否正常，病變過程中正邪的消長等，都能直接或間接影響於心脈。因此，透過切脈能夠診斷疾病。

這種診斷手法，外國人往往不信，手腕上這麼一小截血管能知五臟六腑知全身？豈不知現在複製人，一個細胞就行，中醫用一截血管怎麼還摸不清楚？而且中醫實行了幾千年，成效顯著。西醫解剖死人，中醫研究活人。中醫研究的經絡，在死人體上是找不到的，經絡無形，如同資訊網路，中醫號脈號的是資訊。

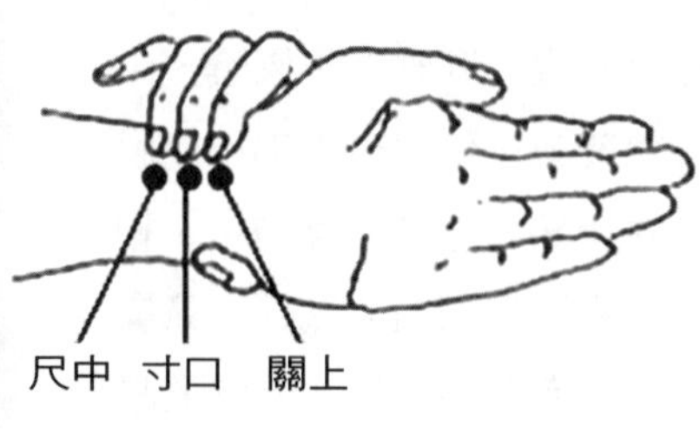

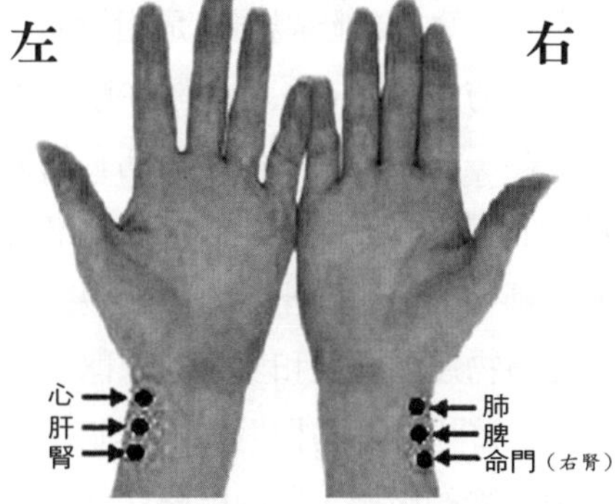

號脈

中醫脈診實行了數千年，透過血脈的循行情況，判斷人體的疾病，累積了無數經驗，值得做深入研究。

經絡．陰陽．五行
中醫的天人相應觀

陰陽的概念，原指日的向背，山南朝陽為陽，山北背陽為陰，日為陽，月為陰。後來隨著陰陽概念的引申，「陰陽」成為解釋一切現象、描述一切差異的普遍概念。宇宙、天地、男女、雌雄、上下、剛柔、動靜、輕重、大小、明暗、寒熱等，都可以用陰陽進行分類。在《黃帝內經》中，陰陽被當作天地萬物的本源。「陰陽者，天地之道也，萬物之綱紀，變化之父母，生殺之本始，神明之府也，治病必求於本。故積陽為天，積陰為地。陰靜陽躁，陽生陰長，陽殺陰藏。陽化氣，陰成形。寒極生熱，熱極生寒。」醫學屬於自然科學範圍，因此人體的生理活動，疾病的發生發展，也超越不出陰陽這個道理。因此，我們想要掌握疾病的發展過程，探求疾病的本質，從而獲得滿意療效，就必須探求人體的陰陽變化情況。

事物的陰陽屬性不是絕對的，而是相對的，必須根據互相比較的條件而定。就人體而言體表為陽，內臟為陰；就內臟而言，六腑屬陽，五臟為陰；就五臟而言，心肺在上屬陽、肝腎在下屬陰，由此可見，事物的陰陽屬性是相對的。陰陽雙方，任何一方都不能脫離另一方單獨存在，陽依附於陰，陰依附於陽，它們相互滋生、相互依存，比如維持人體生命活動的最基本物質氣和血的關係，氣屬陽，血屬陰，氣為血之帥，血為氣之母，二者互根互用。陰陽又是消長轉化的，不斷出現「陰消陽長」與「陽消陰長」的現象，這是一切事物運動發展和變化的過程。

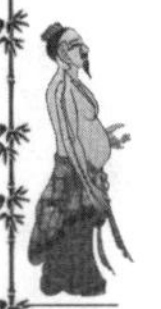

中醫認為陰陽相對平衡方能進行正常的生理活動，若遭受某些致病因素的破壞，體內陰陽任何一方偏盛或偏衰，都可發生疾病，即「陰陽失調」。

五行學說同「陰陽學說」一樣，最初也是一種哲學概念，是一種認識和分析事物的思想方法。五行，是指金、木、水、火、土五類物質的運動，它是用來闡釋事物之間相互關係的抽象概念，具有廣泛的涵義，並非僅指五種具體物質本身。

具有生長、升發、舒暢作用的事物，均歸屬於木——「木曰曲直」。

具有溫熱、升騰作用或性質的事物，均歸屬於火——「火曰炎上」。

具有承載、生化、受納作用的事物，均歸屬於土──「土曰稼穡」。

具有清潔、肅降、收斂作用的事物，均歸屬於金──「金曰從革」。

具有寒涼、滋潤、向下運行的事物，均歸屬於水──「水曰潤下」。

五行學說用五行之間的生剋關係來闡釋事物之間的相互關係，認為任何事物都不是孤立、靜止的，而是在不斷的相生、相剋的運動中維持諧調平衡的。

中醫的五行學說，主要是以五行配五臟為中心，透過經絡聯繫全身，說明人體的整體性，進而說明人與自然界的統一性。同時，以五行相生相剋的原理，闡述五臟之間相互依存、相互制約的關係，與陰陽學說貫通一起，可以達到防治疾病的目的。

陰陽五行學說作為中醫的基礎理論，共同構成了中醫整體觀「天人相應」論的核心，中醫認為，人與自然是一個統一的整體，自然界是人類生命賴以生存的外在環境，人類作為自然界的產物及其組成部分，定當受自然規律的支配與制約，因而人類只有順應自然界的變化而變化，才能與天地日月共存，達到頤養天年的最終目的。

自然界陰陽隨晝夜更替和四季變遷而有升降盛衰變化。陰陽之間總是消長進退，循環運轉，陰極陽生，陽極陰生，由陰出陽，由陽入陰。因此，三陰三陽的運轉總是按一陰（厥陰）→二陰（少陰）→三陰（太陰）→一陽（少陽）→二陽（陽明）→三陽（太陽）這樣的次序進行，周而復始。而正是陰陽消長進退的有序變化產生出一年春、夏、長夏、秋、冬季節和風、暑、火、濕、燥、寒六種氣候上的變化。而人與天地之氣相應，其運動規律與自然界變化必是相應的。

根據臟屬於陰、腑屬於陽的陰陽配屬，陰配五臟而陽配五腑，即形成三臟三腑，又可表裡配屬形成三臟三腑，共六臟六腑。那麼依對應關係，陰木為肝，即形成足厥陰肝；君火為心，即形成手少

五行與人體自然界對應表

自然界						五行	人體					
五味	五色	五化	五氣	五方	五季		五臟	六腑	五官	形體	情志	五聲
酸	青	生	風	東	春	木	肝	膽	目	筋	怒	呼
苦	赤	長	暑	南	夏	火	心	小腸	舌	脈	喜	笑
甘	黃	化	濕	中	長夏	土	脾	胃	口	肉	思	歌
辛	白	收	燥	西	秋	金	肺	大腸	鼻	皮毛	悲	哭
鹹	黑	藏	寒	北	冬	水	腎	膀胱	耳	骨	恐	呻

五行生化圖

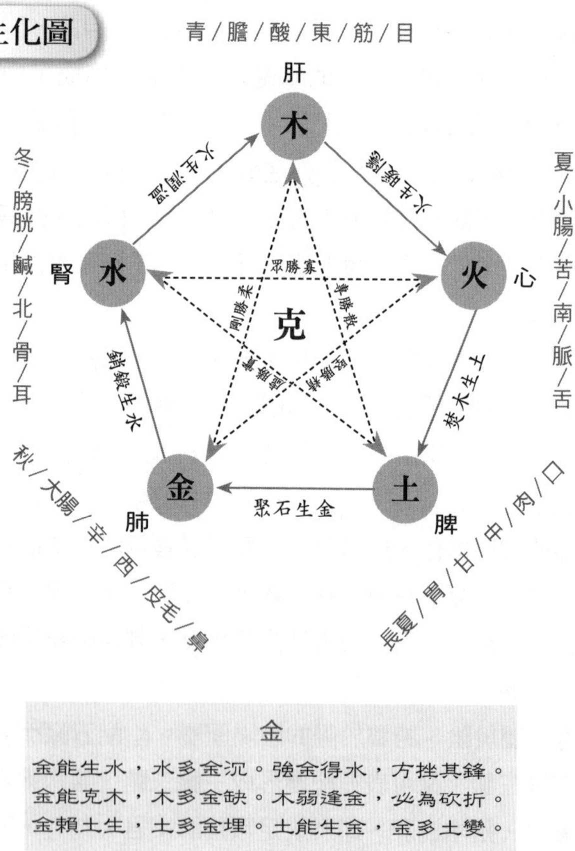

金

金能生水，水多金沉。強金得水，方挫其鋒。
金能克木，木多金缺。木弱逢金，必為砍折。
金賴土生，土多金埋。土能生金，金多土變。

水
水能生木，木多水縮。強水得木，方洩其勢。
水能克火，火多水乾。火弱遇水，必不熄滅。
水賴金生，金多水濁。金能生水，水多金沉。

木
木能生火，火多木焚。強木得火，方化其頑。
木能克土，土多木折。土弱逢木，必為傾陷。
木賴水生，水多木漂。水能生木，木多水縮。

火
火能生土，土多火晦。強火得土，方止其焰。
火能克金，金多火熄。金弱遇火，必見消融。
火賴木生，木多火熾。木能生火，火多木焚。

土
土能生金，金多土變。強土得金，方制其壅。
土能克水，水多土流。水弱逢土，必為淤塞。
土賴火生，火多土焦。火能生土，土多火晦。

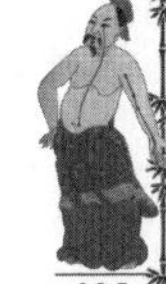

陰心；陰土為脾，即形成足太陰脾；相火為三焦，即形成手少陽三焦；陽金為大腸，即形成手陽明大腸；陽水為膀胱，即形成足太陽膀胱，這也就是十二經絡的命名由來。

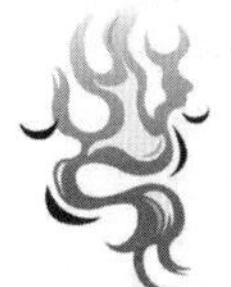

臟腑配屬經絡
以氣血為仲介的聯結

中醫並不滿足於用陰陽五行學說籠統對人的生命活動進行解釋，他們用相互聯繫的觀點和方法，將複雜的人體生命活動歸納為五個相互聯繫著的系統，把複雜的人體簡單地比作一個國家。

在這個國家中首先要有一個君主，人們認識到心的重要性，從而把心形象地比作君主之官，不但統領全身，還主管全身血液循環和神經思考活動。人們還看到小腸、血脈、頭面、口舌等的活動表現與心的關係密切，於是就將它們統統納入這個系統中。

其二，國王身邊要有宰相，於是任命肝為謀略之官，主管人體的精神情志活動，人體社會是否諧調，由它全權負責。同理，在這個宰相府中的直接成員有膽、筋、爪甲、眼等。

其三，民以食為天，看到脾與胃在位置上相近，於是就任命脾為倉廩之官，主管人體的消化吸收和分配活動，是人體的後勤部長，大大的實權派。這個派別中的直接成員有胃、四肢、肌肉、唇、口等。

其四，國家要有軍隊保衛，看到肺像一個蓋子護衛著人體的臟和腑，肺的呼吸又是人須臾不可少的，於是就任命肺為將軍之官，主管人體氣的活動，包括呼吸活動和免疫功能等，是人體的軍隊，這支軍隊中的直接成員有大腸、皮膚、面、鼻子、喉嚨等。

其五，水是人體不可或缺的，少則乾渴難耐，多則水腫為患，

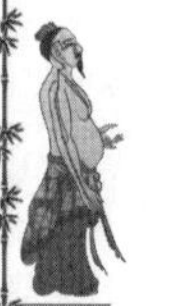

臟腑陰陽五行配屬圖

十二地支	巳亥	子午	丑未	寅申	卯酉	辰戌
三陰三陽	厥陰	少陰	太陰	少陽	陽明	太陽
六氣	風	君火	濕	相火	燥	寒
五行配屬	木	火	土	火	金	水
對應臟腑	肝	心	脾	三焦	大腸	膀胱
表裏臟腑	膽	小腸	胃	心包	肺	腎
五臟陰陽	陰	陽	陰	陽	陽	陰
手足聯繫	足	手	足	手	手	足
表裏六氣	少陽	太陽	陽明	厥陰	太陰	少陰

看到腎與膀胱導管相連，於是任命腎為決瀆之官，主管人體的水液代謝，是人體內主管治水的大禹，它的直接成員有膀胱、骨頭、髓、腦、毛髮，另外又由於人的排尿器官與生殖器官密切相連，於是腎還負責前後二陰，不但能窺人體的隱私，還主管計劃生育等。

十二時辰與臟腑經絡圖表

時間	時辰	經絡／臟腑
23:00～1:00	子時	膽
1:00～3:00	丑時	肝
3:00～5:00	寅時	肺
5:00～7:00	卯時	大腸
7:00～9:00	辰時	胃
9:00～11:00	巳時	脾
11:00～13:00	午時	心
13:00～15:00	未時	小腸
15:00～17:00	申時	膀胱
17:00～19:00	酉時	腎
19:00～21:00	戌時	心包
21:00～23:00	亥時	三焦

中醫學的宇宙觀著重天、地、人合一，人體的健康，受季節變化、地理環境以及時間運轉的影響，每日的十二時辰（每兩小時為一時辰）與人體的十二條經脈息息相關，而經脈又與人體的五臟六腑相配。

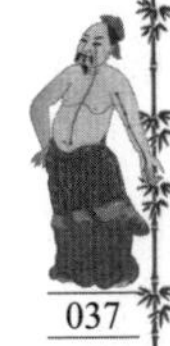

既然五官這麼重要，所以又將人體最重要物質交由它們收藏保管，如肝藏血，腎藏精，而且腎藏的「精」最重要，它包含從父母那裏繼承來的傳家寶，如遺傳基因、生長激素、生殖激素等。

與五臟對應密切的是六腑，即膽、胃、小腸、大腸、膀胱、三焦。腑的特點是形態上均為有入口和出口的空腔，因此它們在生理上以順暢通利為主。三焦不是一個實體的器官，而是根據其他五腑在功能上的不同，分類而出的上、中、下焦。其中上焦包含胃和膽，接收和腐化飲食，中焦含小腸，消化吸收飲食，下焦含大腸和膀胱，排泄糟粕和廢水。

心依靠什麼統領其他四臟呢？其他四臟又依靠什麼統領其他系統呢？五個系統之間又是怎樣進行物質交換和資訊傳遞的呢？這就離不開經絡。經絡運行氣血物質，溝通內外上下，聯繫臟腑器官，傳導資訊命令，調節臟腑器官機能活動等，從而形成了有機的、能動的、和諧的整體。

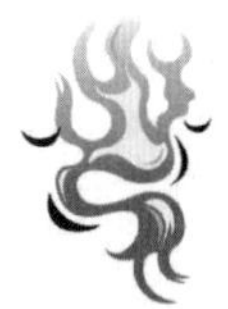

氣功
經絡的一體雙生

說起氣功大家都很熟悉。氣功是中華民族的寶貴文化遺產，但是由於氣功具有隱祕、不易掌握等特性，而氣功的各門各派又重師傳，輕視理論研究和交流，致使一般人對於氣功都存著強烈的神祕感，對於修習氣功的原理也不見得清楚，從而使氣功和中醫的理論基礎「經絡學說」一樣在現代沒有得到根本上的突破，成為人體科學領域的一大千古之謎。

傳統所謂氣功主要是指一種練意、練氣功法，從呼吸開始練起，一般所說「氣沉丹田」，打通任督二脈，運行大小周天等，都是指氣功中的功法。

經絡和氣功同源於氣感，針灸中感受的痠、麻、脹、沉、熱等就是氣感，氣功與經絡是一體雙生的雙胞胎，一些古人在得病時，出現經絡氣感，其皮骨突出處撞擊樹木，感受到氣感沿肢體循行，病癒後認為是氣感循行治好病，於是病人打坐樹旁，反覆念想修習，企求得到氣感，治好疾病，這就是最早出現的氣功。此後氣功在經絡腧穴的發展基礎上，不斷創造出新的功法，以達到練功化氣、強身健體的目的。

修習氣功，最重要的是要找出人體的穴竅，也就是經絡上的腧穴，它們是人體特殊功能的潛藏部位，亦是人體各交叉系統的康復中心，無論是求健身效果，還是開發人體潛能，都必須透過這些腧穴。修習氣功的作用之一就是疏通經絡，練氣功不知經絡猶如盲人騎馬，無所適從，所以，氣功鍛鍊，首貴明經，即明瞭經絡循行。

此外，許多氣功功法都是在經絡學說的影響下，依據氣功原理編創的。明代醫藥學家李時珍在《奇經八脈考》中就反覆強調了奇經八脈對於練功和診病的重要性，針灸學家楊繼洲在《針灸大成》中指出了任督二脈與練功的密切關係，認為許多功法雖有「種種不同，豈離任督」。可見氣功與經絡相互影響、相互促進、密不可分，這對於我們今天修習氣功功法或者鍛鍊身體都具有指導作用。

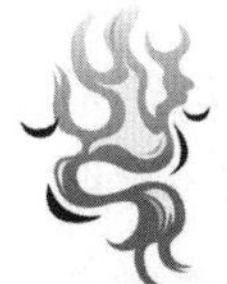

揭開經絡的神祕面紗
高手神功真面目

一些武俠小說中描寫大俠們的武功非常厲害，他們可以在打鬥中點中對方的穴道，令對方僵立不動，或者是點中啞穴不能說話，點中笑穴令人大笑不止，極為神奇，讓普通人神往羨慕不已。還有說到大俠們專注於打通任督二脈、奇經八脈，這樣可以使自身功力大增，短短時間成為武林高手，使人感覺只要打通了任督二脈，便能獲得非凡的功力，打遍天下無敵手。那麼，這些武俠小說中關於點穴的話題與描述，是否真正存在呢？它到底有怎樣的中醫原理呢？

其實由前面的章節，我們已經可以瞭解到經絡的一些基本知識。這種點穴手法並不神祕，它就是以中醫的經絡學說為理論依據，進行了藝術化的加工和誇張而已。

比如被江湖人稱為武林至寶的《易筋經》，本身是少林寺流傳下來的一種可以強身健體的功法，它並沒有可以讓人功力大增的無上法門。又比如《六脈神劍》，實際上是根據手三陽經、手三陰經的穴道而得來的一種武功，運用了中醫理論中氣血運行、氣滯血瘀等理論作基礎。

還有打通任督二脈，實際上一般人也不是不能辦到，氣功中的小周天就是以打通任督二脈為目標。但它的功用不會使人飛簷走壁、力大如牛。其真正功用在使身體內這兩條重要的經絡能夠氣機暢通，氣血循環順利，進而達到身體康泰的目的。所以小說中對打通任督二脈的描寫比較誇張，但總體來說也是有跡可循的。

長久以來這些武俠小說對經絡的描寫，使經絡披上了神祕的面紗，給不瞭解實情的人以豐富的聯想，其實說穿了也就並不神祕了。

據現代科學研究，穴道被點是真實存在的。這是因為，經絡系統內貫臟腑，外達肌表，網絡全身，是氣血運行轉注的通道，而那些氣血出入會合的處所就是經穴，也即是穴位、穴道。當穴道接受到外界點、打、踢、拿等重創之後，很快便「隔氣血之通路，使不

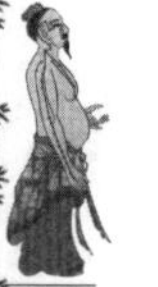

人體致命三十六穴

人體周身有36個穴是致命穴，俗稱「死穴」，意思是在遭受點擊或擊打後如果不及時救治，會有性命之憂之處，我們在日常生活中應注意不要使它們受到損。

部位	穴道	口訣
頭面部	百會	致命穴位三十六　代代武僧刻顱首
	印堂	悉知穴位在何處　點中穴位致命休
	睛明（左右雙穴）	得真技者尚武德　除暴安良美名留
	太陽（左右雙穴）	少林點穴招法妙　三十六處神鬼愁
	人中	三十六穴點法妙　不可隨意傳人間
	耳門（左右雙穴）	少林致命穴法源　六六三十六處點
	啞門	一在頭額前中線　二在兩眉正中間
	神庭（左右雙穴）	三在眉外兩太陽　四在枕骨腦後邊
	人迎	五在腦後藏血穴　六在耳後厥陰言
軀體部	膻中＼乳根	七在華蓋心口上　八在黑虎偷心眼
	期門（左右雙穴）	九在巨闕心口處　十在水分臍上緣
	神闕＼中極	十一臍下氣海穴　十二關元下腹間
	關元＼氣海	十三下腹四寸處　亦名中極斷陰泉
	章門＼太淵（左右雙穴）	十四左乳上六寸　亦名左膺窗命關
	膺窗（左右雙穴）	十五右乳上寸六　右膺窗穴位當然
	乳中（左右雙穴）	十六左乳下寸六　左乳根穴連命關
	鳩尾＼巨闕＼曲骨	十七右乳下寸六　右乳根穴牽命連
脊背部	肩井＼大椎	十八十九兩期門　乳下寸六旁寸然
	命門＼長強	二十臍下左幽門　巨闕之旁五分算
	肺俞（左右雙穴）	二十一在右幽門　若能點中斷肺源
	厥陰俞（左右雙穴）	二十二即左商曲　亦名血門主命關
	腎俞（左右雙穴）	二十三即右商曲　點中五月喪黃泉
	氣海俞（左右雙穴）	二十四併二十五　左右章門定為然
	志室（左右雙穴）	二十六亦左腹結　二十七右腹結眼
	海底	二十八為命門穴　十四腰椎下中間
腿足部		二十九即左腎俞　命門兩旁一寸半
		三十亦名左志室　點中三日歸西天
		三十一亦氣海俞　三二鶴口刻心間
	足三里（左右雙穴）	三三陰囊後海底　三四足底是湧泉
	三陰交（左右雙穴）	三十五亦右志室　又名一計害三賢
	湧泉（左右雙穴）	三十六在右腎俞　點傷絕氣閉雙眼
		三十六穴切記牢　點打不可半絲偏
		此為少林真絕技　切莫輕易向外傳

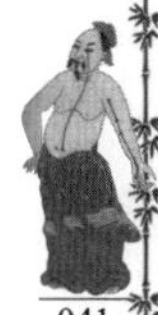

接續，壅塞氣血之運轉，使不流通」，因而導致人體氣血和能量的輸導失調，身體上便會出現各種疼痛和不適感，甚至不能活動。在經過經絡按摩之後，經絡疏通，這些症狀也就消失了。

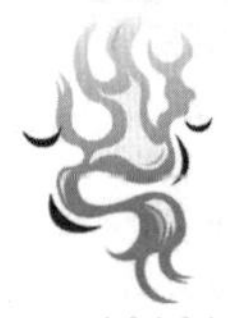

扁鵲
脈學始祖

利用切脈診治疾病，是中國診斷學中的一項獨特方法。《內經》、《難經》認為：肺朝百脈，寸口為肺臟經脈所經部位，五臟六腑之氣皆會於此，手太陰肺經與足太陰脾經相通，脾胃為各臟腑氣血之源，五臟六腑氣血的變化，均可從寸口反映出來。在長期實踐的基礎上，著名醫學家扁鵲總結前人經驗，創立了脈學。

扁鵲，戰國時期著名醫學家，齊國渤海郡鄭州（今河北任丘北）人，姓秦名越人，扁鵲是綽號，《禽經》中有「靈鵲兆喜」的說法，因為他走南闖北，真心實意地為人民解除疾苦，於是人們就尊稱他為扁鵲。扁鵲不僅善於切脈和望診，還善於運用針灸、按摩、熨帖、砭石、手術和湯藥等多種方法治療各種病症。

有一天晉國卿相趙簡子病了，五天五夜不省人事，大家十分害怕，請來扁鵲為他治病，扁鵲按了脈後說，他的脈象正常，沒有什麼可怕的，不超過三天一定會醒。後來過了兩天半，趙簡子就醒過來了。

有一次，扁鵲路過虢國，聽見人們議論太子死了。他根據大家談論的病情，迅速作出判斷，認為太子可能害了屍厥（類似今天的休克或假死）症。於是，扁鵲急忙趕到王宮，要求給太子治病。他仔細觀察太子的臉色，又摸了太子的脈搏，然後讓弟子針刺太子的

「百會穴」及其他相關穴道，並且給他熱敷，大約過了幾個時辰，太子終於清醒過來。從此天下人傳言扁鵲能「起死回生」。經由此事，也可以看到扁鵲在切脈方面造詣很深。

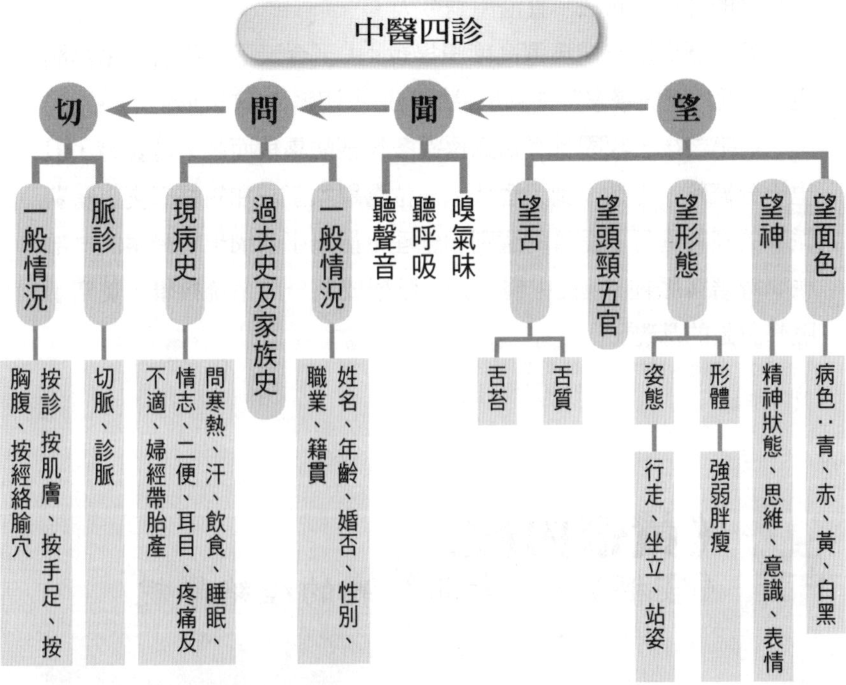

中醫四診

望 → 聞 → 問 → 切

- **望**
  - 望面色：病色：青、赤、黃、白黑
  - 望神：精神狀態、思維、意識、表情
  - 望形態
    - 形體：強弱胖瘦
    - 姿態：行走、坐立、站姿
  - 望頭頸五官
  - 望舌
    - 舌質
    - 舌苔
- **聞**
  - 嗅氣味
  - 聽呼吸
  - 聽聲音
- **問**
  - 一般情況：姓名、年齡、婚否、性別、職業、籍貫
  - 過去史及家族史
  - 現病史：問寒熱、汗、飲食、睡眠、情志、二便、耳目、疼痛及不適、婦經帶胎產
- **切**
  - 脈診：切脈、診脈
  - 一般情況：按診 按肌膚、按手足、按胸腹、按經絡腧穴

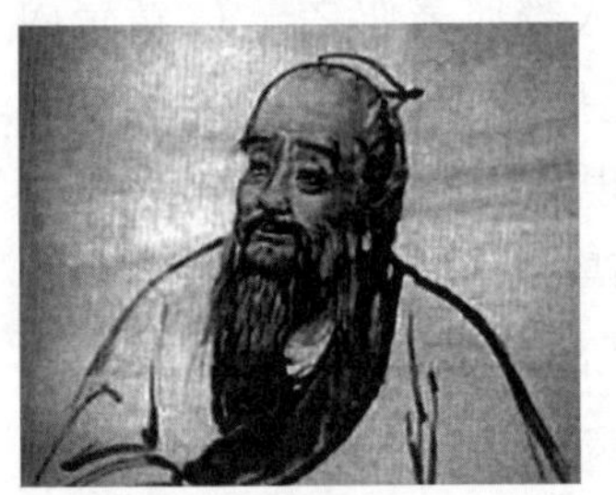

扁鵲，生於公元前5世紀至公元前4世紀之間，是中國歷史上等一個有正式傳紀醫學家。曾隨長桑君「出入十餘年」，在診斷上，他以「切脈、望色、聽聲、寫形」針藥並用來診斷疾病，編撰過《扁鵲內經》九卷和《扁鵲外經》十二卷，可惜均已失傳。

在伏道樹扁鵲廟上，有一首詩寫盡了扁鵲的生平，同時寄託了人們對他的哀思：「昔為舍長時，方伎未可錄。一遇長桑君，古今皆嘆服。天地為至仁，既死不能復。先生妙藥石，起虢效何速！日月為至明，覆盆不能燭。先生具正眼，毫釐窺肺腹。誰知造物者，禍福相倚伏。平生活人手，反受庸醫辱。千年廟前水，猶學上池綠。再拜乞一杯，洗我胸中俗。」

據《史記》記載，扁鵲最初診脈時無固定部位，凡有淺表動脈部位，都可診循，以後才改為以寸口切脈為主。他發明的寸口實際上是人體經脈會合之處，切診寸口可以瞭解人體氣血運行情況。由他發明的寸口切脈法一直沿用到今天。

著名歷史學家司馬遷高度讚揚說：「至今天下言脈者，由扁鵲也。」近代歷史學家范文瀾也說扁鵲是「切脈治病的創始人」。

扁鵲之後，我國脈學知識經過多年經驗累積而越來越豐富，但也十分繁雜、零散。到了晉代，一位醫學家王叔和對醫學史上有關脈學的資料進行了認真的鑒別和整理，撰寫了我國現在最早的一部脈學專著《脈經》，使中醫診脈、脈學成為一門系統科學，奠定了脈學診斷的基礎。

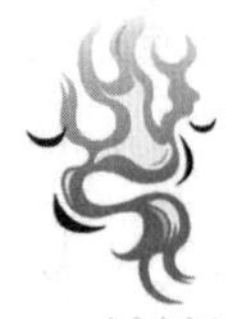

《黃帝內經》
《靈樞》、《素問》裏的經絡學說

《黃帝內經》是我國傳統醫學四大經典著作之一（《黃帝內經》、《傷寒論》、《金匱要略》、《溫病條辨》），約成書於2000年前的秦漢時期，是我國醫學寶庫中現存成書最早的一部醫學典籍，是研究人的生理學、病理學、診斷學、治療原則和藥物學的醫學鉅著，在理論上建立了中醫學上的「陰陽五行學說」、「脈象學說」、「藏象學說」、「經絡學說」、「病因學說」、「病機學說」及「養生學」、「運氣學」等學說。

《黃帝內經》簡稱《內經》，原書18卷。其中9卷名《素問》；另外9卷無書名，漢晉時被稱為《九卷》或《針經》，唐以後被稱為《靈樞》。每部分各為81篇，共162篇。《素問》主要論述了自

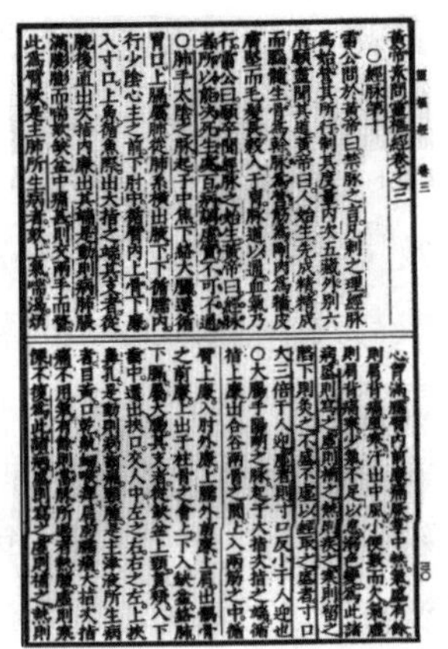

《靈樞・經脈篇》

《靈樞》和《素問》是《黃帝內經》兩部分的名稱，始撰於春秋戰國之際，是我國針灸經絡學的奠基之作。

然界變化的規律、人與自然的關係等；《靈樞》的核心內容為臟腑經絡學說。

《內經》不是「經絡」專書，但經絡學說的主要內容是《內經》記載下來的。其中，《靈樞・經脈篇》、《靈樞・經別篇》、《靈樞・經筋篇》、《靈樞・脈度篇》，以及《素問・陰陽應象大論》、《素問・陰陽離合論》、《素問・骨空論》、《素問・經絡論》、《素問・皮部論》等，都記載了經絡學說的內容。雖比較零散，但已達到實用的程度，後人對經絡學說的繼承、應用和研究，主要根據《內經》的記載。

這些理論奠定了中醫經絡學說的基礎，自此之後，經絡學說便逐步完善，最終形成了與中醫相配屬的經絡系統。

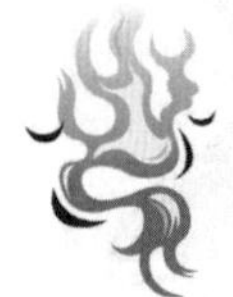

皇甫謐與《針灸甲乙經》

針灸學之祖

皇甫謐（西元215～282年），字士安，幼名靜，自號玄晏先生，安定朝那（今甘肅省靈台縣朝那鎮皇甫灣）人，是中國歷史上傑出的文學家、史學家、醫學家。皇甫謐幼年喪母，由叔父母撫養，勤奮好學，博通百家。一生經歷了三個朝代，生於漢末，長於

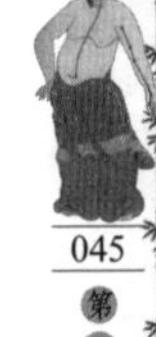

曹魏，逝於西晉。他面對曹魏代漢，司馬氏專權，立志不仕，專心於學問。

皇甫謐悉心鑽研針灸，以《黃帝內經》中《素問》、《靈樞》及《明堂孔穴針灸治要》為據，總結驗症，撰成《針灸甲乙經》，成為我國早期醫學經典著作，為後世針灸學發展作出了卓越貢獻；皇甫謐被譽為中國古代十大名醫、「世界針灸學之祖」。

《針灸甲乙經》，原名《黃帝三部針灸甲乙經》，簡稱《甲乙經》，共10卷，128篇。內容包括臟腑、經絡、腧穴、病機、診斷、治療等。該書對針灸穴位之名稱、部位、取穴方法等，逐一進行考訂，並重新厘定孔穴之位置，同時增補了典籍未能收入的新穴，書中記述了各部穴位的適應症和禁忌，說明了各種操作方法。

這是我國現存最早的一部理論聯繫實際、有重大價值的針灸學專著，此書問世後，唐代醫署就開始設立針灸科，並把它作為醫生必修的教材。晉以後的許多針灸學專著，大都是在參考此書的基礎上加以發揮而寫出來的，也都沒有超出它的範圍。直至現在，我國的針灸療法，雖然在穴名上略有變動，而在原則上均本於它。

《甲乙經》在晉以前醫學文獻的基礎上，對經絡學說進行了比較全面的整理研究，對人體的十二經脈、奇經八脈、十五絡脈以及十二經別、十二經筋等具體內容、生理功能、循行路線、走行規律以及其發病特點等作了比較系統的論述，成為後世對此學說研究論述的依據。

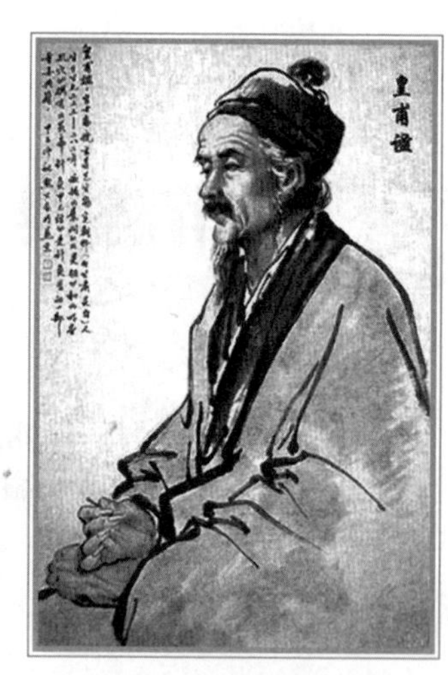

皇甫謐

針灸學之祖，對中國文化史的貢獻非常突出，是一個集文、史、哲、醫於一身而尤長於醫學的偉大作家。

王惟一
宋代銅人腧穴的發明者

王惟一，又名惟德，北宋醫學家，生於987～1067年間，籍貫不詳。王惟一歷任宋仁宗、宋英宗兩朝醫官，對針灸學很有研究，集宋以前針灸學之大成，著有《新鑄銅人腧穴針灸圖經》一書，奉旨鑄造針灸銅人兩座，為我國著名針灸學家之一。

宋時，針灸學非常盛行，但有關針灸學的古籍錯訛甚多，用以指導臨床，往往出現不應有的差錯事故。根據這些情況，王惟一產生了統一針灸學的念頭，他多次上書皇帝，請求編繪規範的針灸圖譜，並鑄造標有十二經循行路線及穴位的銅人，以統一針灸諸家之說。天聖五年（1027）王惟一終於鑄成人體模型兩具。

王惟一所設計的銅人，在臟腑的佈局、經絡的循行、穴位的精確等方面，不僅科學性強，而且工藝水平相當高。他用精製的銅，鑄成和一般人大小相似的人體，裏面裝有銅鑄成的臟腑，軀殼表面刻有354個穴孔，孔內裝滿水銀，外封黃蠟，以防水銀流出。應試學生，當老師出題針刺某穴，或提問何病症該針何穴時，學生照題試針。若針得正確，一進針水銀便會流出。若針得不對，就刺不進去。銅人的鑄造，對我國醫

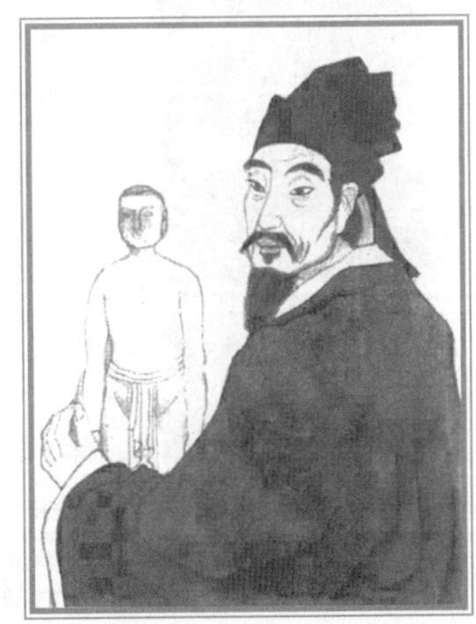

王惟一

著名針灸學家，對針灸醫學的貢獻有三：一是考訂《明堂針灸圖》與撰寫《新鑄銅人腧穴針灸圖經》，二是鑄造針灸銅人模型，三是刻《新鑄銅人腧穴針灸圖經》於石上。

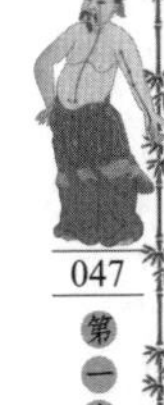

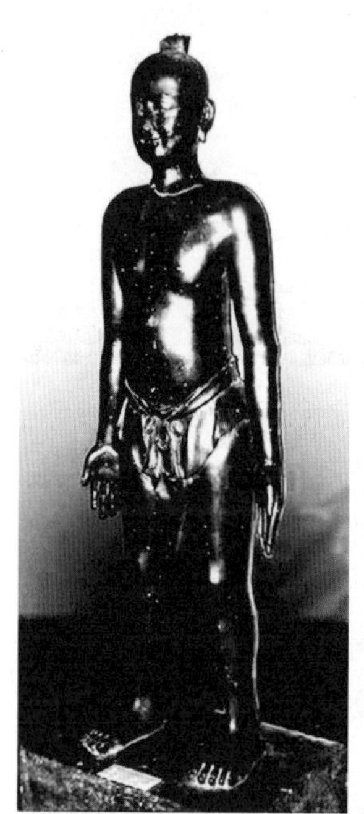

針灸銅人 （明代仿宋）

北宋天聖針灸銅人是世界上最早的人體模型，集宋代及以前中國針灸學、雕塑藝術學、冶金鑄造學等多學科之精華，開創了應用銅人進行實用教學的先河。被視為國寶。這兩具針灸銅人因戰爭關係，一具在南宋時失落；另一具為金人所得，傳到元代，已有缺損，由尼波羅（尼泊爾）人阿尼哥於至元二年（1265）修復。

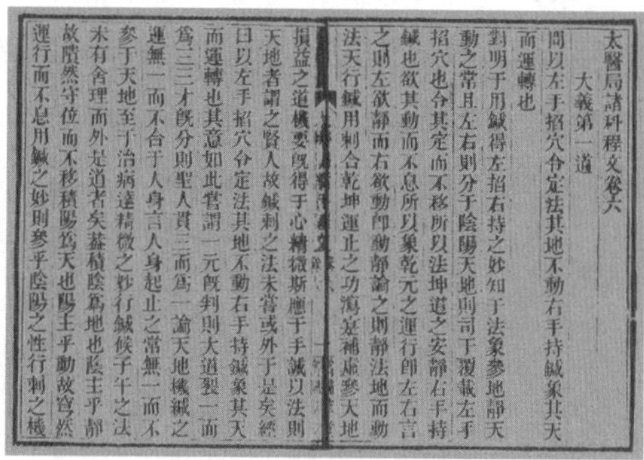

太醫局諸科程文卷六

大義第一道

問以左手招穴令定法其地不動右手持鍼象其天而運轉也

對明于用鍼得左招右持之妙知于法象參地靜天動之常且左右則分于陰陽天地則司于覆載左手招穴也令其定而不移所以法坤道之安靜右手持鍼也欲其動而不息所以象乾元之運行郎左右言之則左欲靜而右欲動即動靜論之則靜法地而動法天行鍼用刺合乾坤運止之功瀉實補虛參天地損益之道樞要既得于心精微斯應于手誠以法則天地者謂之賢人故鍼刺之法未嘗或外于是矣經曰以左手招穴令定法其地不動右手持鍼象其天而運轉也其意如此嘗謂一元既判則大道裂一而爲二三才既分則聖人貫三而爲一論天地機緘之運無一而不合于人身言人身起止之常無一而不參于天地至于治病逵精微之妙行鍼候子午之法未有含理而外是道者矣蓋積陰爲地也陰主乎靜故隤然守位而不移積陽爲天也陽主乎動故穹然運行而不息用鍼之妙則參乎陰陽之性行刺之機

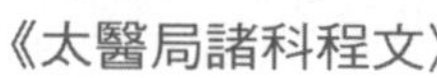

《太醫局諸科程文》

本書輯錄了宋代太醫局考試醫學生的考題及標準答案，試題都具有相當高的難度，考生要想獲得高分，除了精通針灸專業外，還必須具備相當的脈診、運氣、病候等方面的知識，同時還要有相當好的文筆，每一道題實際上都是一篇水準很高的學術論文。此書真實反映了宋代醫學教育的一個重要側面，具有很高的文獻和研究價值。

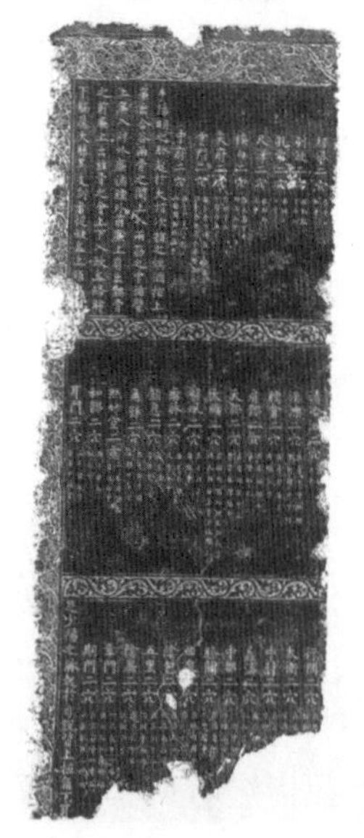

宋代《新鑄銅人腧穴針灸圖經》殘石

此宋代圖經刻石原立於汴京大相國寺，元代遷至大都三皇廟，明代殘破，重刻之，20世紀在北京故城牆中發現殘石七方，這是其中的一方。

學的發展，產生很大的促進作用，故為歷來針灸學家所推崇，至現在仍有學習和研究的價值。

王惟一主要的學術思想，在使經穴理論規範化，他統一了腧穴的歸經，考訂了腧穴的位置，增加了腧穴，自他之後，經絡腧穴系統基本已經確定。

李時珍的經絡學說
《奇經八脈考》

《奇經八脈考》，是一本經脈專書，明代醫學家李時珍著，首刊於1578年。當時中醫理論中尚無對於奇經八脈的具體全面的論述，醫家大多看重於十二經脈的研究，而對奇經八脈則並不重視，因此也還沒有專書為之作系統論述。李時珍看到了這一點，故考症前人的研究成果，結合自己的觀點，寫成此書。可以說歷史上之前的經絡學說，對奇經八脈論述不多，到李時珍《奇經八脈考》終於

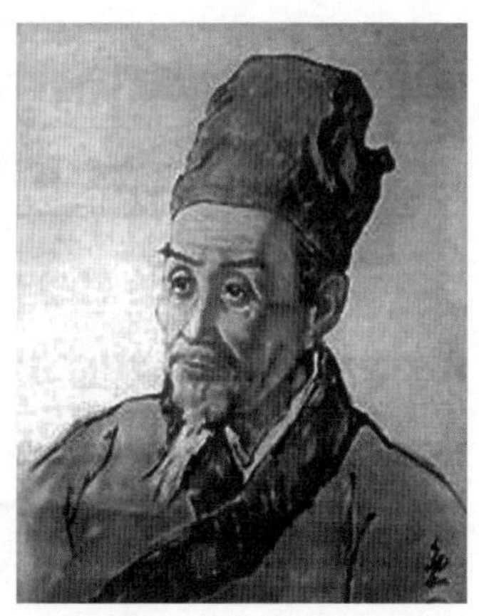

李時珍

（1518 ~ 1593年），字東壁，號瀕湖，湖北蘄州（今湖北省蘄春縣蘄州鎮）人，其父李言聞是當地名醫，李時珍繼承家學，尤其重視本草，他參考歷代有關醫藥及學術書籍800餘種，結合自身經驗和調查研究，歷時27年編成《本草綱目》一書，是我國明朝以前藥物學的總結性鉅著。另著有《瀕湖脈學》、《奇經八脈考》等書。

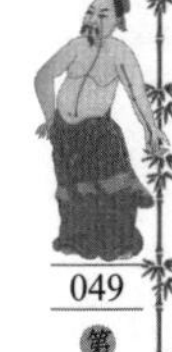

有了系統性論著，彌補了醫學空白。

全書論述奇經八脈，考症歷代有關文獻，對每條奇經的循行和為病等，都進行了系統歸納和整理，是一部研究奇經八脈的重要著作。

本書認為，人身經脈有正有奇，手三陰、三陽，足三陰、三陽為十二正經；陰維、陽維、陰蹻、陽蹻、沖、任、督、帶為八奇經。奇經不拘制於十二正經，無表裏配合，故謂之奇。正經人所共知，奇經易被人忽視，因此本書薈萃諸家之說，成為一書。

書中還說，正經就像溝渠，而奇經則像湖泊，正經之脈盛，則溢入奇經，比如天降暴雨，溝渠溢滿，雱霈肆行，流於湖泊，以作分流，而不致釀成災禍。簡而言之，奇經便如人身氣血之閉藏之所也。

現代經絡學

當今經絡研究發展現狀

現今社會，許多學者運用現代科學知識和手段，對經絡進行了大量的研究工作，取得了可喜的成績。經絡的現代研究，主要集中在循經感傳及與感傳有關的經絡現象研究和經絡實質探討等方面，另外發展了微刺系統，還根據文獻和日本所藏銅人複製了天聖銅人。

1956年中國將經絡的研究列為全國自然科學發展規劃的重點專案，有組織地進行臨床觀察、形態學研究和實驗研究，取得了一定的進展。70年代，進行了1000例循經感傳出現率的調查，並對8名感傳顯著者進行經脈感傳的觀測。1973年又由衛生組織按統一方法和標準，在多個縣市進行了20萬例的普查，然後觀察出現感傳的情況。研究發現：循經感傳、隱性循經感傳、循經皮膚病、循經疼痛和循經感覺異常，均基本符合古典經脈線的記載，為國內外學者所承認。

1990年，頒布了《經穴部位》國家標準，這對中國針灸經絡穴位的統一規範產生重要的促進作用。

縱觀近現代數十年經絡研究發展現狀，我們發現，經絡研究目前還處於初級階段，遠未達到將經絡、穴位和氣是什麼清楚地呈現在每個人眼前，也就是說我們現在還遠未達到能揭示經絡謎底的程度。雖然現代科學技術在經絡研究方面具有一定作用，取得了一定成果，但離真正揭開經絡之謎，完全闡明經絡本質，尚任重道遠。另有一些學者認為，用現代科學技術和方法，根本就不能研究出經絡的實質。現在一些學者所做的「解釋工作」其實只是限於解釋經絡在人體的存在與否。而中國的經絡學說並不只是人體上簡單的12或14條線，361個穴位，它更是人體與時間、空間（也就是宇宙）的一種對應，一種感應。因此，簡單地用西方科學驗症的方法來解釋中醫經絡，只能是南轅北轍，收效甚少。若想真正闡明經絡本質，需從中國古人認識世界的哲學觀入手，採用整體觀，適當借助現代的科技醫療手段，如此方能有所發現。

經絡問題是中醫發展中不可迴避的核心理論問題，它不僅是中醫整體觀和資訊醫學的基礎，也是所有中醫外治療法的理論指南。經絡問題的突破不僅將帶來中醫理論的突破，還將為中醫臨床技術帶來新的發展契機。

我們可以預測，一旦經絡之謎被解開，也許一場新的醫學革命將會來臨。

中國經絡發展史

時代	年代	內容
新石器時代	上古	以砭治病，製作出各種砭針。
新石器時代	5萬年前	發明灸法。
新石器時代		發現經絡穴位
殷商時代	前16世紀～前771年	針灸、熱熨、按摩俱得到發展。已用金石攻病，發明青銅針。
春秋	前770～前476	最早的經絡專書名為《名堂孔穴》，已佚。
春秋	前770～前476	馬王堆漢墓古醫書《足臂十一脈灸經》、《陰陽十一脈灸經》記載人身十一條經脈名稱。《五十二病方》、《脈法》載有灸、砭方法與部位，但無穴名。這是現存最早的經絡著作。
隋唐五代	589～960	貞觀年間甄權等修明堂圖，對腧穴名稱、定位、缺漏多有糾正。
宋金元	960～1368	992年編成《太平聖惠方》，其99卷《針經》和100卷《明堂》被合稱為《明堂灸經》，後人又稱之為「明堂上經」和「明堂下經」，其中列有十二人形經穴圖。
宋金元	960～1368	仁宗天聖年間王惟一撰《新鑄銅人腧穴針灸圖經》，又鑄銅人模型兩具，並刻《新鑄銅人腧穴針灸圖經》於石。
宋金元	960～1368	根據古代「候氣而刺」、「順時而刺」的思想發展為子午流注針法。金代何若愚撰成《子午流注針經》。

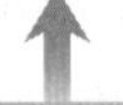

《黃帝內經》之《靈樞》、《素問》載有系統的臟腑經絡學說，十二經脈的循行、160個穴位名稱，刺法與選穴原則等。

《難經》完善了奇經八脈理論，闡發了十二原穴、十五別絡、八會穴理論，充實了取穴原則。

另有《黃帝明堂經》、《黃帝中誥孔穴圖經》等著作。

皇甫謐著《針灸甲乙經》，總結以前針灸經絡理論，載穴349個。

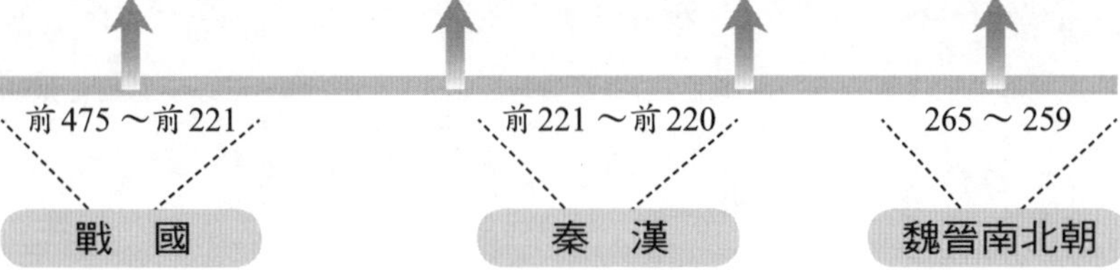

1341年，滑伯仁編著《十四經發揮》，其後經絡學多以此書作參考。

明英宗正統年間，重鑄銅人，勒石重刻《針灸圖經》。

李時珍《奇經八脈考》問世。

清代，1761年嚴西亭《得配本草》，1848年趙觀瀾《醫學指歸》，姚瀾《本草分經》都將經絡學說與藥物結合起來，是為「藥物歸經」。

光緒年間，鑄正統銅人、世稱光緒銅人。

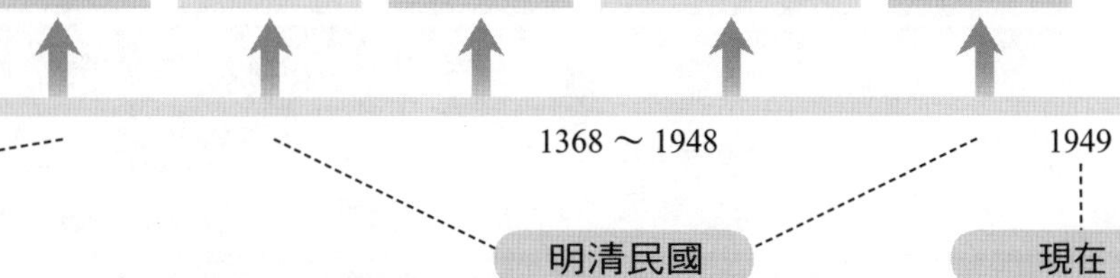

第二章 經絡圖譜

圖解經絡穴位小百科

人體的每條經絡都有獨立的運動軌跡，這個軌跡是個環形的通道，而每個經絡之間又是相通的，可以互相調整。可以說，經絡是維繫體表之間、內臟之間以及體表與內臟之間的樞紐，而腧穴就是這些樞紐上氣血輸注出入的特殊部位，這些腧穴節點就像是珍珠鍊上的珍珠，將經絡聯結成一條條的線。

由於腧穴有溝通表裏的作用，所以內在臟腑氣血的病理變化可以反應於體表的腧穴，我們利用腧穴的這些病理反應可以幫助診斷和治療疾病。因此，學習經絡也就是學習這些腧穴，只有掌握了基本的腧穴常識，我們才能真正一窺中醫奧祕。

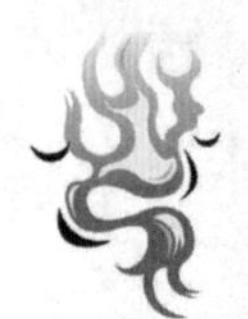

經絡腧穴

珍珠鍊上的珍珠

腧穴是人體臟腑經絡氣血輸注出入的特殊部位。腧，音輸，或從簡作「俞」，古文獻這三字相通，但其涵義略有不同。「腧」字標明同人體形肉有關；「輸」字有轉輸流注之意；「俞」字為「腧」字的假借，泛指全身的穴位而言。在歷代文獻之中，腧穴又有「砭灸處」、「節」、「會」、「骨空」、「氣穴」、「氣府」、「孔穴」、「穴道」、「穴位」等諸多名稱。

腧穴並不是孤立於體表的點，而是與人體組織器官有著密切聯繫，互相疏通，內外相應。「疏通」是雙向的，從內通向外，反應病痛；從外通向內，接受刺激，防治疾病。從這個意義上說，腧穴又是疾病的反應點和治療的刺激點。

經絡和腧穴同歸屬於臟腑，就是說腧穴各歸屬於某一條經，而每一條經又各隸屬於某一臟腑，形成了臟腑——經絡——腧穴之間的關係。

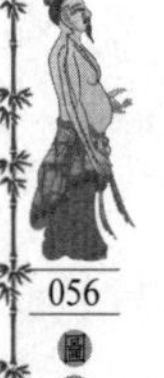

腧穴在人體正常時能通行營衛，異常時能反應病痛，在接受針灸等刺激時則通調氣血，驅邪扶正，治療疾病。腧穴治療疾病，有三方面的作用：

1.近治作用：這是一切腧穴具有的共同特點，這些腧穴均能治療該穴所在部位及鄰近部位的病症。如眼區的睛明、承泣、四白、球後各穴，均能治眼病；耳區的聽宮、聽會、翳風、耳門諸穴，均能治療耳病；胃部的中脘、建里、梁門諸穴，均能治療胃病等。

2.遠治作用：指腧穴具有治療其遠隔部位的臟腑、組織器官病症的作用，有些腧穴甚至具有影響全身的作用。如合谷穴，不僅能治上肢病症，而且能治頸部和頭面部病症，同時能治外感病的發熱；足三里穴不但能治療下肢病症，而且對調整消化系統的功能，甚至對人體防治、免疫反應方面都具有很大的作用。

3.特殊作用：實踐證明，針刺某些腧穴，對機體的不同狀態，可起著雙重性的良性調整作用。如天樞既能止瀉，又能通便，故既

臟腑、經絡、腧穴的聯繫

在體表的穴位上施以針灸等各種療法，能夠治療所屬臟腑的某些疾病，同樣，臟腑的某些病症，可以在相應的經絡腧穴上有所反應。

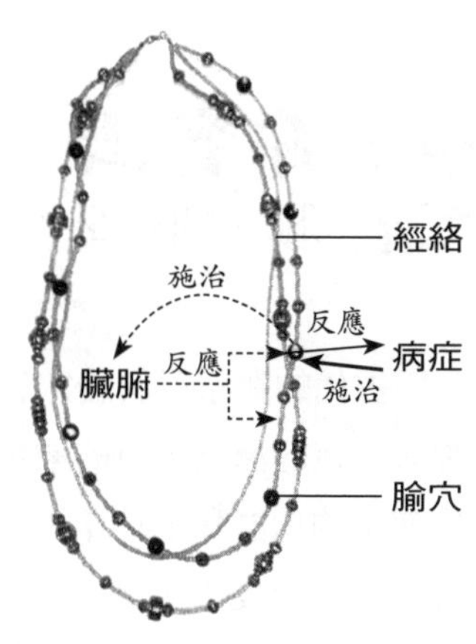

經絡治療作用表

	近治作用	遠治作用	特殊作用
概念	1. 所在部位局部病症。 2. 鄰近組織、器官病症是「腧穴所在，主治所在」的表現。	1. 遠隔部位的臟腑、組織器官病症。 2. 有的甚至具有影響全身的作用，是「經脈所過，主治所及」的表現。	1. 雙向的良性調整作用。 2. 相對的特異治療作用。
腧穴範圍	一切腧穴主治作用的共同特點。	十四經穴較為突出。	某些腧穴的主治特點。
說明	近治作用——「近部取穴」。	遠治作用——「遠部取穴」。	特殊作用——「隨症取穴」。
舉例	睛明穴治療目疾；中脘穴治療胃病。	合谷治穴療頭面部疾病；足三里穴治療虛勞羸瘦。	天樞治療便祕、泄瀉；至陰轉胎；大椎退熱。

可治療腹瀉，又可治療便祕；再如合谷既能止汗，又能發汗，故既可治療多汗，又可治療少汗。此外，腧穴治療作用還具有相對的特異性，如大椎退熱，至陰矯正胎位等，均是其特殊的治療作用。

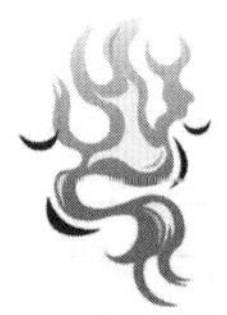

命名法
腧穴取名，其意也深

古代的醫家對於腧穴的命名，並不隨意定取，每一名字背後，都有一定的涵義，有的顯示了其穴位的位置和辨認特徵，有的表現出穴位的功能和主治作用，有的則與陰陽、五行、臟腑相聯繫。孫思邈《千金翼方》說：「凡諸孔穴，名不徒設，皆有深意。」恰當掌握腧穴名稱的涵義，對我們加深理解腧穴的定位、功能、主治、刺灸等各方面均有較大的幫助，比如清代程知《醫經理解》說：「肉之大會為谷，小會為溪，謂經氣會於孔穴，如水流之行而會於溪谷也。海，言其所歸也。淵、泉，言其深也。狹者為溝、瀆，淺者為池、渚也。市、府，言其所聚也。道、里言其所由也。室、舍，言其所居也。門、戶，言其所出人也。髎，言其骨之空闊者也。俞（輸），言其氣之傳輸也。天以言乎其上，地以言乎其下也……」

總體來說，古人根據腧穴的位置、特性等，運用以下四種方法加以命名：

1.比擬法：這一方法廣泛地借用了天文、地理、人事等現象作為參照，進行相類比較。如古人觀察到人體經脈氣血的循行，猶如流水，因此借用泉、池、澤、海比擬，所以才有水泉、陽池等稱謂。又如分布在四肢凸出和凹進部位的穴位，便用山陵深谷之類的

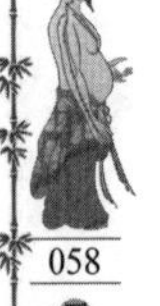

來命名，如丘墟、承山、合谷、支溝之類。

2.象形法：此法是根據腧穴所在部位的骨骼、肌肉，以及皮膚皺紋等形象特點，假借他物，而象形命名的。如以動物、植物、建築物、生活用具來命名，魚際、鳩尾、攢竹、絲竹空、天井、曲垣、天窗、華蓋、懸鍾等名字，生動形象，易於記憶。

3.會意法：此法是根據腧穴本身的生理功能、病理變化、位置等特點，通過會意的方法命名。如耳前的聽宮、手心的勞宮、口唇下的承漿、目下的承泣、鼻旁的迎香等穴，都可會意理解。

4.寫實法：此法是根據經穴本身的部位、功能等，用直接寫實的方式，進行命名。如氣海、命門、血海等，都是直接以腧穴的功能用作名稱。

這四種方法，既可單獨應用，又可合併應用，比如陰陵泉一穴，因其位於膝內側，為脾經之穴，合水穴，中醫以內為陰，脾為陰中之陰，所以用會意的方法，命名為「陰」、「泉」，又根據此穴凸起有如丘陵，故用比擬法命名為「陵」，合起來就是「陰陵泉」。

下面說一下具體的命名依據：

1.根據陰陽學說的命名：上肢內側有陰郄，外側有陽溪、陽池、陽谷，下肢內側有陰包、陰廉、陰陵泉，外側有委陽、陽輔、陽陵泉等。

2.根據五行學說的命名：依五音命名的有少商、商陽、商丘、角孫；依五色命名的有俠白、浮白、陽白、隱白等。

3.根據臟象學說的命名：依臟腑名稱命名的有肺俞、心俞、肝俞、脾俞、腎俞、大腸俞、膀胱俞等；依臟腑所藏的五神命名的有神堂、本神、神門、魂門、魄戶、意舍；依臟腑化生的氣血津液命名的有血海、氣海、水道等；依五臟所主的五體命名的有筋縮、申脈、髮際等；依五臟所主的五官命名的有目窗、睛明、聽宮、耳門等。

4.根據經絡學說的命名：依經脈循行關係命名的有三陰交、百會、陰交、陽交、會陽等；依經脈氣血流注形象命名的有少海、尺澤、曲池、經渠、太淵等。

5.根據人體部位的命名：如橫骨、曲骨、腕骨、大椎等。

6.根據天文學的命名：如上星、日月、太乙、璇璣、華蓋、地倉、太白、天樞等。

7.根據地理學的命名：以山、陵、丘、墟來比喻腧穴的，如承山、大陵、梁丘、丘墟等；以溪、谷、溝、瀆來比喻腧穴的，如後溪、陽溪、合谷、陷谷、水溝、支溝、四瀆、中瀆等；以海、澤、池、泉、渠、淵來比喻腧穴的流注，如少海、小海、曲澤、曲池、陽池、曲泉、太淵、清冷淵等；以街、道、沖、處、市、廊來比喻腧穴的通路或處所，如氣街、水道、關沖、五處、風市、步廊等。

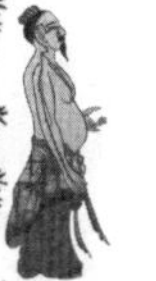

8.根據氣象學的命名：依六氣命名的風府、溫溜、熱府、寒府；依雷電形象命名的有列缺、豐隆、雲門等。

9.根據動物學的命名：如伏兔、魚際、鳩尾、鶴頂、犢鼻等。

10.根據植物學的命名：如攢竹、禾髎等。

11.根據建築學的命名：如天井、玉堂、巨闕、內關、曲垣、庫房、府舍、天窗、地倉、梁門、紫宮、內庭、氣戶等。

12.根據物象學的命名：如大杼、地機、頰車、缺盆、天鼎、懸鍾等。

總之，古人對於腧穴的命名，遵循一定的規律和方法，並有一定的理論根據，絕不是可以任意用簡單符號及數字記號來代替的。瞭解了腧穴命名的涵義，也有助於我們熟悉、記憶腧穴的部位和治療作用。

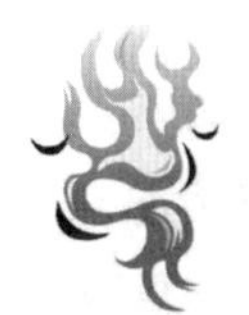

腧穴分類

經穴、奇穴、阿是穴

人體上的腧穴大體上可以分為經穴、奇穴和阿是穴。

1.經穴：是指屬於十二經脈與任督二脈的腧穴，又稱為「十四經穴」，因為它們分布在十四經脈的循行路線上，所以與經脈關係密切，不僅具有主治本經病症的作用，而且能反映十四經及其所屬臟腑的病症。人體共有腧穴361個，其中有主要和次要之分，常用和不常用的區別。

2.奇穴：指不歸屬於十四經的腧穴，因這些穴道有奇效，故稱「奇穴」，又稱「經外奇穴」。其中有一些是有明確位置、有具體名稱的，稱為「有名奇穴」，一些只有明確位置但尚未定名，稱為「無名奇穴」。奇穴的分布較為分散、零亂，有的在十四經循行路線上，有些則不在經脈循行路線上，但卻與經絡系統有密切的聯繫。有些奇經並不指某一部位，而是由多穴位組合而成，如十宣、八風、八邪、華佗夾脊等。「十宣」在手十指尖端，距指甲游離緣0.1寸，左右共10個穴位，有開竅醒腦的作用；「八風」位於足背五趾畸縫間，趾蹼緣後方赤白肉際處，左右共八穴，主治頭痛、牙痛、月經不調、蛇咬傷、腳氣、腳背紅腫、足趾麻木等；「八邪」在手指背側，微握拳，第一至五指間，指蹼緣後方赤白肉際處，左右共8個穴位，有祛風通絡、清熱解毒之功效；「華佗夾脊」共有34個穴位，在第一胸椎至第五腰椎，各椎棘突下旁開0.5寸，具有調理臟腑、通經活絡之功效。

這些奇穴多數對某些病症有特殊療效，其主治作用一般比較單純。如二白穴治療痔瘡，外勞宮治療落枕，百蟲窩治療皮膚病等。

3.阿是穴：「阿」，是痛的意思，按壓身體疼痛處，病人會發出「啊」的一聲，因此把一些無法歸類的穴道稱為「阿是穴」。這

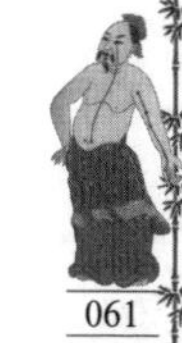

類腧穴既無具體名稱，也無具體部位，而是以病痛局部或與病痛有關的壓痛點、敏感點作為腧穴。在這些地方直接進行針刺或艾灸，效果往往比那些已固定的經穴明顯。阿是穴的確定常用痛感作為取穴標準，但也有用舒適感和熱感的，一般常分布於病灶局部，也可以在距離較遠的部位。當人體局部出現壓痛等感應，或發現皮疹、結節、凹陷等異常現象時，均可作為阿是穴的依據。阿是穴沒有一定數目，是治療疾病時的最佳刺激點。

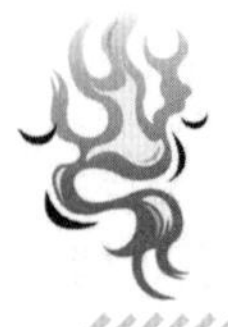

特定穴
具特殊作用的經穴

在十四經穴中有一些具特殊性能和治療作用的穴道，它們有特定的稱號，稱為特定穴。根據這些穴道不同的分布特點、涵義和治療作用，可分為「五輸穴」、「原穴」、「絡穴」、「郄穴」、「背俞穴」、「募穴」、「下合穴」、「八會穴」、「八脈交會穴」和「交會穴」10類，這些穴道使用頻率很高，掌握它們的分類還是非常重要的。

1.五輸穴：十二經脈分布在肘、膝關節以下的五個特定腧穴，即「井、滎、輸、經、合」穴，稱「五輸穴」。古人把經氣運行過程用自然界的水流由小到大、由淺入深的變化來形容，把五輸穴按井、滎、輸、經、合的順序，從四肢末端向肘、膝方向依次排列。「井」穴多位於手足之端，喻作水的源頭，是經氣所出的部位，即「所出為井」；「滎」穴多位於掌指或趾關節之前，喻作水流尚微，縈紆未成大流，是經氣流行的部位，即「所溜為滎」；「輸」穴多位於掌指或趾關節之後，喻作水流由小而大，由淺注深，是經氣漸盛，由此注彼的部位，即「所注為輸」；「經」穴多位於腕、踝關節以上，喻作水流變大，暢通無阻，是經氣正盛運行經過的部位，即「所行為經」；「合」穴位於肘、膝關節附近，喻作江河水流匯入湖海，是經氣由此深入，進而會合於臟腑的部位，即「所入為合」。

五輸穴是常用要穴，為古今醫家所重視，臨床上如井穴可用於治療神志昏迷；滎穴可用於治療熱病；輸穴可用於治療關節痛；經穴可用於治療喘咳；合穴可用於治療六腑病症等。

2.原穴：十二經脈在腕、踝關節附近各有一個重要經穴，是臟腑元氣經過和留止的部位，稱為「原穴」，又稱「十二原」。「原」含本原、元氣之意，元氣導源於腎氣，是人體生命活動的原動力，通過三焦運行於臟腑，為十二經脈維持正常生理功能之根本。

臟腑發生病變時，會相應地反映到原穴上來，針刺原穴能使三焦元氣通達，從而發揮其維護正氣、抗禦病邪的作用，說明原穴有調整其臟腑經絡虛實各症的功能。

3.絡穴：絡脈從經脈分出的部位各有一個腧穴，稱為絡穴。「絡」有聯絡、散布之意。十二經脈各有一個絡穴，位於四肢肘、膝關節以下；任脈絡穴鳩尾位於上腹部；督脈絡穴長強位於尾部；脾之大絡大包穴位於胸脇部。

十五絡穴除了可以治療本絡脈病症之外，還能兼治表裏兩經病症，因為十二絡脈具有聯絡表裏兩經的作用，即「一絡通二經」。比如列缺是手太陰肺經的絡穴，既可治療手太陰肺經的咳嗽、胸痛、喉嚨痛等病症，又可治療手陽明大腸經的面癱、鼻塞、頭痛等病症，所謂「頭項尋列缺」是也。絡穴還可配合原穴使用，即原絡配穴法或主客配穴法。

4.郄穴：「郄」讀隙，與隙之義通，有空隙之意，是各經經氣深藏之所。十二經脈各有一個郄穴，奇經八脈中的陰蹻、陽蹻、陰維、陽維脈也各有一個郄穴，共有十六個。除胃經的梁丘之外，都分布於四肢肘、膝關節以下。臟腑經絡功能失調，在四肢出現明顯壓痛等異常現象的部位都是這樣的郄穴。十六郄穴可治療本經循行部位及所屬臟腑的急性病症，其中陰經郄穴多治血症，陽經郄穴多治痛症。郄穴還可配合八會穴使用，即郄會配穴，如足陽明胃經郄穴梁丘配腑會中脘治療急性胃脘痛，療效極好。

5.背俞穴：臟腑經氣輸注於背腰部的腧穴，稱為背俞穴，簡稱俞穴。「俞」，有轉輸之意，即臟腑氣血由內向外注入此處，並由此轉輸於彼。背俞穴位於背腰部足太陽膀胱經的第一側線上，六臟六腑各有一背俞穴，大體依臟腑位置上下排列，共十二穴。

由於背俞穴與各自所屬臟腑有密切關係，因此常常用來治療相應臟腑及其組織器官的病症。如肺之背俞穴肺俞治療咳喘、寒熱，心之背俞穴心俞治療心痛、心悸等。又五臟與五官相互聯繫，故亦可治療相應組織器官的病症，如心開竅於舌，因此心的背俞穴心俞可治療口舌生瘡等。背俞穴還可配合募穴使用，稱為俞募配穴，以強化治療相應臟腑的病症。

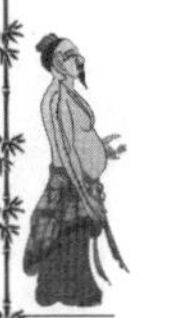

6.募穴：臟腑之氣會聚於胸腹部的腧穴，稱為「募穴」，又稱為「腹募穴」。「募」，有聚集、會合之意，即臟腑氣血由內向外會聚於此。六髒六腑各有一募穴，共十二個。募穴均位於胸腹部有關經脈上，其位置與其相關臟腑所處部位相近。

募穴與相應臟腑關係密切，因此可治療相應臟腑的疾病，如肺之募穴中府治療咳喘、寒熱，心之募穴巨闕治療心痛、心悸等。

7.八會穴：是指人體臟、腑、氣、血、筋、脈、骨、髓等精氣聚會的八個腧穴，其中臟、腑、氣、血、骨之會穴位於軀幹部；筋、脈、髓之會穴位於四肢部。

八會穴與所屬的八種臟器組織的生理功能有密切關係。其中脾主運化水谷精微，五臟六腑四肢百骸皆靠脾來養，是後天之本，氣血生化之源，五臟皆秉於脾，章門為脾之募穴，故為臟之會穴。胃為太倉，主受納，故為水谷氣血之海，與脾合稱後天之本，六腑皆秉於胃，中脘為胃之募穴，故為腑之會穴。膻中為宗氣之所聚，是為「氣海」，為心包之募穴，故為氣之會穴。膈俞位於心肝俞穴之間，心主血，肝藏血，故為血之會穴。大杼為骨之會穴，因其近於椎骨（柱骨之根）故也。陽陵泉是膽經的合穴，肝與膽相表裏，而肝主筋，膝為筋之府，故稱陽陵泉為筋之會穴。太淵為手太陰經之原，居於寸口，為脈之大會，肺朝百脈，故為脈之會穴。絕骨為髓之會穴，因其屬於膽經，膽主骨所生病，骨生髓故也。

六陽經五輸穴五行配屬表

	肺（金）	脾（土）	心（火）	腎（水）	心包絡（相火）	肝（木）
井（木）	少商	隱白	少沖	湧泉	中沖	大敦
滎（火）	魚際	大都	少府	然谷	勞宮	行間
輸（土）	太淵	太白	神門	太溪	大陵	太沖
經（金）	經渠	商丘	靈道	復溜	間使	中封
合（水）	尺澤	陰陵泉	少海	陰谷	曲澤	曲泉

六陰經五輸穴五行配屬表

	大腸（金）	胃（土）	小腸（火）	膀胱（水）	三焦（相火）	膽（木）
井（金）	商陽	歷兌	少澤	至陰	關沖	竅陰
滎（水）	二間	內庭	前谷	通谷	液門	俠溪
輸（木）	三間	陷谷	後溪	束骨	中渚	足臨泣
經（火）	陽溪	解溪	陽谷	昆崙	支溝	陽輔
合（土）	曲池	足三里	小海	委中	天井	陽陵泉

五輸穴與五腑對應圖

五時
邪在心
夏刺輸
所注為輸
五音
邪在脾
長夏刺經
所行為經
五味
邪在肺
秋刺合
所入為合
五臟
邪在腎
冬刺井
所出為井
五色
邪在肝
春刺滎
所溜為滎

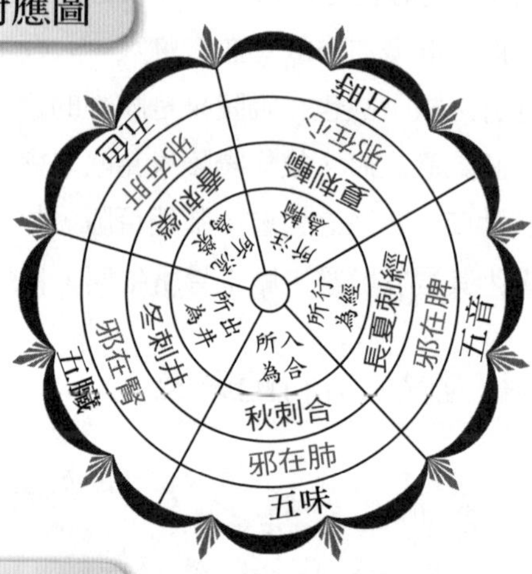

十二經原絡配穴表

經脈	原穴	絡穴	表裏經脈
手太陰肺經	太淵	偏歷	手陽明大腸經
手陽明大腸經	合谷	列缺	手太陰肺經
手少陰心經	神門	支正	手太陽小腸經
手太陽小腸經	腕骨	通里	手少陰心經
手厥陰心包經	大陵	外關	手少陽三焦經
手少陽三焦經	陽池	內關	手厥陰心包經
足太陰脾經	太白	豐隆	足陽明胃經
足陽明胃經	沖陽	公孫	足太陰脾經
足少陰腎經	太溪	飛揚	足太陽膀胱經
足太陽膀胱經	京骨	大鍾	足少陰腎經
足厥陰肝經	太沖	光明	足少陽膽經
足少陽膽經	丘墟	蠡溝	足厥陰肝經
		鳩尾	任脈
		長強	督脈
		大包	脾之大絡

十六郄穴表

陰經	郄穴	陽經	郄穴
手太陰肺經	孔最	手陽明大腸經	溫溜
手厥陰心包經	郄門	手少陽三焦經	會宗
手少陰心經	陰郄	手太陽小腸經	養老
足太陰脾經	地機	足陽明胃經	梁丘
足厥陰肝經	中都	足少陽膽經	外丘
足少陰腎經	水泉	足太陽膀胱經	金門
陰維脈	築賓	陽維脈	陽交
陰蹻脈	交信	陽蹻脈	跗陽

俞募配穴表

六臟	背俞	募穴	六臟	背俞	募穴
肺	肺俞	中府	大腸	大腸俞	天樞
腎	腎俞	京門	膀胱	膀胱俞	中極
肝	肝俞	期門	膽	膽俞	日月
心	心俞	巨闕	小腸	小腸俞	關元
脾	脾俞	章門	胃	胃俞	中脘
心包	厥陰俞	膻中	三焦	三焦俞	石門

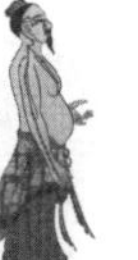

八會穴

八會	穴名	經屬
臟會	章門	脾經募穴
腑會	中脘	胃經募穴
氣會	膻中	心包經募穴
血會	膈俞	膀胱經穴
筋會	陽陵泉	膽經合穴
脈會	太淵	肺經輸穴
骨會	大杼	膀胱經穴
髓會	絕骨	膽經穴

人體八會穴圖

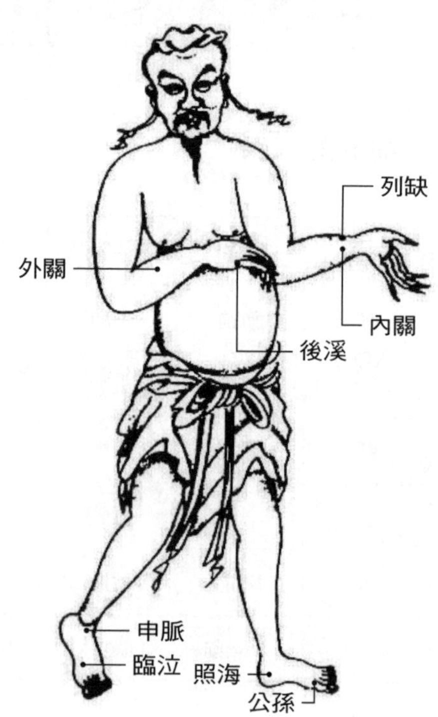

八會穴是人體臟、腑、氣、血、筋、脈、骨、髓精氣聚會的八個腧穴。腑會中脘，臟會章門，筋會陽陵泉，髓會絕骨，血會膈俞，骨會大杼，脈會太淵，氣會膻中。

八脈交會穴

十二經脈	八會穴	所通奇經八脈	會合部位
足太陰脾經	公孫	沖脈	胃、心、胸
手厥陰心包經	內關	陰維脈	
手少陽三焦經	外關	陽維脈	目外眥、頰、頸、耳後、肩
足少陽膽經	足臨泣	帶脈	
手太陽小腸經	後溪	督脈	目內眥、項、耳、肩胛
足太陽膀胱經	申脈	陽蹻脈	
手太陰肺經	列缺	任脈	胸、肺、膈、喉嚨
足少陰腎經	照海	陰蹻脈	

下合穴

六經		六腑	下合穴
手三陽	太陽	小腸	下巨虛
	陽明	大腸	上巨虛
	少陽	三焦	委陽
足三陽	太陽	膀胱	委中
	陽明	胃	足三里
	少陽	膽	陽陵泉

八會穴可治療相應臟腑組織的病症，如諸血症，可取血會膈俞；諸氣症，可取氣會膻中；筋縮癱攣，可取筋會陽陵泉；骨節疼痛，可取骨會大杼等。

8.八脈交會穴：十二經脈與奇經八脈經氣相通的八個腧穴，稱為「八脈交會穴」，又稱「交經八穴」，均位於腕、踝部上下。八脈交會穴都是十二正經上的腧穴，奇經八脈藉此與十二經脈經氣相通。

八脈交會穴既可治療所屬十二經脈的病症，也可治療與之相通的奇經八脈的病症，如足太陰脾經上的公孫通沖脈，故可治療足太陰脾經病症，又可治療胸腹氣逆等沖脈病症等。

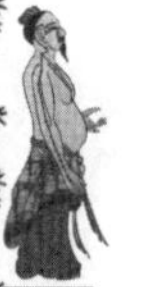

9.下合穴：是指六腑之氣下合於下肢足三陽經的六個腧穴，其中胃、膽、膀胱的下合穴位於本經。又「大腸、小腸皆屬於胃」，所以，大腸、小腸的下合穴在胃經上。膀胱主藏津液，三焦主水液代謝，故三焦與膀胱關係密切，因此，三焦的下合穴在膀胱經上。

下合穴可治療六腑病症，如足三里治療胃脘痛，下巨虛治療泄瀉等。

10.交會穴：指兩經或數經經脈交會或會合處的腧穴。交會穴多分布於頭面、軀幹部。

交會穴不但能治本經的疾病，還能兼治所交會經脈的疾病。如關元、中極是任脈的經穴，又與足三陰經相交會，這樣既可以治任脈的疾患，又可治足三陰經的疾患。

八脈交會穴與交會穴是不同的腧穴，八脈交會穴只是十二經脈與奇經八脈的經氣相通之處，而交會穴則是相關經脈循行路線的實質性交會。

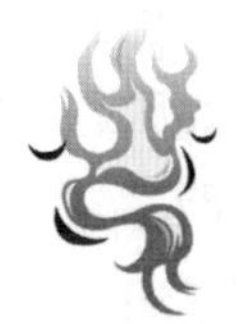

四總穴、回陽九穴

人體生命之根

古人在長期實踐的基礎上，從人體眾多的腧穴中選擇出幾個有代表性的最為重要的穴道，歸類為四總穴和回陽九穴，這些穴道都是作用巨大的人體生命的根本。

1.四總穴：是指合谷、列缺、足三里、委中四穴，有句順口溜說：「肚腹三里留，腰背委中求。頭項尋列缺，面口合谷收。」這幾句話言簡意賅、深入淺出地概括了足三里、委中、列缺、合谷四個穴位的功能與主治。這四個穴位治病收效快，治療範圍廣，還可遠道取穴，因此在臨床治療上極為重要。其中足三里多治臍以下疾患，合谷治臍以上疾患。

合谷穴是手陽明大腸經的原穴，為臨床特效穴位，合谷穴具有統治面口一切疾患的功能，由於手陽明的經脈和經筋都在頭面部循行，因此針取合谷，通過經絡的傳導，上達頭面，從而治療這些部位的病症。

足三里為足陽明胃經之會穴，是臨床上常用的重要腧穴。俗話說「身體若要安，三里常不乾」。足三里的主治範圍相當廣泛，是全身重要的強壯穴。

凡腰背病症都可取委中治療，此穴具有舒筋通絡、散瘀活血、清熱解毒之功效。歷代醫家治下肢無力、痿腫、小腿拘急痙攣也都取委中要穴。

列缺穴為手太陰肺經的「脈氣所發」穴道，列缺穴又為八脈交會穴，通於任脈。列缺穴一穴通三經，手太陰肺經、手陽明大腸經、任脈。這些聯繫不難看出列缺穴在經絡結構中的特定位置。

2.回陽九穴：是指九個對人體至關重要的穴道，《針灸大成》中記載：若患者處於病危狀況，出現亡陽危症，或亡陰導致亡陽之

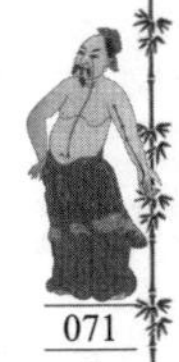

時，醫者當緊急於此九穴施針救治以回陽救逆，此九穴都是臨床急救，用之有效之處，若配在一起更為有效。這九穴分別是啞門、勞宮、三陰交、湧泉、太溪、中脘、環跳、足三里、合谷。有謠曰：「啞門勞宮三陰交，湧泉太溪中脘接，環跳三里合谷並，此是回陽九針穴。」當然，這九穴不一定都要同時取用，也不是只能針而不能灸，主要還是根據病情的虛實寒熱，病勢的輕重緩急，適當取用。

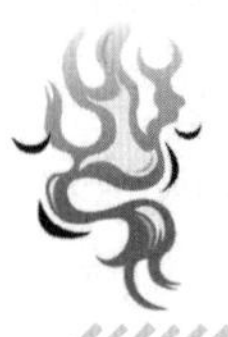

如何尋找腧穴

經穴定取法

人體腧穴的位置一般都是固定的，而腧穴的定位準確與否，直接影響治療效果，因此瞭解腧穴如何定位是必不可少的。

現代臨床常用的腧穴定位與取穴法有骨度分寸法、體表標誌定取法、指寸定取法、簡易定取法。

1.骨度分寸法：此法最早見於《靈樞・骨度篇》，它是以體表骨節為標誌將人體的各個部位分成若干等份，每一等份作為一寸，這個寸是等分單位，並不是計量上的一寸兩寸。對於同一個人，全身等分單位的長度一致，而對於不同的人，若身高不同，則全身等分單位的長度也不同。

在一些醫學書籍中看到的「直刺一寸」、「腕橫紋二寸」之類的，都是指等分單位。這一方法適用於任何年齡和體型的人，只要部位相同，則骨度分寸相同。

2.體表標誌定取法：此法是以身體上各種自然標誌為依據來定取腧穴的方法。人體表面的固定標誌如五官、指甲、乳頭、肚臍，以及活動標誌如關節、肌腱、皮膚的空隙、凹槽、皺紋等，都可以作為定取腧穴的依據。與這些自然標誌鄰近的穴道可選用這一方法定取，如兩眉之間定印堂，兩乳之間定膻中，臍中旁開二寸定天樞，尾骨端定長強等。

3.指寸定取法：此法是以本人的手指為標準，進行測量定穴的方法，又稱手指比量法。

由於人的手指與身體其他部位在生長過程中，在大小、長度上有相對的比例，因此可以選本人的手指某一部分作長度單位。主要有以下三種：中指同身寸，是以本人的中指中節屈曲時內側兩端橫紋頭之間作為一寸，可用於四肢部取穴的直寸和背部取穴的橫寸；拇指同身寸，是以患者拇指指關節的橫度作為一寸，亦適用於四肢部的直寸取穴；橫指同身寸，又名「一夫法」，是令患者將食指、中指、無名指和小指併攏，以中指中節橫紋處為準，四指測量為三

人體骨度分寸示意圖

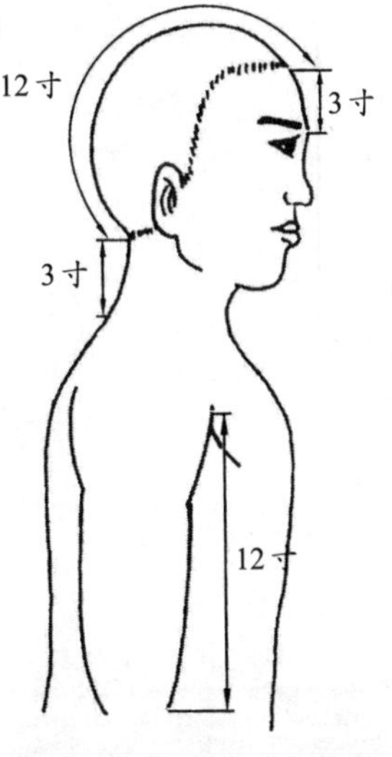

側面

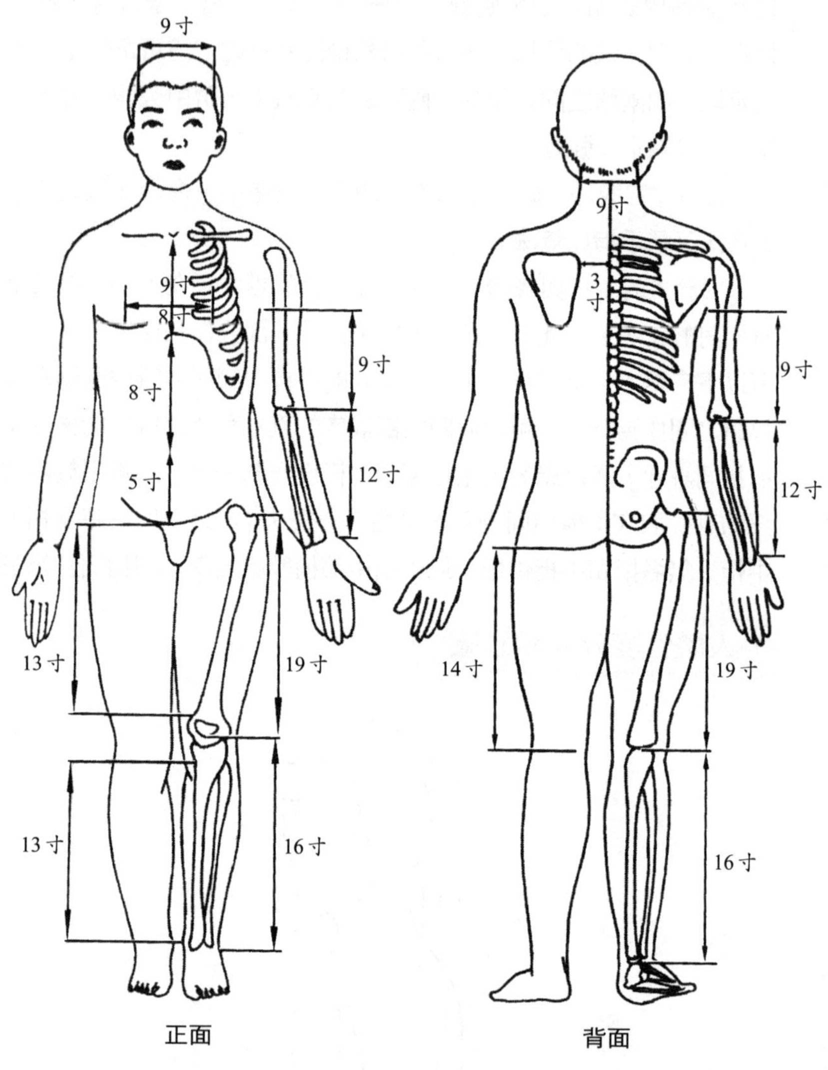

以骨節為主要標誌側量周身各部的大小、長短，並依其尺寸按比例折算作為定穴的標準。

骨度分寸法

指寸定取法

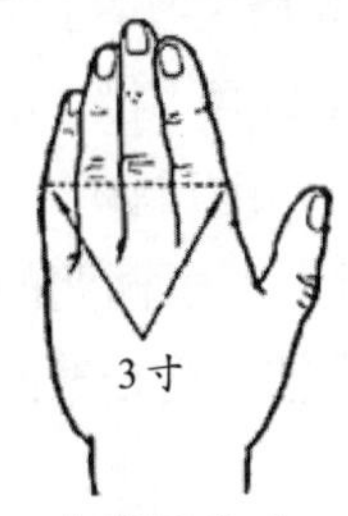

中指同身寸

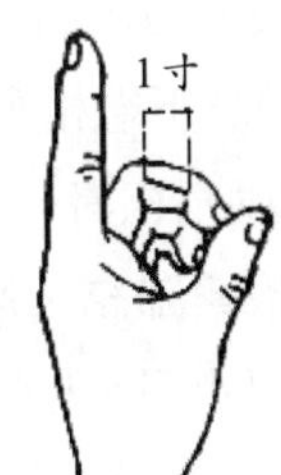

橫指同身寸

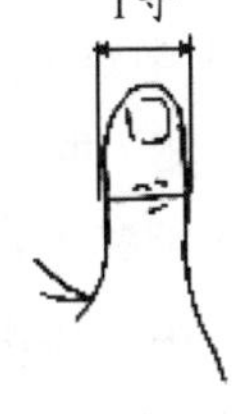

拇指同身寸

在分部折寸的基礎上，用手指比量取穴，又稱「指寸法」，因為人的手指與身體其他部分有一定的比例，所以可用患者本人的手指來測量定穴。

寸。

此法需在骨度分寸法的基礎上運用，否則會長短失度。

4.簡易定取法：這是一種簡便快捷、易於實行的定取腧穴法，內容視具體情況而定，如握拳屈指時中指尖處就是勞宮穴，兩耳尖直上連線的中點即是百會穴，直立垂手時，中指尖處即是風市穴等。

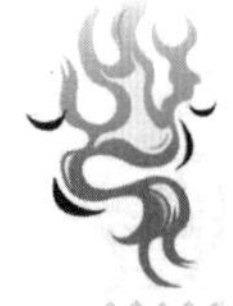

標本根結、氣街四海

經絡腧穴的聯繫

經絡系統中除十二經脈和奇經八脈、孫絡、浮絡等溝通臟腑和四肢體表的關係，還有標本、根結、氣街、四海理論，來闡述經絡腧穴上下內外、人體四肢與頭身以及四肢下端的特定穴與頭、胸、腹、背腧穴的關係。

1.標本：主要指經脈腧穴分布部位的上下對應關係。「標」原意指樹梢，引申為上部，與人體頭面胸背的位置相應；「本」是樹根，引申為下部，與人體四肢下端相應。十二經脈皆有「標」部與「本」部，標本兩處的腧穴兩兩相對，在臨床上可以相互為用。

2.根結：指經氣的起始與歸結，反映出經氣上下兩極間的關係。「根」指根本、開始，即四肢末端的井穴；「結」指結聚、歸結，即頭、胸、腹部。

十二經脈的「根」與「本」，「結」與「標」位置相近或相同，意義也相似。「根」有「本」意，「結」有「標」意。根與本部位在下，是經氣始生始發之地，為經氣之所出；結與標部位在上，為經氣所結、所聚之處，為經氣之所歸。但它們在具體內容上又有所區別，即「根之上有本」，「結之外有標」，說明「標本」的範圍比「根結」廣。「標本」強調的是經脈分布上下部位的相應關係，即經氣的集中和擴散；而「根結」則強調經氣兩極間的聯繫，反映出「根」與「結」之間經氣流注較為集中。

標本根結的理論強調了人體四肢與頭身的密切聯繫，臨床上有「上病下取」、「下病上取」的說法，其理論根據就是標本根結理論。

3.氣街：是經氣聚集運行的共同通路。十二經脈的脈氣在正常情況下是沿著一定的道路運行的，而頭、胸、背、腹等處是經氣流行、集中和布散的主要部位。因此人體內氣街有四，主要分布在頭部、胸部、腹部和背部，橫貫臟腑經絡、上下分部、前後相連，又

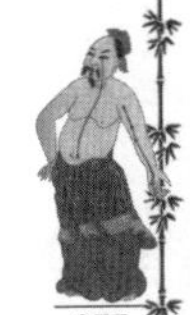

十二經脈標本

十二經脈	本	標
	相應腧穴	相應腧穴
足太陽	跗陽	睛明
足少陽	足竅陰	聽會
足少陰	交信、復溜	腎俞、廉泉
足陽明	厲兌	人迎
足厥陰	中封	肝俞
足太陰	三陰交	脾俞、廉泉
手太陽	養老	攢竹
手少陽	中渚	絲竹空
手陽明	曲池	迎香
手太陰	太淵	中府
手少陰	神門	心俞
手厥陰	內關	天池

稱四街。

氣街之所以定為以上四個部位是有一定意義的。腦為髓之海，十二經脈氣血上走於面，即說明了腦為頭氣街的意義。胸氣之街聯繫到胸與背部穴位，胸部分布著五臟的募穴，背部分布著五臟的腧穴，胸部的氣血沿氣街通貫於二者之間，為心肺募腧穴的配合奠定了基礎。腹部的氣街關聯到腹部的沖脈和背部肝、腎、脾、胃等腧穴，沖脈為血海，又為經脈之海，與許多經脈均有聯繫，尤其與

經氣根結

經脈	根（井穴）	結	
太陽	至陰	命門（目）	頭
陽明	厲兑	顙大（鉗耳）	
少陽	竅陰	窗籠（耳）	
少陰	湧泉	廉泉	
厥陰	大敦	玉英、膻中	胸
太陰	隱白	太倉（胃）	腹

四　海

四海	部位	所通穴位	
腦為髓海	頭	百會、風府	
膻中為氣海	胸	柱骨上下（頸部） 人迎	宗氣
胃為水谷海	外腹	氣沖、三里	營氣、衛氣
沖脈為血海	下腹	大杼、上巨虛、下巨虛	元氣

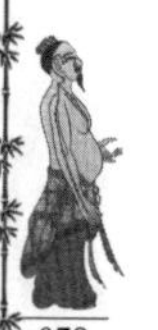

氣是一種至精至微的物質，是構成宇宙和天地萬物的最基本元素，氣也是構成人體和維持人體生命活動的最基本物質，人體的氣主要有以下四種：元氣、宗氣、衛氣、營氣。

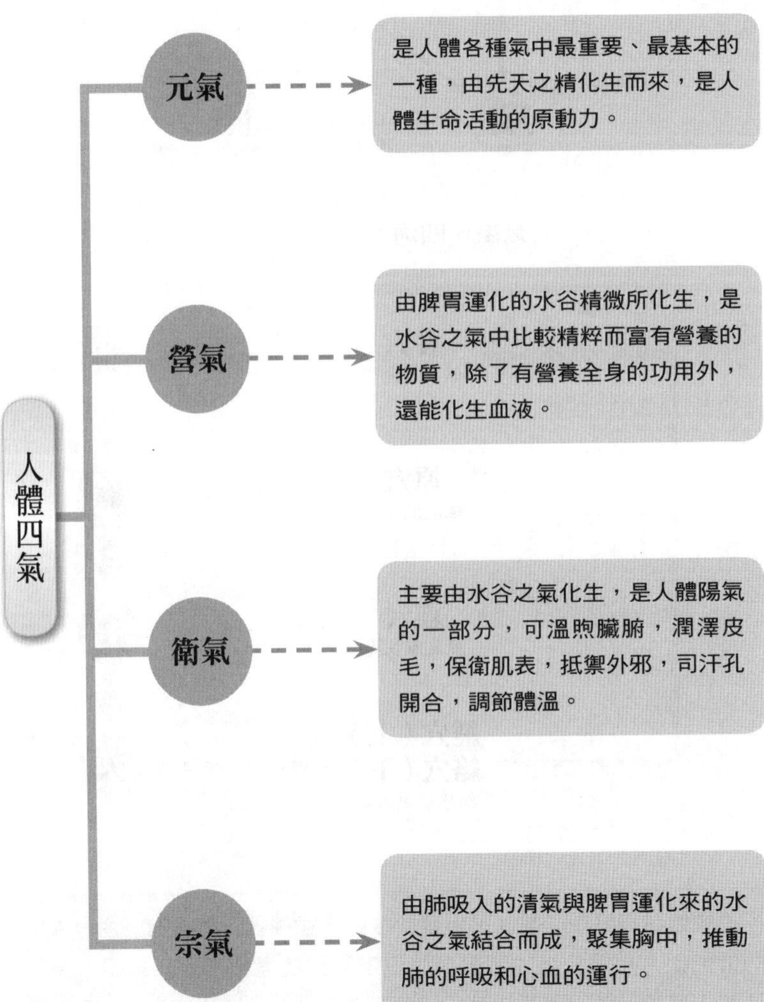

經絡的標本根結

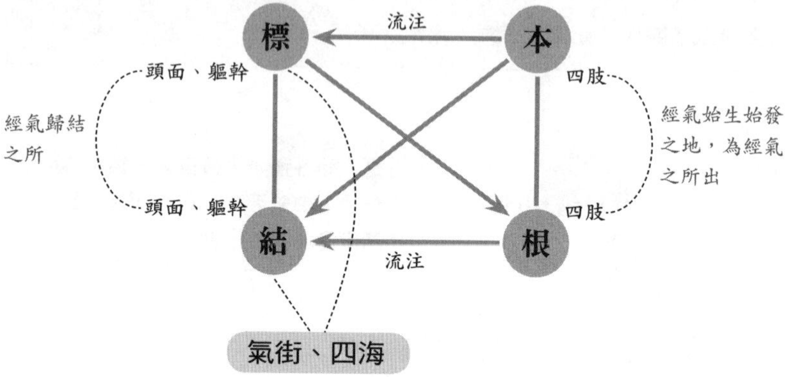

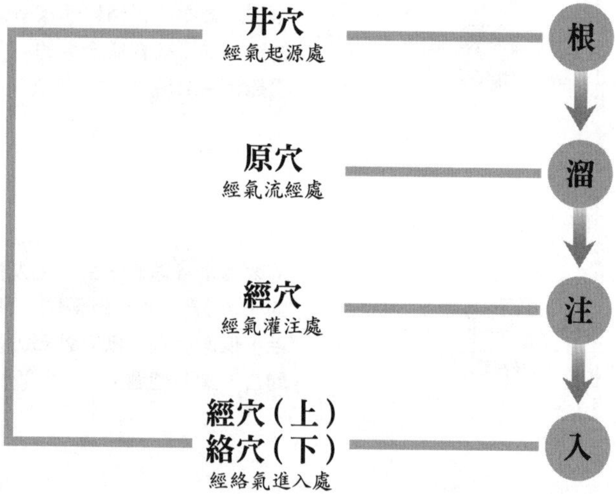

標 ← 流注 ← 本
結 ← 流注 ← 根

- 標、結：頭面、軀幹——經氣歸結之所
- 本、根：四肢——經氣始生始發之地，為經氣之所出
- 結、標——氣街、四海

穴位	說明	根溜注入
井穴	經氣起源處	根
原穴	經氣流經處	溜
經穴	經氣灌注處	注
經穴（上） 絡穴（下）	經絡氣進入處	入

經氣在經脈中的輸注，出發於根部，並循著「根→溜→注→入」的方向上入於頭，這說明肘、膝以下諸穴的重要作用，故根、溜、注、入理論，說明了四肢肘、膝以下各穴具有全身治療作用以及四肢部與頸項部腧穴的上下相通關係。

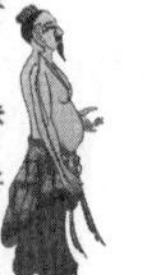

肝、脾、腎、胃在生理上關係密切。下肢經脈的經氣多會集在腹氣街（氣沖）部位。

4.四海：指髓海、血海、氣海、水谷之海的總稱，是人體氣血精髓等精微物質會聚之所。經絡學說認為十二經脈內流行的氣血像大地上的水流一樣，如百川歸海，《靈樞．海論篇》就指出：「人有髓海，有血海，有氣海，有水谷之海，凡此四者，以應四海也。」

四海的部位與氣街的部位類似，髓海位於頭部，氣海位於胸部，水谷之海位於上腹部，血海位於下腹部，各部之間相互聯繫。

四海主持全身的氣血、津液，其中腦部髓海為元神之府，是神氣的本源，臟腑經絡活動的主宰。胸部為氣海，是宗氣會聚之處，貫心脈而行呼吸。胃為水谷之海，是營氣、衛氣的化源之地，即氣血生化之源。沖脈為十二經之海，起於胞宮，伴足少陰經上行，為十二經之根本，三焦元氣之所出，乃人體生命活動的原動力，又稱「血海」。

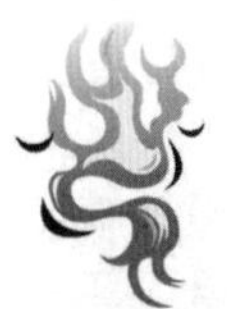

打通奇經八脈，是困難的嗎
大小周天氣功功法

奇經八脈中有兩條經脈是非常著名的，那就是任脈和督脈。大家可能常在武俠小說中看到，大俠們為了練成絕世神功，一般都需要打通任督二脈，使全身真氣貫通，這樣才能武藝精進。

那麼怎樣才能打通任督二脈呢？小說中寫的方法是否可以在現實中實行？歷史上真正打通任督二脈進而將奇經八脈貫通的人都是用什麼方法呢？

首先解釋一下奇經八脈，其實，奇經八脈只是人體經絡走向的一個類別，奇經八脈是督脈、任脈、沖脈、帶脈、陰維脈、陽維脈、陰蹻脈、陽蹻脈的總稱。它們與十二正經不同，既不直屬臟腑，又無表裏配合關係，「別道奇行」，故稱「奇經」。奇經八脈具有含蓄十二經氣血的作用，當十二經脈及臟腑氣血旺盛時，奇經

任督二脈圖

俗語說：「任督通則百脈皆通。」任脈主血，為陰脈之海；督脈主氣，為陽脈之海，任督兩脈分別對十二經脈中的六陰經與六陽經具主導作用，當十二正經氣血充盈時，就會流溢於任督兩脈；相反，若任督兩脈氣機旺盛，同樣也會循環作用於十二正經。

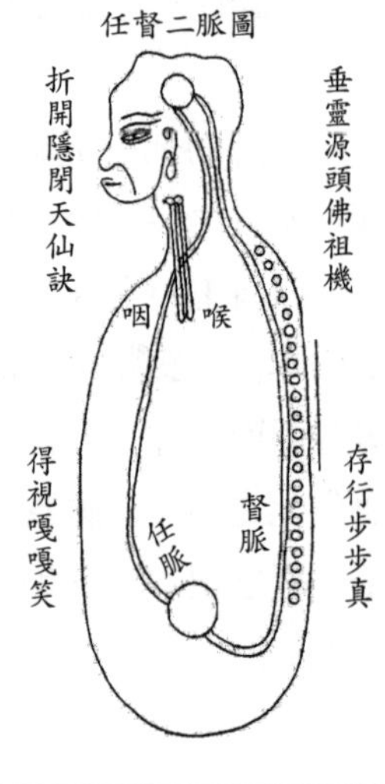

小周天

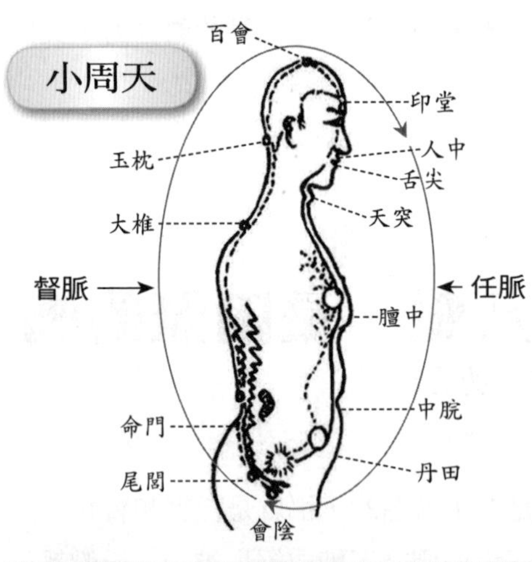

其實就正常人而言，任督兩脈本來就是通的，又何需打通任督二脈？但根據內丹家們的觀點，所謂「打通任督」也就是通三關（尾閭、夾脊、玉枕）、行「周天」運轉之意，這是一種行氣法，雖然很難修練，但並不神祕。

周天歌

微撮谷道暗中提，尾閭一轉趨夾脊。玉枕難過目視頂，行至天庭稍停息。眼前便是鵲橋路，十二重樓降下犀。華池神水頻頻嚥，直入丹田海底虛。

八脈能加以積蓄，當人體活動需要時，奇經八脈又能滲灌供應，因此《難經》把十二經脈比作「溝渠」，把奇經八脈比作「湖澤」，便清楚地說明了奇經八脈的這一功能。

奇經八脈除任督二脈有自己的獨立腧穴外，其他六條經脈的腧穴都寄附於十二正經與任督脈之中。

大小周天是中國古代氣功主要流派之一內丹術功法中的兩個階段，內丹術，是一種修習內氣在身體內按經絡路線循環周轉的功法，內丹術中，特別重視任督兩脈。周天功經過幾千年的流傳，又經過許多練功家的整理提高，已明確了具體的經絡循環路線。

小周天（練精化氣）就是指內氣從下丹田開始，循督脈而上，順任脈而下，過三關溝通任督。練功時採取臥式或坐式，意守丹田，自然呼吸，或腹式呼吸，當內氣在丹田發動，產生熱流後，默想它從丹田部位下走至會陰穴，再向後流經尾閭穴，循督脈向上，經夾脊、玉枕到百會穴，然後行至下丹田，如此算循環一周。

大周天（練氣化神）是在小周天的基礎上進一步練奇經八脈、十二經脈全部通調，使神和氣密切結合，意氣相隨，內氣可以通達全身，真氣充盈。練功時，當內氣在丹田發動，產生熱流後，默想這股熱氣流經奇經八脈、十二經脈，進而流經全身，按氣機升降開合的規律在全身循環運行。

大小周天真要練成也不是一件容易的事，但修習者可以從最基礎的呼吸功法開始，持之以恆，總會慢慢進步。

手太陰肺經
主管宣發通暢的經絡

手太陰肺經，顧名思義是一條與呼吸系統相關的經絡。

根據中醫的臟象學說，肺在五行屬金，專司呼吸，主宣發肅降，同時肺氣具有向上、向外、升宣、發散的功能，氣虛的培補，氣逆的順調，濁氣的排放，清氣的灌溉，都可以透過調節肺的功能來實現。

而作為十二經脈之一的手太陰肺經，屬肺，主要功能是幫助肺氣宣發，調理全身氣血，是人體最為重要的一條經脈，它不僅能夠反應肺的疾病，而且還能夠治療和保健呼吸系統。手太陰肺經與手陽明大腸經互為表裏關係。

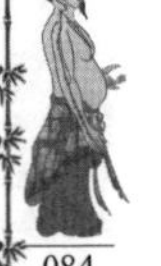

肺經主要分布在上肢內側前緣，其循行路線是從胸走手，起始於中焦胃部，向下絡於大腸，然後回繞過來沿著胃上口，穿過膈肌，從肺臟氣管、喉嚨部橫出轉走肩臂，沿著上臂內側前緣，進入寸口，經過手掌大拇指邊際，到達大拇指末端。

肺經另有一支脈是從腕骨處的列缺穴分出，沿著掌背走向食指指端，與手陽明大腸經相連。

肺經主要聯繫著肺臟，因此這條經脈上的腧穴都能夠治療咳

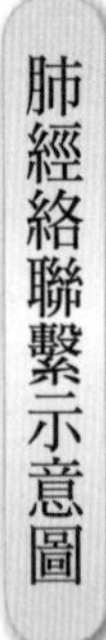

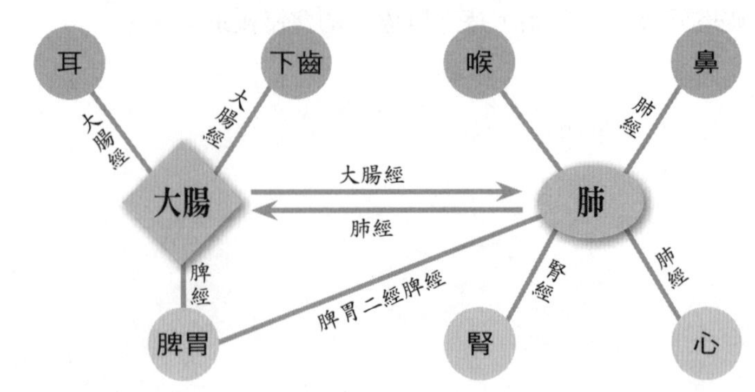

手太陰肺經

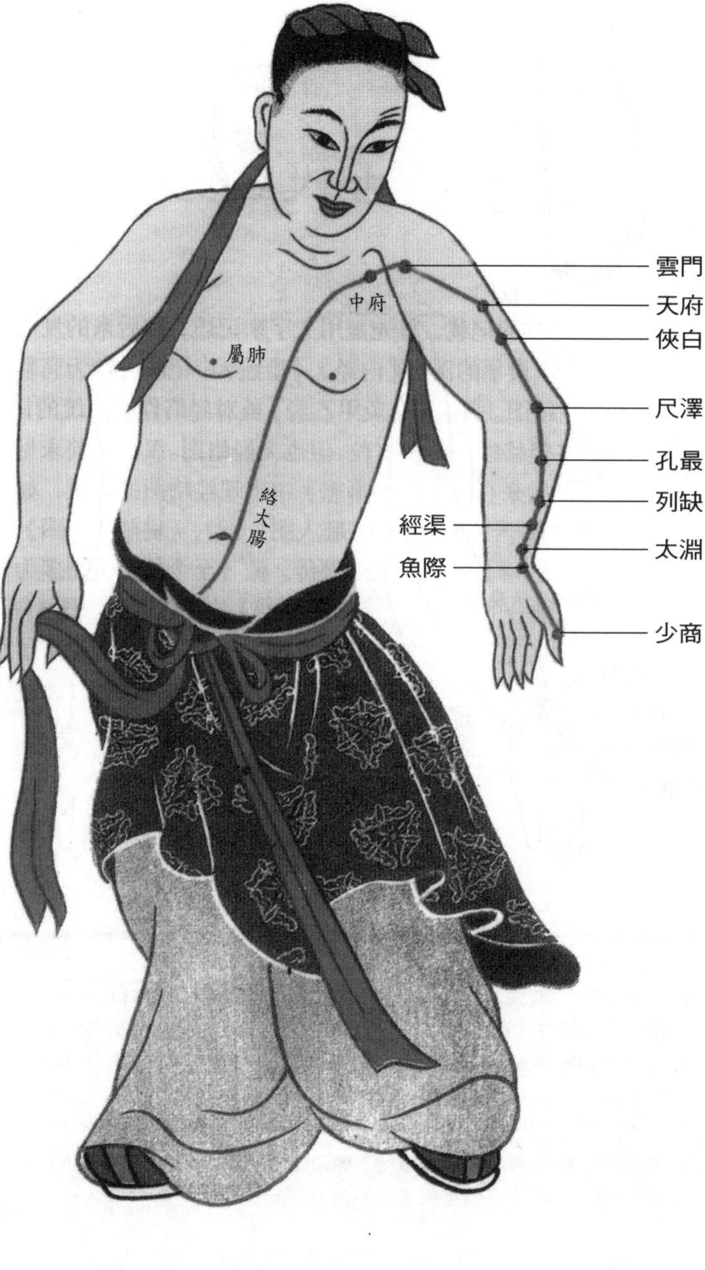

中府
屬肺
絡大腸
雲門
天府
俠白
尺澤
孔最
列缺
經渠
太淵
魚際
少商

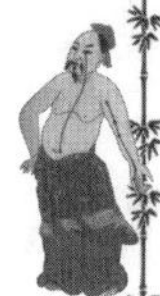

手太陰肺經循行示意圖

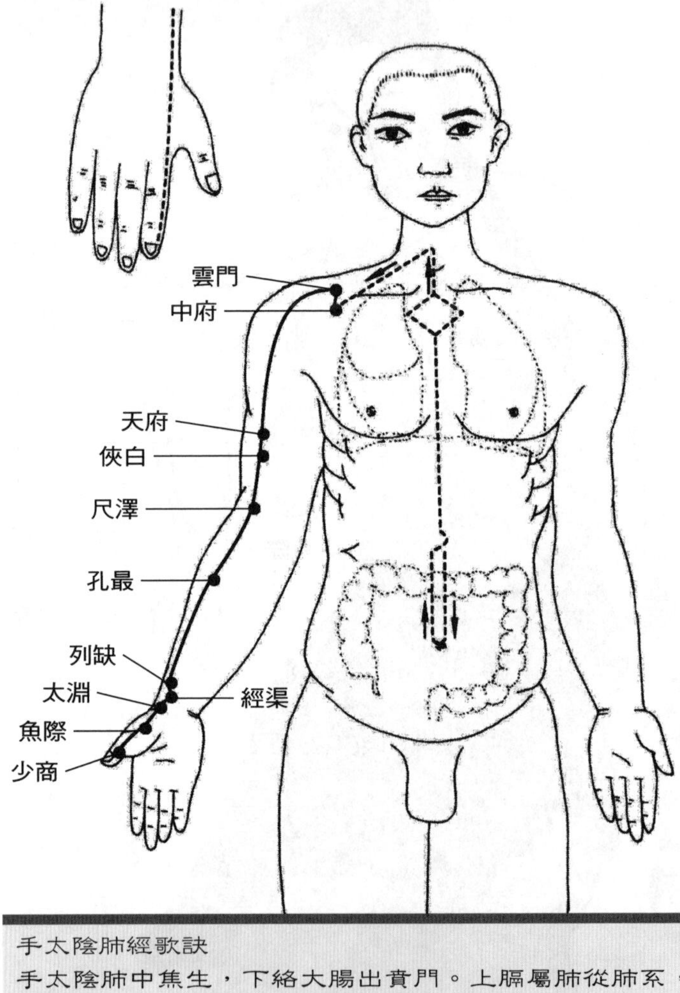

雲門
中府
天府
俠白
尺澤
孔最
列缺
太淵
經渠
魚際
少商

手太陰肺經歌訣

手太陰肺中焦生，下絡大腸出賁門。上膈屬肺從肺系，系橫出腋臑中行。肘臂寸口上魚際，大指內側爪甲根。支絡還從腕後出，接次指屬陽明經。此經多氣而少血，是動則病喘與咳。肺脹彭彭缺盆痛，兩手交瞀為臂厥。所生病者為氣嗽，喘渴煩心胸滿結。臑臂之內前廉痛，小便頻數掌中熱。氣虛肩背痛而寒，氣盛亦疼風汗出。欠伸少氣不足息，遺矢無度溺色赤。

肺經常用腧穴表

穴名	穴位	主治	特定穴
中府	胸前臂外上方，前正中線旁開6寸，平第一肋間隙處。	咳嗽，氣喘，肺脹滿，胸痛，肩背痛。	肺的募穴；手、足太陰經交會穴。
雲門	胸前臂外上方，距前正中線旁開6寸，當鎖骨外端下緣凹陷中取穴。	咳嗽，氣喘，胸痛，肩痛。	
天府	腋前皺襞上端水平線下3寸，肱二頭肌外緣。	氣喘，鼻衄，癭氣，臑痛。	
俠白	天府穴下1寸，肘橫紋上5寸。	咳嗽，氣喘，乾嘔，煩悶，痛。	
尺澤	肘橫紋中，肱二頭肌腱橈側緣。	咳嗽，氣喘，咳血，潮熱，胸部脹滿，咽喉腫痛，小兒驚風，吐瀉，肘臂攣痛。	肺經的「合穴」。
孔最	尺澤穴與太淵穴連線上，腕橫紋上7寸處。	咳嗽，氣喘，咯血，咽喉腫痛，肘臂攣痛，痔疾。	肺經的「郄穴」。
列缺	橈骨莖突上方，腕橫紋上1.5寸。	傷風，頭痛，項強，咳嗽，氣喘，咽喉腫痛，口眼歪斜，齒痛。	肺經的「絡穴」；又是「八脈交會穴」之一，通於任脈。
經渠	橈骨莖突內側，腕橫紋上1寸，橈動脈橈例凹陷中。	咳嗽，氣喘，胸痛，咽喉腫痛，手腕痛。	肺經的「經穴」。
太淵	掌後腕橫紋橈側端，橈動脈的橈側凹陷中。	咳嗽，氣喘，咳血，胸痛，咽喉腫痛，腕臂痛，無脈症。	肺經的「輸穴」；肺經「原穴」；又是八會穴，脈會太淵。
魚際	第一掌骨中點，赤白肉際處。	咳嗽，咳血，咽喉腫痛，失音，發熱。	肺經的「滎穴」。
少商	拇指橈側指甲角旁約0.11寸。	咽喉腫痛，鼻衄，咳嗽，發熱，昏迷，癲狂。	肺經的「井穴」。

喘、上氣、煩心、咽喉痛等肺系疾病。肺經與大腸經相表裏，肺病還可影響大腸，發生便祕、泄瀉等疾病。

中府：肺經首穴，作用多多

中府是手太陰肺經的首穴，又名膺中俞、膺俞，是肺經的募穴，手、足太陰二經交會於此。中指中焦，府是聚的意思，手太陰肺經之脈起於中焦，人的全身氣血，周行無間，也始於手太陰肺經脈，從中府出，因此中府為中氣所聚之處，肺、脾、胃等臟腑合氣於此穴，所以名為中府。

中府穴的定位：端坐，手叉腰，先取鎖骨外側下方凹陷處的雲門穴，在雲門穴下方一寸處，與第一肋骨間隙平齊處就是中府穴。

中府穴作用巨大，它是臨床針灸的常用穴道之一，關於呼吸系統的疾病基本上按摩、針灸此穴都有效果，比如咳嗽、氣喘、胸悶、肺痨、氣逆、寒熱煩悶、喉痹等，另外肩背痛、腹脹等也可以找此穴配合其他穴道進行治療。

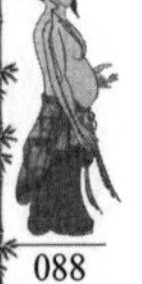

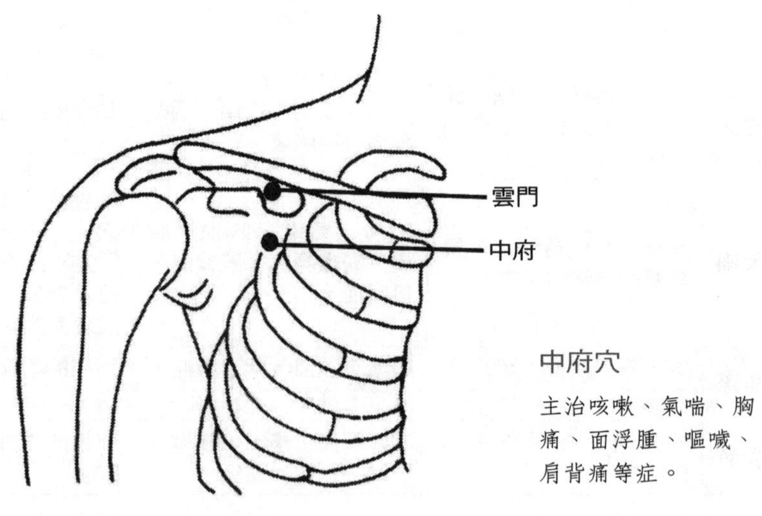

中府穴

主治咳嗽、氣喘、胸痛、面浮腫、嘔噦、肩背痛等症。

按摩中府穴還有一個特殊作用，就是可以豐胸，每天按摩五分鐘以上，能促進胸部氣血循環，進而改善雙乳大小。若希望美胸，那麼有空就自己多按摩吧！

尺澤：主治外邪痰濁的經穴

尺澤穴，尺，指前臂肘部；澤，指低凹處淺水會聚之所。本穴位於肘窩深處，是手太陰肺經的合穴，合穴屬水，比喻肺經脈氣到這裏如水之所歸，聚於一處，因此命名。尺澤穴具有清宣肺氣，瀉火降逆，滋陰潤肺的功效。

尺澤穴在肘橫紋中，肱二頭肌腱橈側凹陷處。

本穴主治咳嗽、氣喘、咯血、胸部脹滿、咽喉腫痛、肘臂攣痛、嘔吐、小兒驚風、高熱、吐瀉等。本穴對於肺部病症均有治療作用，因肺屬金，而本穴為肺經五輸穴之合穴，五行屬水，根據五行學說，水為金之子。按照五輸穴子母補瀉，「實者瀉其子」，故

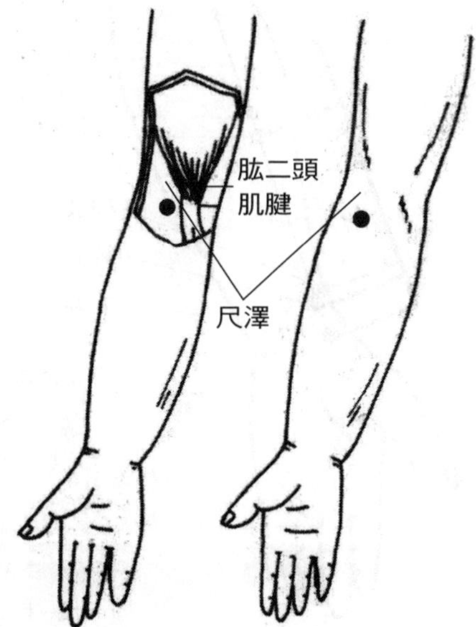

尺澤穴

取此穴時應採用正坐、仰掌並微曲肘的姿勢，先將手臂上舉，在手臂內側中央處有粗腱，腱的外側即是此穴。

尺澤（水）能瀉肺（金）之實症。

尺澤穴對於疼痛、扭傷等病症有特殊效用。《玉龍歌》中說：「筋急不開手難伸，尺澤從來要認真。」《天元太乙歌》也說：「五般肘痛針尺澤。」《肘後歌》則說：「鶴膝腫勞難移步，尺澤能舒筋骨痛。」

孔最：咳嗽氣喘，請找孔最

孔，指孔隙；最，有極、第一的意思。孔最就是指經氣深聚，通竅至極，為身體上開瘀通竅最有效用的穴道，因此得名。孔最穴為手太陰肺經郄穴，是上肢常用治療穴。

本穴位於前臂屈側，尺澤穴與太淵穴的連線上，腕橫紋上面7

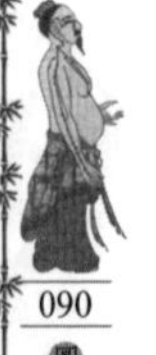

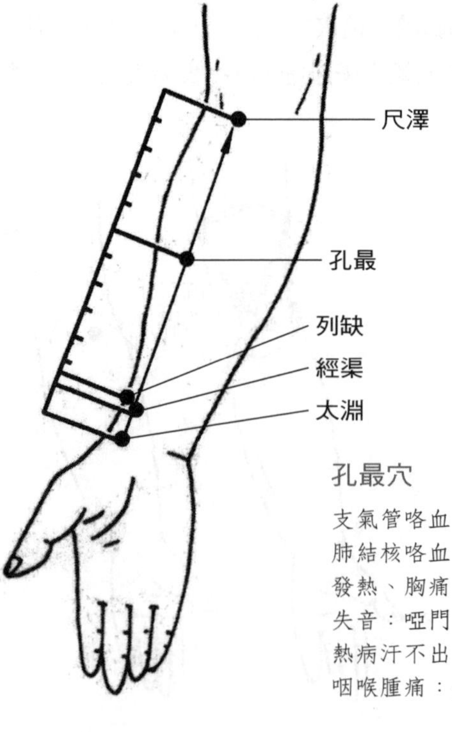

孔最穴

支氣管咯血：用魚腥草於孔最穴位注射。
肺結核咯血：尺澤、孔最。
發熱、胸痛、咳嗽：大椎、肺俞、孔最。
失音：啞門、孔最。
熱病汗不出：上髎、孔最。
咽喉腫痛：少商、孔最。

寸處。取此穴時需伸前臂仰掌，在太淵穴與尺澤穴連線上的4/9處。

本穴具有清熱、發表、利咽、止血之功效。

孔最穴主治哮喘、咳嗽、潮熱、咯血、氣逆、失音、肘部疼痛、喉嚨疼痛、痔瘡等，尤以咯血效果最好。因為孔最穴是手太陰肺經郄穴，而郄穴最擅長治療本經循行部位及所屬臟腑的急性病症，且陰經郄穴多治血症，所以，孔最穴善於治療與肺有關的急症、血症。

列缺：解表祛風成效好

列缺穴位於腕橫紋上1.5寸處，屬手太陰肺經，是八脈交會穴之一，通任脈。列，指分解，缺，指缺口之器，因為此穴位於手腕橈骨凸起的分裂缺口處，故命名列缺。另外古人稱雷中之神為列缺，而列缺具有通上徹下之能，將之對應到人體的穴道，列缺穴正處於人體氣血貫通的關鍵點，故以雷神之名名之。

列缺穴是人體重要穴道之一，作用巨大，對於頭面部、上肢的疼痛疾病都可選用作為治療穴道。

列缺穴取穴方法：握拳，掌心向內，手腕微微向下垂，腕後橈側可見一高骨突起，此即橈骨莖突。該莖突的上方在用力握拳時可見一

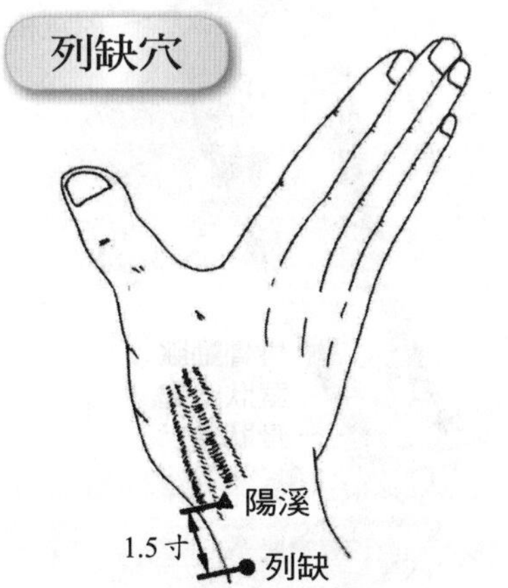

《四總穴歌》

肚腹三里留，腰背委中收。
頭項尋列缺，面口合谷收。

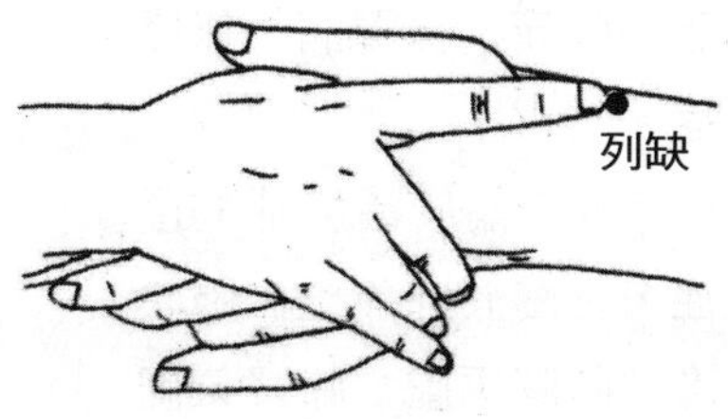

凹陷，即是列缺穴；或者兩手虎口張開，垂直交叉，食指壓在所取穴位側的橈骨莖突上，食指指尖下有一凹陷，即是列缺穴。

此穴具有止咳平喘、通經活絡、解表祛風、利水通淋的功效。

列缺穴可治感冒、咳嗽、口眼喎斜、頭痛、手腕無力等症，它對因外邪引起的頭痛效果顯著，古人有「頭項尋列缺」的諺語。

另外，由於列缺是八脈交會穴之一，通任脈，所以對遺精、陰莖痛、小便難、遺尿、痛經等任脈的疾病也可治療，成效奇佳。

太淵：脈會之穴，宣肺止咳

太淵穴，太，大也，極也；淵，深潤也，太淵是手太陰肺經的原穴，說明此處為肺經經氣甚為博大而且深也。

取此穴位時應正坐，伸臂仰掌，太淵穴位於手腕部位，手腕橫紋上，拇指根部側即是。

本穴位於手腕寸口處，因有肺朝百脈之說，故此穴是八會穴之脈會，肺朝百脈，脈會太淵，肺主氣、司呼吸，氣為血帥，本穴得氣最先，故在人體穴位中佔有重要地位，是手太陰肺經上的重要穴道之一。

本穴具有宣肺平喘、止咳化痰、清咽消腫、通調血脈之療效，主治咳嗽、氣喘、咳血、咽喉腫痛、胸痛、腕臂痛、無脈症。

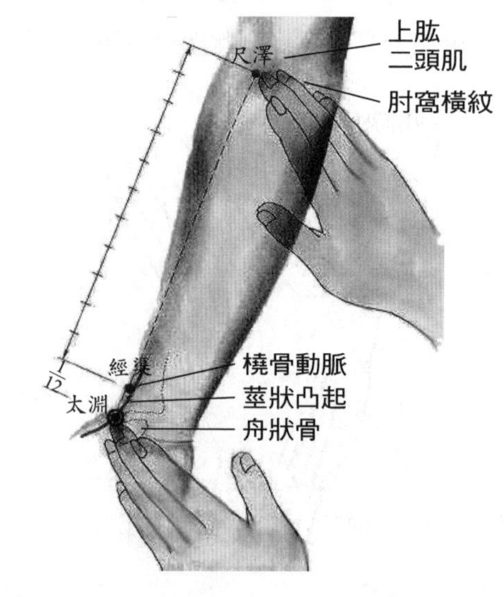

本穴偏於治療肺的虛症，凡屬於肺氣虛、肺陰虛、肺脾兩虛、肺腎氣虛

等的咳嗽、哮喘、遺尿、肺癆等，都可配取本穴施治。因肺屬金，本穴又是肺經五輸穴之輸穴，五行屬土，而土為金之母，按照五輸穴子母補泄的原理，「虛者補其母」，故太淵（土）穴能補肺（金）之虛症。

本穴在肺經的五輸穴中居於第三位，對於因肺經或肺臟病變所導致的肢體沉重、關節痠困疼痛、咳嗽氣喘所致的胸脇脹滿疼痛等都有良好療效。

本穴配尺澤、魚際、肺俞穴可治咳嗽、咳血、胸痛；配列缺、孔最，有疏風解表、宣肺止咳的作用，主治咳嗽、氣喘、胸背痛；配內關、沖陽、三陰交，有益心通陽、袪瘀通脈的作用，主治無脈症；配神門，主治嘔血上氣；配商陽、足臨泣，主治缺盆腫。

指壓太淵穴，對於腕部疾病也有療效。還有些人總覺得氣短，似乎喘不上氣來，稍作運動或精神緊張感覺鼻子就不會吸氣了，此時可以點揉太淵穴，因本穴是肺經原穴，補氣效果極佳，能有效緩解氣短症狀。

魚際：清熱瀉火除肺熱

魚際穴是手太陰肺經的滎穴，位於手拇指本節（第一掌指關節）後凹陷處，第一掌骨中點內側赤白肉處。際，邊際，凡兩事物相合之處皆曰際，而大拇指與手掌肌肉相接之處，肥肉隆起形如魚腹，故名魚際。

魚際穴的功效：清肺熱、止咳喘、利咽喉、消疳積。

本穴屬於滎穴，五行屬火，根據《難經》「滎主身熱」的理論，魚際對於肺的熱症有很好的治療效果。

魚際穴主治傷風、發熱、自汗、腹瀉、咽乾、喉痹、咽喉腫痛、失音等。

臨床上用魚際隔蒜泥敷貼輔助以耳穴貼壓治療喉喑、喉痛，可獲奇效。

另外，冬季可用搓魚際穴的方法預防風寒感冒，用兩手對搓魚際，就像搓花生皮一樣，直到魚際開始發熱，使熱氣沿手臂進入肺臟，溫肺通氣。這個方法不受地點、時間限制，隨時可做，尤其適合易感冒者，提高其抵禦外邪的能力，對咽痛、打噴嚏等感冒早期症狀也有明顯的療效。

魚際穴

喉痛：魚際、腋門。
偏脇背痛痹：魚際、委中。
扁桃體炎：天柱、魚際。
乳腺炎：魚際、足三里、足臨泣。
哮喘：魚際、孔最、中府或魚際、天突、大椎、肺俞。

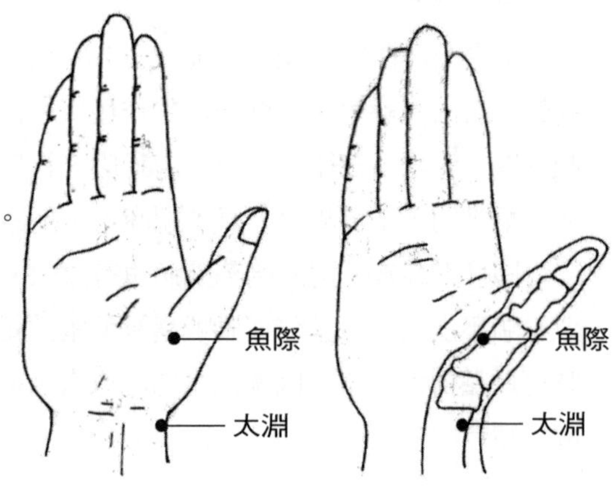

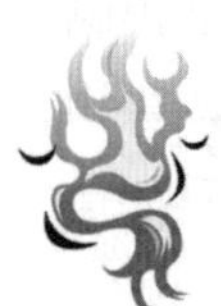

手厥陰心包經
保護心臟，阻止邪氣入侵

很多人都對心包這個東西感到陌生，搞不清楚它是個什麼組織，而對於心包經也知之甚少。

中國古人認為心臟是人體最重要的內臟器官，心為神之主，脈之宗，起著主宰生命活動的作用，故《素問·靈蘭祕典論》稱之為「君主之官」。

心主血脈，全身的血液都依賴於心臟的搏動而輸送到全身，發揮其濡養的作用。

心主神志，即人的精神、意識、思考活動。《靈樞·邪客篇》說：「心者，五臟六腑之大主也，精神之所舍也。」如心有病變，影響到神志活動，則可出現精神意識思維方面的異常表現，可見失眠、多夢、神志不寧，甚則譫狂；或見反應遲鈍、健忘、精神委靡，甚或昏迷等病症。

手厥陰心包經

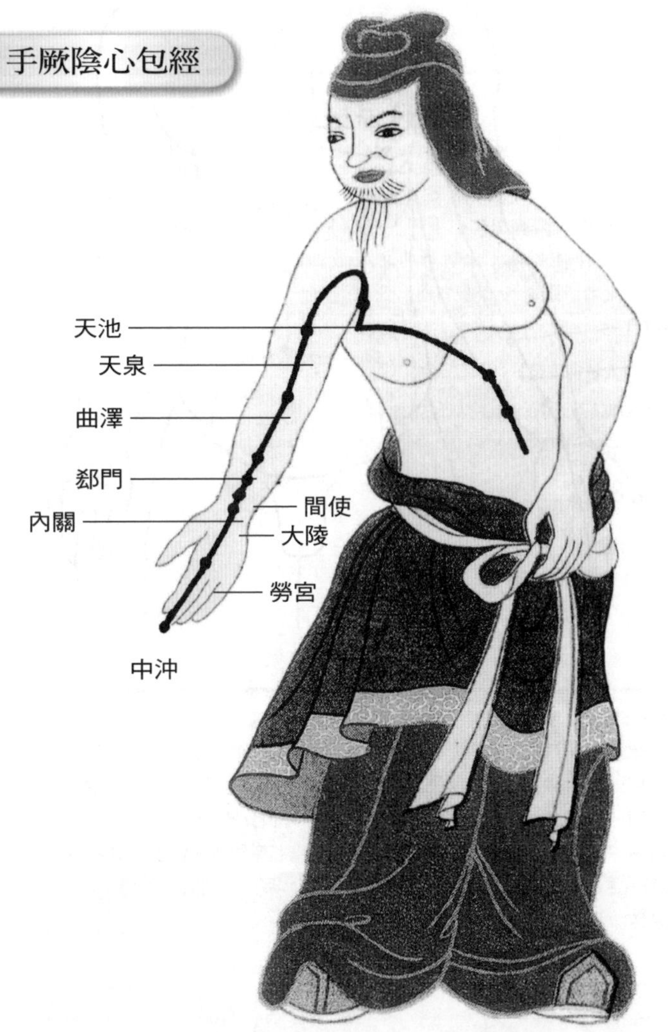

手厥陰心包經循行示意圖

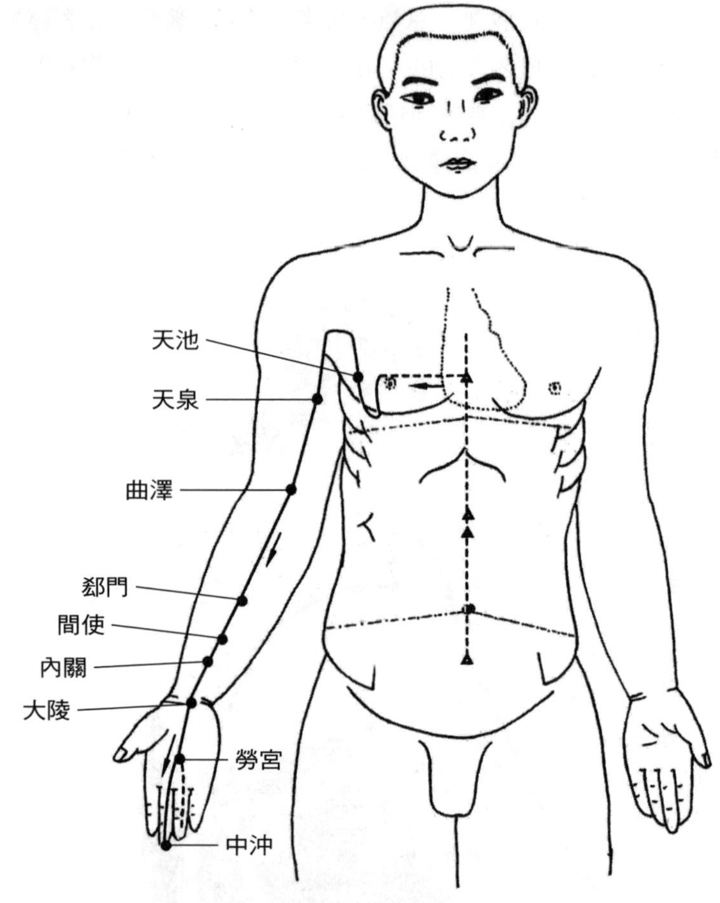

手厥陰心包經歌訣

手厥陰心主起胸，屬包下膈三焦宮。支者循胸出脇下，脇下連腋三寸同。仍上抵腋循臑內，太陰少陰兩經中。指透中沖支者別，小指次指絡相通。此經少氣原多血，是動則病手心熱。肘臂攣急腋下腫，甚則胸脇支滿結。心中澹澹或大動，善笑目黃面赤色。所生病者為煩心，心痛掌熱病之則。

心包經常用腧穴表

穴名	穴位	主治	特定穴
天池	第四肋間隙，乳頭外側1寸。	咳嗽，氣喘，胸悶，胸脇疼痛，瘰癧，乳癰。	手厥陰、足少陽經交會穴。
天泉	上臂掌側，腋前皺襞上端水平線2寸，肱二肌長、短頭之間。	心痛，咳嗽，胸脇脹痛，臂痛。	
曲澤	肘橫紋中，肱二頭肌腱尺側。	心痛，心悸，胃痛，嘔吐，泄瀉，熱病，肘臂攣痛。	心包經的「合穴」。
郄門	腕橫紋上5寸，掌長肌腱與橈側腕屈肌腱之間。	心痛，心悸，嘔血，咳血，疔瘡，癲癇。	心包經的「郄穴」。
間使	腕橫紋上3寸，掌長肌腱與橈側腕屈肌腱之間。	心痛，心悸，胃痛，嘔吐，熱病，瘧疾，癲狂癇。	心包經的「經穴」。
內關	腕橫紋上2寸，掌長肌腱與橈側腕屈肌腱之間。	心痛，心悸，胸悶，胃痛，嘔吐，癲癇，熱病，上肢痹痛；偏癱，失眠，眩暈，偏頭痛。	心包經的「絡穴」；八脈交會穴之一，通陰維脈。
大陵	腕橫紋中央，掌長肌腱與橈側腕屈肌腱之間。	心痛，心悸，胃痛，嘔吐，癲狂，瘡瘍，胸脇痛。	心包經的「輸穴、原穴」。
勞宮	第二、三掌骨之間，握拳，中指尖下是穴。	心痛，嘔吐，癲狂癇，目瘡，口臭。	心包經的「滎穴」。
中沖	中指尖端的中央。	心病，昏迷，舌強腫痛，熱病，小兒夜啼，中暑，昏厥。	心包經的「井穴」。

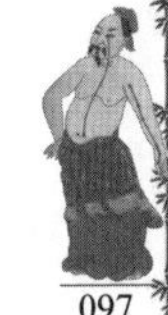

心臟對人體如此重要，故而人體在心臟周邊額外有一層保護心臟的組織，叫作心包。

心包是指包在心臟外面的一層組織，具有保護心臟的作用，阻止邪氣入侵。手厥陰心包經是築基於心包的一個獨立的經絡，許多病症都和這個經絡有關。這一經絡從胸走手，分布在上肢內側中間，屬心包，絡三焦。

心包受邪所出現的病變與心是一致的，心主血脈，對外與面、目相通，所以當心包火熱熾盛時，就會發生面赤、目黃的現象。

手厥陰心包經多血少氣，是十二經脈之中穴位最少的經脈，共9個穴，心包經起於胸部，屬心包，向下通過橫膈之後，分兩支脈，其一經過脇部，從腋下3寸處反向上，經過肩窩然後翻轉向下，沿著上肢內側，下行通過肘窩，進入掌中，從中指到達指端。另一支脈從掌中分出，沿著無名指到達指端，與手少陽三焦經相接。

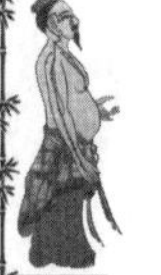

根據中醫五行理論，心屬火，脾主土，火能生土，因此心臟功能加強，必定有助於提升脾臟的能力。脾臟是人體免疫系統最重要的器官，因此按摩心包經可以提升人體的免疫能力。多數疾病，按摩這條經絡都能對身體有很大的幫助。

由於心包經多血少氣，因此對那些有高膽固醇、高脂血的人來說，可以嘗試按摩心包經，使血液流動加快，減緩血管老化、狹窄，將附著在血管壁上的膽固醇剝離，進而排出體外，從而達到促進血液循環、治病救人的目的。

手厥陰心包經，一條穴道少、地位重要的經絡，對於心志方面的疾病，如心悸、心煩、心痛、失眠、健忘、精神抑鬱、譫語等，都可醫治。

間使：理氣散滯真妙穴

間使穴，間，間接也；使，指使、派遣也。間使意為心肺兼行之道。間使穴別名鬼路，鬼，與天相對，鬼路意指心包經從地部而來的經水由本穴流行通過，動而不居，不作停留，有如鬼神行其間，故名鬼路。

間使穴在前臂掌側，位於曲澤與大陵的連線上，腕橫紋上3寸。

本穴是五輸穴之經穴，五行屬金，具有寬胸和胃、清心安神、理氣散滯之功用，主治精神失常、癔病抽驚。

本穴的特殊作用在理氣。中醫理論認為：「百病皆生於氣也。」因為自身氣機紊亂而致病的非常之多，比如肺氣上逆，引起咳喘；胃氣上逆，引發噯氣、嘔吐；肝氣橫逆，導致胸脇脹悶；肝氣犯胃，引發胃脘脹滿、疼痛；肝氣壓脾，導致腹脹、腹痛、泄瀉；而對於氣滯脈絡的心痛、心悸、胸脇痛、肢體麻木，氣滯血瘀的痛經、月經不調等，都可取此穴進行醫治，臨床上常配乙太沖穴，加強疏肝解鬱、理氣散滯、活血祛瘀的作用。

現代還有報導間使穴對心臟功能影響較大，如對冠心病的治療

間使穴

心悸：配心俞，益心氣，寧神定。
瘧疾：配大杼，或配支溝，宣陽解表，驅邪截瘧。「五瘧寒多熱亦多，間使、大杼真妙穴」。

《勝玉歌》

月經不調，經閉：配三陰交，活血化瘀；
反胃、嘔吐、呃逆：配尺澤；
癔病：配水溝、太沖。

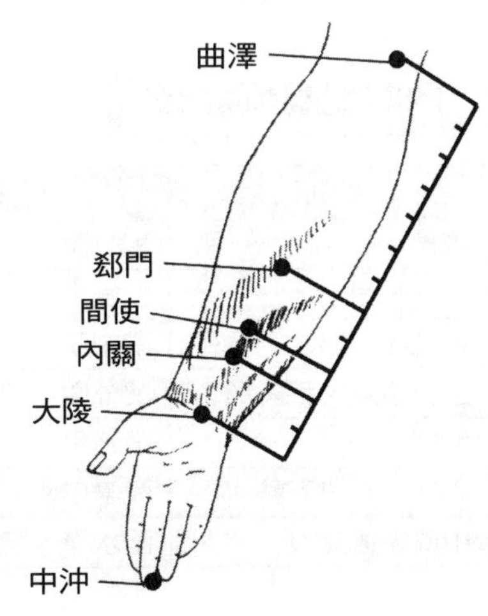

能增強心肌收縮力，增加心肌血氧供應量，從而改善、調整心肌對氧的供求失衡，達到治療的目的。

內關：治療胃病的首選穴位

內關，內，內臟；關，關卡、出入要地；內關意指心包經的體表經水由此注入體內。本穴是心包經之絡穴，與三焦經相通，三焦經的絡穴名外關，內關穴是與之相對而言。

內關穴在前臂掌側，位於曲澤與大陵的連線上，腕橫紋上2寸，可以攥一下拳頭，腕橫紋上有兩根筋，實際上，內關穴就在這兩根筋的中間。

內關穴為八脈交會之陰維脈，陰維脈具有維繫、聯絡全身陰經的作用，陰維脈出現病症，都是內臟之病，故此內關穴擅長治療內臟疾病。

本穴主要功效：寧心安神、疏肝和胃、止痛。

內關是消化系統疾病特別是胃病的首選穴位，常用於治療食欲不振、脘腹脹滿疼痛、噯氣吞酸、噁心、嘔吐等疾病。中脘、內關、足三里是治療胃病的基本處方，內關配公孫，是八脈交會穴的

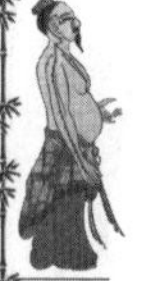

內關配屬療病法

病症	內關配屬
腹痛	配公孫
胸滿肢腫	配膈俞
胃脘痛、嘔吐、呃逆	配中脘、足三里
上肢不遂、手震顫	配外關、曲池
胸悶	配建里
心悸、心律不整	配膻中、心俞、足三里
中風後遺症	配水溝、三陰交

陰維內關穴主治歌
中滿心胸多痞脹，
腸鳴泄瀉及脫肛，
食難下膈傷於酒，
積塊堅硬橫脇旁，
婦女脇疼並心痛，
裏急腹痛勢難當，
傷寒不解結胸病，
瘧疾內關可獨當。

上下配穴，也可以治療胃、心、胸部疾病。

在內關穴處用生薑外敷，可以治療妊娠嘔吐。外出暈車暈船作嘔、心絞痛時，揉按內關穴，很快便能好轉。

內關還是治療落枕的一個常用穴位，落枕是常見病，患者採用指掐「內關」治療落枕，見效迅速，簡單易學，而又沒有痛苦。具體作法是：右手食、中、無名、小指放在內關穴的背側，拇指用力掐住內關穴位，使患者感到上肢、肩及頸部有痠、沉、困之感，同時頭部自由轉動，不久患者即感覺疼痛減輕，一般3分鐘左右，落枕不適症狀會消失。

大陵：瀉心火，除口臭，治「滑鼠手」

大陵穴，大有崇高之意，本穴在腕掌橫紋的中點處，兩骨結合的陵下，有陵丘之像，故以之命名。另外一說大陵意指隨心包經經水沖涮下行的脾土物質在此堆積，如丘陵一般，故名大陵。

大陵穴別名鬼心，鬼，與天相對，指地部。心，中心內部也。大陵穴為十三鬼穴之一，此穴具有鎮驚安神、清心通絡、理氣止痛、祛風止痹的作用。

本穴擅長於對治心包（心）的疾病，凡心火旺盛、氣血瘀滯引起的口舌生瘡、心煩、失眠、躁狂、小便泛赤、胸悶等，都可配大陵醫治。因為心包屬火，大陵穴又是心包經五輸穴之輸穴，五行屬土，土為火之子，按照五輸穴子母補瀉，「實者瀉其子」，因此大陵穴能夠瀉心包火。

大陵穴還有一個特殊作用，是治療口臭。古代典籍《勝玉歌》說：「心熱口臭大陵驅。」《玉龍歌》說：「口臭之疾最可憎，勞心只為苦多情，大陵穴內人中瀉，心得清涼氣自平。」可見大陵穴在治療口臭方面的奇效。

一些都市上班族日常生活中因運動太少，或飲食過度，或有不

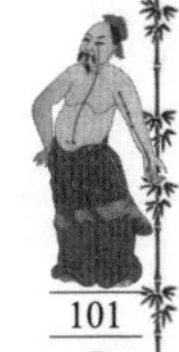

良運動習慣，導致自己手臂粗壯，囤積脂肪過多，為此很多人常常感到無奈。為了擁有一雙纖長美麗的手臂，請朋友們不妨試試穴道

大陵穴

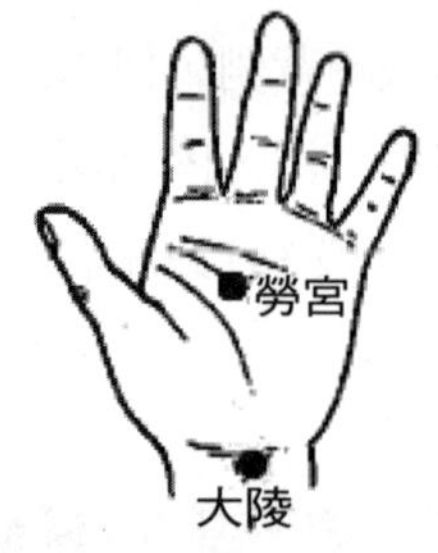

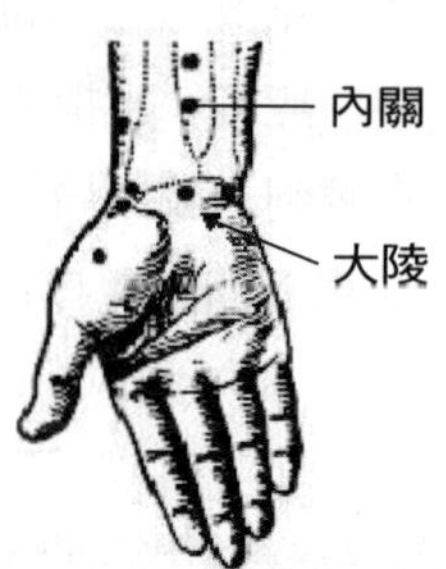

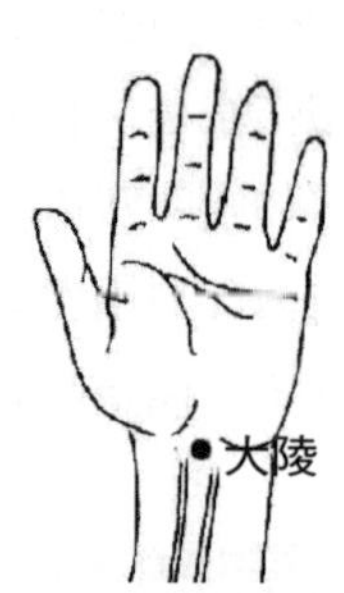

十三鬼穴

此穴是指古代治療癲狂等精神疾患的十三個經驗效穴，出自《千金要方》。古代傳說精神疾病都是由於鬼神作祟所致，因此這些治療穴位均冠以「鬼」字，共十三個，故稱十三鬼穴，指人中（鬼宮）、少商（鬼信）、隱白（鬼壘）、大陵（鬼心）、間使（鬼路）、風府（鬼枕）、頰車（鬼床）、承漿（鬼市）、勞宮（鬼窟）、上星（鬼堂）、男會陰女玉門頭（鬼藏）、曲池（鬼腿）、海泉（鬼封）等十三穴。

孫思邈針十三鬼穴歌

百邪癲狂所為病，針有十三穴須認。凡針之體先鬼宮，
次針鬼信無不應。一一從頭逐一求，男從左起女從右。
一針人中鬼宮停，左邊下針右出針。第二手大指甲下，
鬼信為名刺三分。三針足大指甲下，名曰鬼壘入二分。
四針掌後大陵穴，入寸五分為鬼心。五針申脈名鬼路，
火針三下七鋥鋥。第六卻尋大椎上，入髮一寸名鬼枕。
七刺耳垂下五分，名曰鬼床針要溫。八針承漿名鬼市，
從左出右君須記。九針間使鬼路上，十針上星名鬼堂。
十一陰下縫三壯，女玉門頭為鬼藏。十二曲池名鬼臣，
火針仍要七鋥鋥。十三舌頭當舌中，此穴須名是鬼封。
手足兩邊相對刺，若逢孤穴只單通。此是先師真妙訣，
猖狂惡鬼走無蹤。

按摩，選取手臂上的尺澤穴、曲池穴和大陵穴，經常按壓，會收到令人驚奇的效果，同時大陵穴還可預防感冒。

大陵穴對於現代都市上班族們易於患上的「滑鼠手」也有治療方法。滑鼠手，是指因工作性質所引起的腕關節勞損，表現為腕部腫脹、關節無力、局部壓痛等。患者可以合按大陵穴、陽池穴，具體作法是：將拇指指腹放在患腕大陵穴，中指指腹放在陽池穴，適當對合用力按壓0.5～1分鐘；再將拇指指腹放在患肢曲池穴，其餘四指放在肘後側，拇指適當用力按揉0.5～1分鐘。以有痠脹感為佳。此法可有效疏通經絡，滑利關節，活血止痛，每日做一至二次，能夠緩解症狀，恢復健康。

大陵穴配神門、列缺，有舒暢經筋、通經活絡的作用，主治腕下垂；配心俞、膈俞，有通心絡、祛瘀血的作用，主治心血瘀阻之心悸；配豐隆、太沖，有疏肝理氣、化痰醒腦的作用，主治氣鬱痰結型之癲狂。

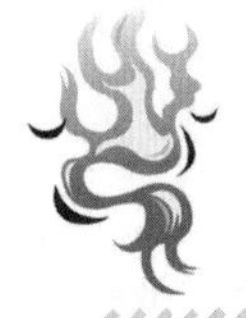

手少陰心經

心志的專職護士

手少陰心經是人體的十二經脈之一，簡稱心經。中醫講心主血脈，其華在面，也就是說心臟推動血液在血管中運行，而面部的血脈比較豐富，因此一個人心氣的興衰可以從脈搏的變化和面部色澤的改變反映出來。心氣旺盛，則脈搏平穩有力，面部紅潤有光澤；心氣衰竭，則脈搏細弱，面白無華或面色青紫。

心藏神，心主神志，指心具有主宰人體五臟六腑、形體官竅的一切生理活動和人體精神意識思維活動的功能。《靈樞·邪客篇》

說：「心者，五臟六腑之大主也，精神之所舍也。」故心主宰人的精神思考活動，若功能正常，則神志清晰，思考敏捷，精神充沛；若功能失常，則會出現精神異常狀況，如煩躁、譫狂、遲鈍、癡呆、抑鬱、健忘、昏迷、失語等症狀。

手少陰心經

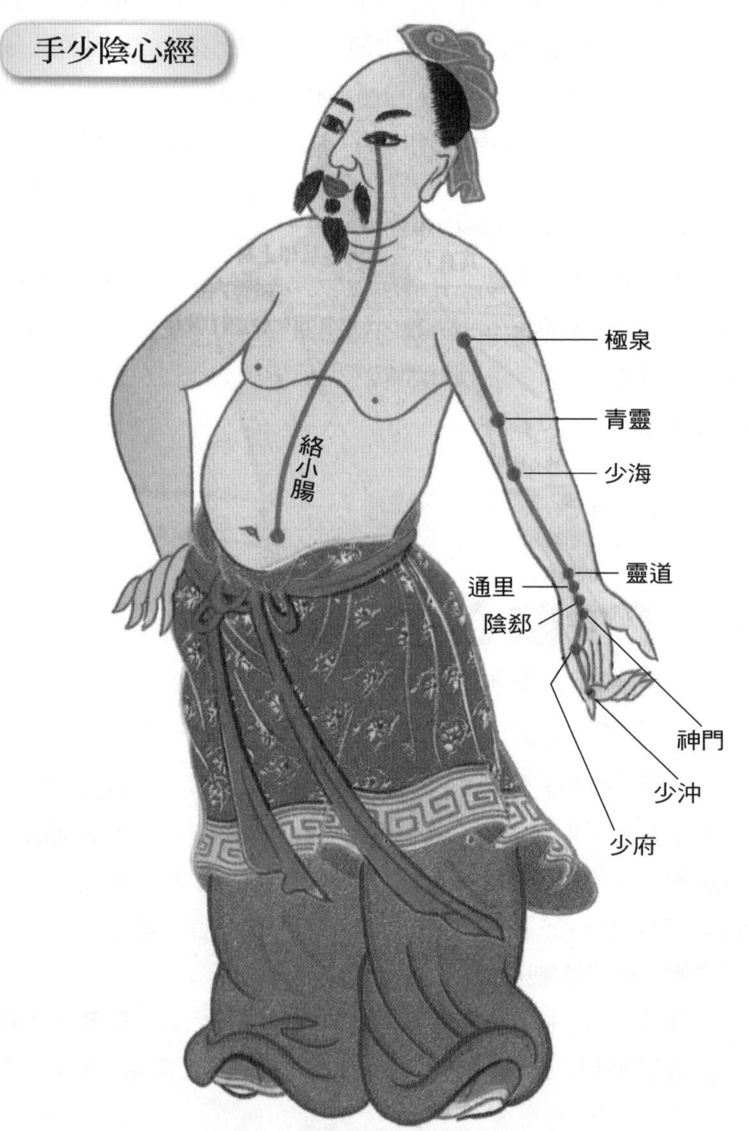

手少陰心經循行示意圖

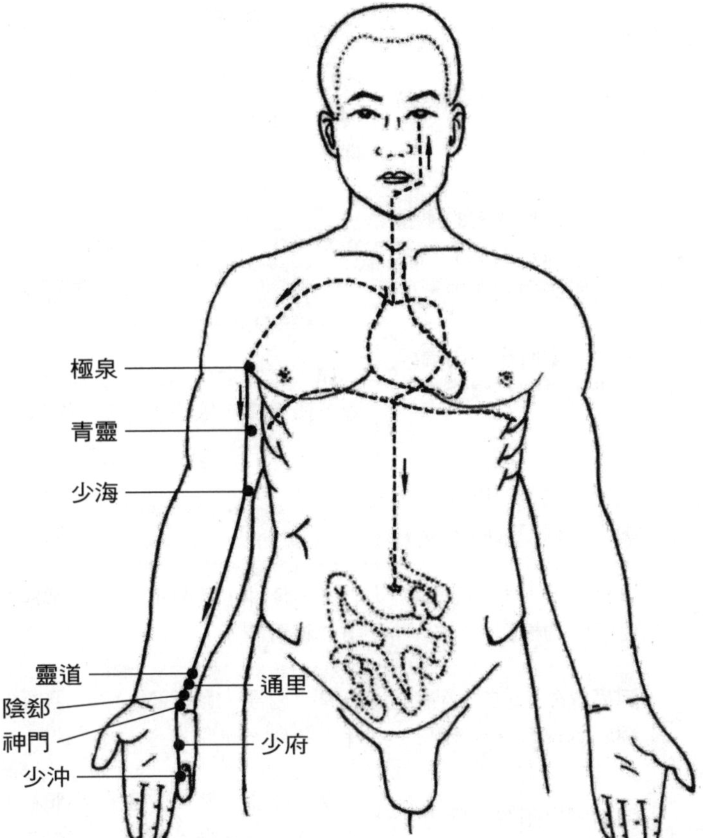

極泉
青靈
少海
靈道
通里
陰郄
神門
少府
少沖

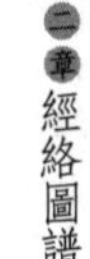

手少陰心經穴歌

九穴午時手少陰，極泉青靈少海深。
靈道通里陰郄邃，神門少府少沖尋。

手少陰心經腧穴表

穴名	穴位	主治	備注
極泉	腋窩正中，腋動脈搏動處。	心痛，咽乾煩渴，脇肋疼痛，瘰癧，肩臂疼痛。	
青靈	少海穴與極泉穴的連線上，少海穴上3寸，肱二頭肌的內側溝中。	頭痛振寒，目黃，脇痛，肩臂疼痛。	
少海	屈肘，當肘橫紋內端與肱骨內上髁連線之中點。	心痛，肘臂攣痛，瘰癧，頭項痛，腋脇痛，	小腸經的「合穴」。
靈道	腕橫紋上 1.5寸，尺側腕屈肌腱的橈側。	心痛，瘛瘲，肘臂攣痛	小腸經的「經穴」。
通里	腕橫紋上 1寸，尺側腕屈肌腱的橈側。	心悸，怔忡，舌強不語，腕臂痛。	小腸經的「絡穴」。
陰郄	腕橫紋上0.5寸，尺側腕屈肌腱的橈側。	心痛，驚悸，骨蒸盜汗，吐血、衄血、	小腸經的「郄穴」。
神門	腕橫紋尺側端，尺側腕屈肌腱的橈側凹陷中。	心痛，心煩，驚悸，怔忡，健忘，失眠，癲癇，胸脇痛。	小腸經的「輸穴、原穴」。
少府	第四、五掌骨之間，握拳，當小指端與無名指端之間	心悸，胸痛，小便不利，遺尿，陰癢痛，小指攣痛。	小腸經的「滎穴」。
少沖	小指橈側指甲角旁約0.1寸。	心悸，心痛，胸脇痛，癲狂，熱病，昏迷。	小腸經的「井穴」。

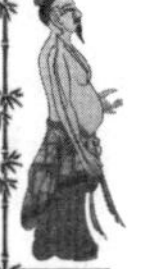

心經聯繫示意圖

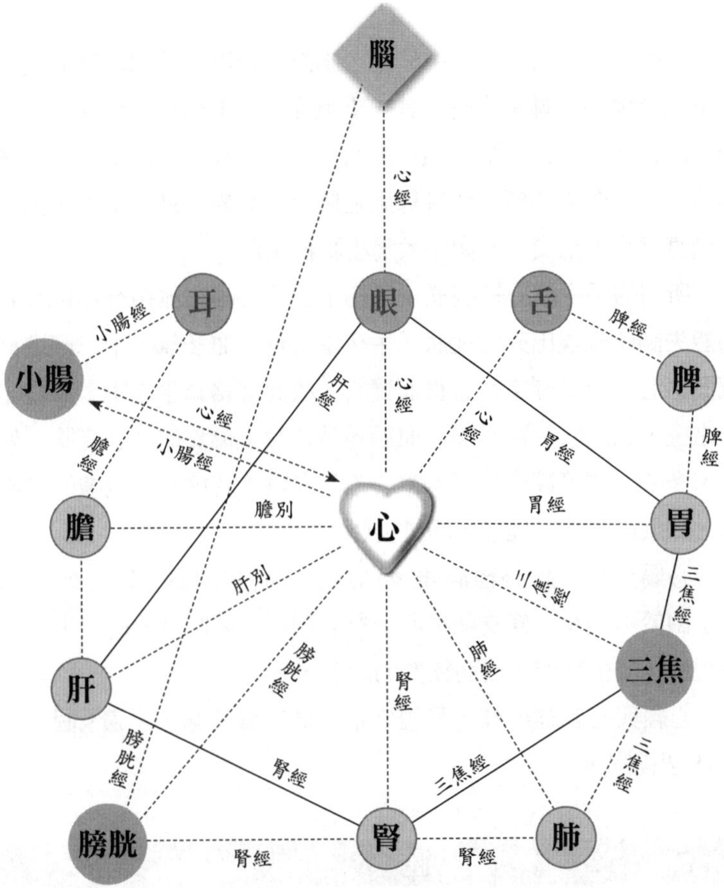

手少陰心經歌訣

手少陰脈起心中，下膈直與小腸通。支者還從心繫走，
直上喉嚨繫目瞳。直者上肺出腋下，臑後肘內少海從。
臂內後廉抵掌中，銳骨之端注少沖。多氣少血屬此經，
是動心脾痛難任。渴欲飲水咽乾燥，所生脇痛目如金。
臑臂之內後廉痛，掌中有熱向經尋。

手少陰心經便是專力於保護心志正常的護衛者。這條經絡的大致循行情況是從胸走手，主要分布在上肢內側後緣，屬心，絡小腸。

具體循行路線：從心中開始，出來經過與心臟相聯繫的內臟，向下通過橫膈，聯絡小腸，其一支脈從心向上順咽喉到達雙目，另一支脈則從心上行至肺，然後轉而向下自腋前出，沿上臂內側後緣到達肘窩，順著前臂內側後緣到達腕上豆骨處，進入掌內，沿小指橈側直達小指指尖，並與手太陽小腸經相接。

所謂的手少陰心經病徵，是指手少陰心經經脈循行部位及心臟功能失調所表現出來的症狀。手少陰心經少血多氣，十二經之氣皆感而應心，十二經之精皆貢而養心，故此經絡為生之本，神之居，血之主，脈之宗。當心經氣血過多時會發生偏實的神志症狀，如失眠、多夢、嘻笑甚至譫狂；當心經氣血過少時會發生偏虛的神志症狀，如反應遲鈍、健忘、精神委頓等。

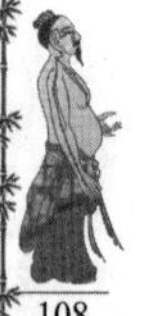

心屬火臟，故心經病變多見熱症。心火內盛，則心胸煩悶疼痛；由於本經有一條支脈從心上行於咽部，因此易於心火上炎，心陰耗損，發生咽乾，渴而欲飲的狀況。

心經與心包經一樣，是經穴最少的一條經脈，一邊9個，兩邊共18個經穴。

極泉：醒腦開竅，治療中風後遺症

極泉穴，是手少陰心經的首穴，盡處為極，高處有源的水叫作泉，由於心主血脈，就如水流一樣流轉無極，而極泉穴位於心經的最高處，如同坐鎮源頭可以控制水流一樣，因此得名。

極泉位於腋窩之上，尋此穴，首先需上臂外展，在腋窩頂點，腋動脈搏動之處，便是此穴的具體位置。

本穴具有寬胸寧神、行氣活血的功效，主治心痛、目黃、肘臂疼痛、腋下腫、腋臭、肩臂不舉等。

極泉穴可以治療中風後遺症及上肢麻木、半身不遂等症狀，具有醒腦開竅的作用，主穴用內關、人中、三陰交，若上肢不遂則加極泉、尺澤、合谷，下肢不遂則加委中、三陰交，極有療效。

本穴還具有寧心安神、解鬱止驚的功效。作法：先以右手四指置左側胸大肌外側，拇指置按胸大肌內側，其時食、中指自然點按在腋下極泉穴，邊做捏拿胸大肌，邊以食、中指點揉極泉穴，操作10次。然後換手同法操作。

本穴可治腋臭。作法：快速針刺患側極泉的阿是穴（極泉穴上下各1.5寸），用瀉法，留針30分鐘。

本穴配太淵、天突，有滋陰清肺利咽的作用，主治咽乾、咽喉腫痛；配神門、內關、心俞，有寧心安神的作用，主治心痛、心悸、冠心病；配俠白，有通經活絡的作用，主治肘臂冷痛。

極泉穴

肩臂痛：配肩髃、曲池。
咽乾、咽喉腫痛：配太淵、天突。
心痛、心悸、冠心病：配神門、內關、心俞。
肘臂冷痛：配俠白。

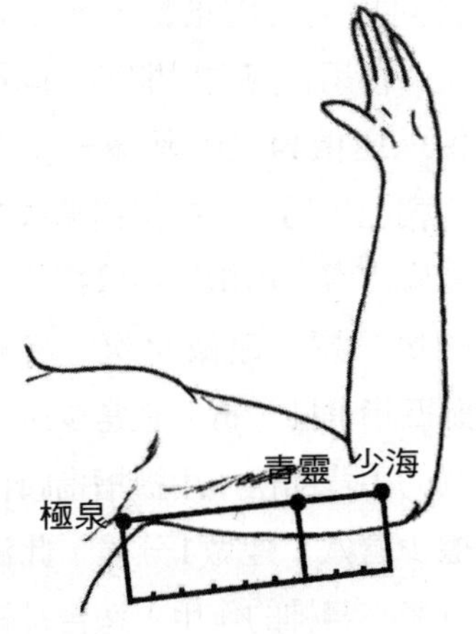

通里：中風失語的天然良師

通里，通，通道也；里，內部也。本穴為手少陰心經的絡穴，氣血從此處別走手太陽小腸經，心與小腸相表裏，因此經氣可通達表裏二經，並且小腸是受盛之器官，化物而出，就像深井里弄一樣，故以之命名。

本穴位於前臂掌側，腕橫紋上1寸，有行氣活血、寧心醒神之功，是治療心血瘀阻的主穴。

本穴的特殊作用是可以治療中風失語症，因為通里是手少陰心經的絡穴，而絡穴能夠治療本絡脈發生的虛實病症，故臨床上常用通里、廉泉，配合金律、玉液點刺出血，療效甚佳。

另外，我們在遇到精神緊張或考場應試、部門應聘、好友分離等情況感到情緒難以控制時，可透過按摩通里、少府平定情緒。按摩方法：一手四指併攏，拇指指端放在另一手通里穴處，用指端甲緣按掐，一掐一鬆，連做14次；然後用指腹向指尖方向推擦，連做14次；再用指腹向肘關節方向推擦，連做14次；其後一手掌心朝上，另一手拇指指端放在少府穴處，用指端甲緣按掐，一掐一鬆，連做14次；將剩餘四指併攏，抵放在當少府對側的手背部位，用拇指指腹推擦少府穴，連做1分鐘。此法有清心寧神的作用，適合神經

通里穴

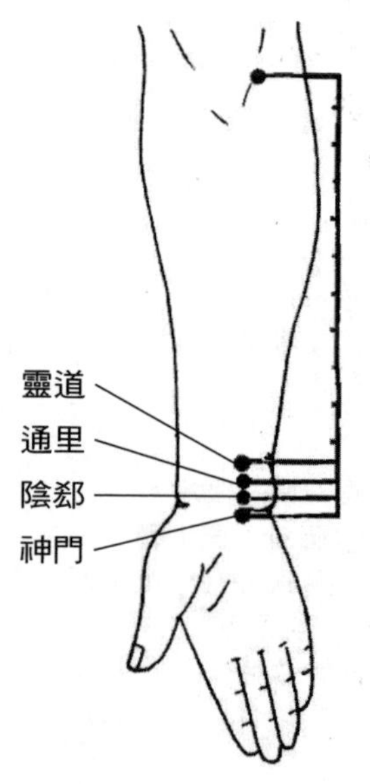

性心悸、心動過速、心律不整等現象，具有很好的放鬆心神、平定情緒的作用。

神門：失眠焦慮症的剋星

神門，神，與鬼相對，氣也；門，出入的門戶也。神門意指體內心經的氣血物質由此交於心經體表經脈。本穴為心經氣血物質的對外輸出之處，故名神門，同時它也是心經輸穴。神門穴還是心經之原穴，是經氣流注之要衝，凡神志不清的症狀，都可取本穴以開心氣鬱結。此穴具有鎮靜安神、寧心通絡的作用。

神門穴位於手腕掌面關節，腕橫紋中，主治心痛、心煩、驚悸、怔仲、健忘、失眠、癲癇、胸脇痛等病。由於本穴是心經原穴，故可擅長治療心的病症，舉凡心氣虛、心血虛、心陰虛、心火亢盛、痰迷心竅、心腎陽虛、心脾兩虛等，都可配取神門穴施治。《靈樞》說：「五臟有疾也，當取之十二原。」《玉龍歌》有諺說：「神門獨治癡呆病，轉手骨開得穴真。」神門穴可配內關、三陽交治療失眠、健忘、焦慮等症狀。

日常工作中，若用腦一段時間後，可在神門穴處按摩，有助於提神醒腦；若欲健腦養生，可配合太陽穴、風池穴、內關穴進行按摩。

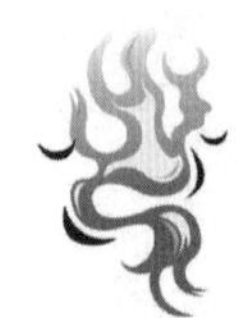

手陽明大腸經

治療頭面上肢疾病的好幫手

中醫將大腸歸屬於腑。大腸居於腹中，其上口在闌門處緊接小腸，其下端緊接肛門。因與肺有經脈相互絡屬，而為表裏。大腸的主要生理功能為傳導糟粕。所以《素問．靈蘭祕典論》說：「大腸者，傳導之官，變化出焉。」大腸的傳導變化作用，是胃的降濁功能的延伸，同時亦與肺的肅降有關。肺氣的肅降，可推動糟粕下行，有利於大腸的傳導。故《醫經精義．臟腑之官》說：「大腸之所以能傳導者，以其為肺之腑。肺氣下達，故能傳導。」

手陽明大腸經是人體十二經脈之一，簡稱大腸經，大致循行路線是從手走頭，主要分布在上肢外側前緣和頭面部，屬大腸，絡肺。

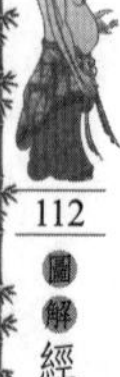

大腸經多氣多血，為陽氣盛極的經絡，主治陽症實症，也治發熱病，與肺相表裏。

大腸主津，津液運行正常，皮膚才能滑潤光澤。故大腸經是一個與頭面美容密切相關的經絡，如果津液不足，則皮膚會出現皺紋，同時也會生出各種疾病。例如，一個人長期便祕，他的皮膚一定比正常人衰老得早。此時應取大腸經的腧穴以疏通糟粕，使之去路暢通，保持正常的體液代謝，讓津液濡養皮膚。

大腸經起於食指末端，沿食指橈側緣，向上出第一、第二掌骨間，沿前臂外側進入肘外，上走肩端，然後向後背交會在第七頸椎下，再向前下行至鎖骨，下行絡肺，通過膈肌，屬於大腸，其支脈則在鎖骨處上行頸部，通過面頰，進入下齒，出來回繞至上唇，交會於人中，然後交錯前行，左脈向右，右脈向左，上行到達鼻翼兩側，與足陽明胃經相接。

由於陽經一般只能治療本經循行所及的器官和組織，而不涉及

手陽明大腸經

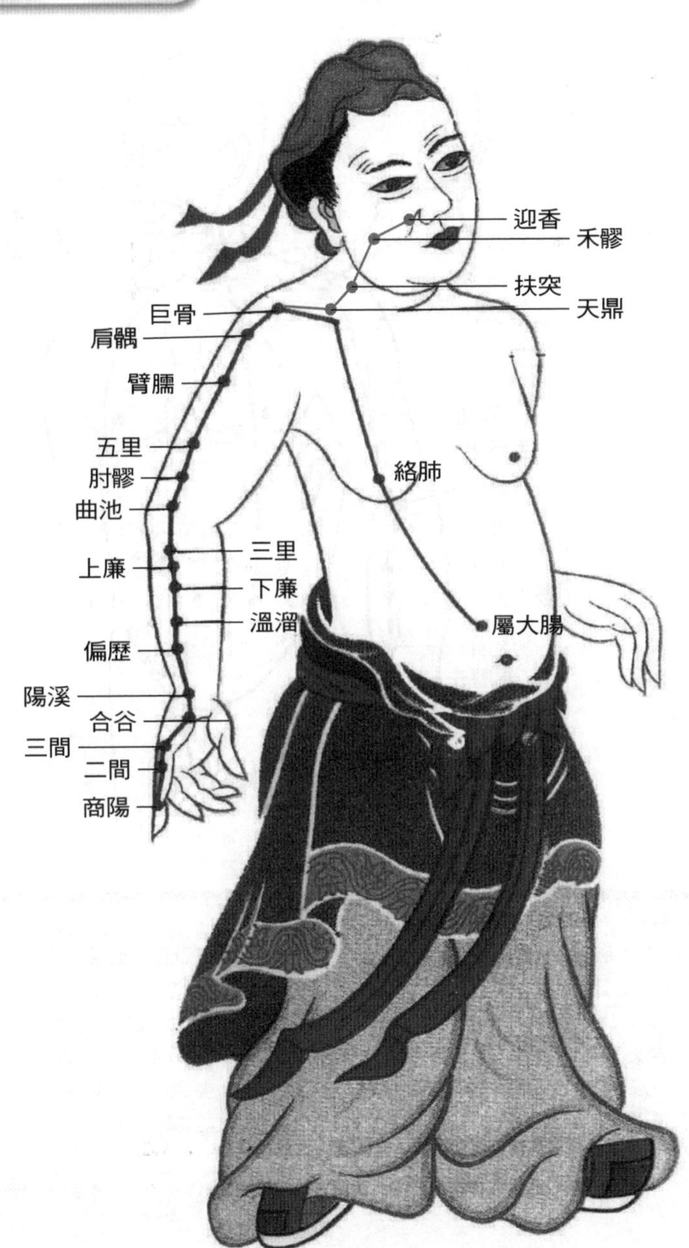

手陽明大腸經循行示意圖

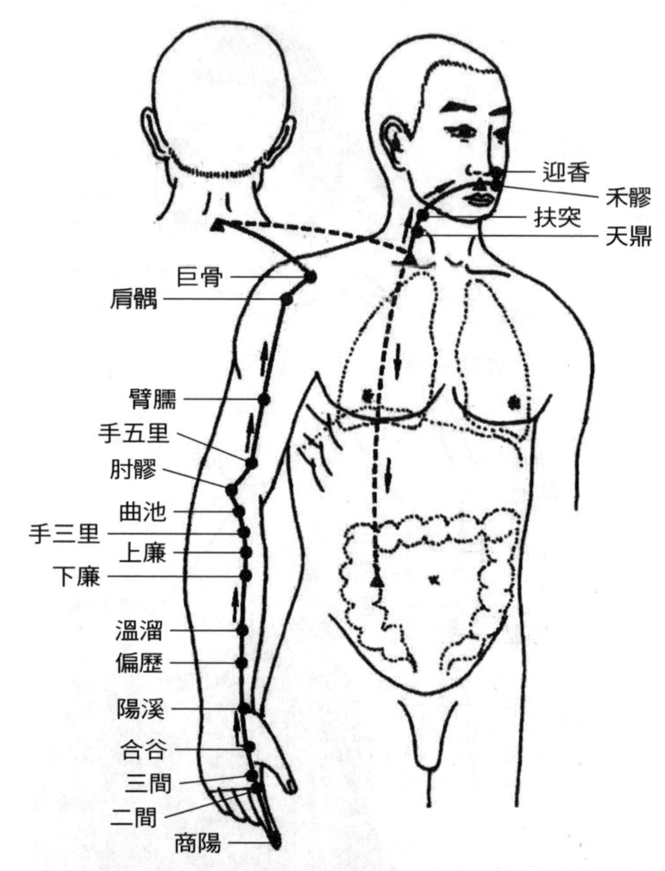

手陽明大腸經歌訣

陽明之脈手大腸，次指內側起商陽，循指上廉出合谷，兩筋歧骨循臂肪。入肘外廉循臑外，肩端前廉柱骨旁，從肩下入缺盆內，絡肺下膈屬大腸。支從缺盆直上頸，斜貫頰前下齒當，環出人中交左右，上夾鼻孔注迎香。此經氣盛血亦盛，是動顴腫併齒痛，所生病者為鼽衄，目黃口乾喉痹生。大指次指難為用，肩前臑外痛相仍，氣有餘兮脈熱腫，虛則寒慄病偏增。

《針灸聚英》

鼽（音：ㄑㄧㄡˊ）：鼻炎。

衄（音：ㄋㄩˋ）：鼻孔出血。

手陽明大腸經常用經穴表

穴名	穴位	功能	主治	特定穴
商陽	食指橈側，指甲角根部，約去指甲角1分取穴。	泄熱消腫，開竅醒神。	咽喉腫痛，下齒痛，耳聾，耳鳴，喘咳，肩痛，熱病汗不出，昏厥，中風昏迷。	大腸經的「井穴」。
二間	微握拳，在第二掌指關節前緣橈側，當赤白肉際處取穴。	清熱消腫。	喉痹，頷腫，鼻衄，目痛，目黃，齒病，口乾，口眼喎斜，身熱，嗜睡，肩背痛。	大腸經的「滎穴」。
三間	在第二掌指關節後方，第二掌骨上頭上緣。	泄熱消腫，消滿止洩。	目痛，咽喉腫痛，衄血，唇焦口乾，嗜睡，腹滿，手指及手背腫痛。	大腸經的「輸穴」。
合谷	在第一、二掌骨之間，約當第二掌骨之中點取穴。	清熱解表，明目聰耳。	頭痛，眩暈，目赤腫痛，鼻衄，齒痛，耳聾，面腫，咽喉腫痛，口眼喎斜，痄腮，半身不遂，發熱惡寒，無汗或多汗，咳嗽，經閉，滯產，胃痛，腹痛，便祕，痢疾，小兒驚風，瘧疾。	大腸經的「原穴」。婦人妊娠可瀉不可補。
陽溪	腕背橈側，拇指翹起時，當拇短伸肌腱與拇長伸肌腱之問的凹陷中取穴。	清熱安神、明目利咽。	頭痛，耳聾、耳鳴，咽喉腫痛，齒痛，赤目翳，熱病心煩，癲狂，瘡痂，臂腕痛。	大腸經的「經穴」。
偏歷	側腕屈肘，陽溪上3寸，橈骨外側，當陽溪與曲池的連線上取穴。	明目聰耳。	目赤，耳聾、耳鳴，鼻衄，口眼歪斜，喉痛，癲疾。	大腸經的「絡穴」。
溫溜	側腕屈肘，陽溪與曲池的連線上，陽溪上5寸，橈骨外側取穴。	清熱消腫、安神通腑。	頭痛，面腫，鼻衄，口舌腫痛，咽喉腫痛，吐舌，腸鳴腹痛，癲狂，肩背痠痛。	大腸經的「郄穴」。
下廉	側腕屈肘，陽溪與曲池的連線上，陽溪上4寸，橈骨外側取穴。	理氣通腑。	頭風，眩暈，目病，乳癰，腹痛，飧洩，食物不化，肘臂痛。	
上廉	側腕屈肘，陽溪與曲池的連線上，陽溪上3寸，橈骨外側取穴。	理氣通腑。	頭痛，偏癱，腹痛，腹鳴，泄瀉，喘息，手臂肩膊痠痛麻木。	

續下表

承上表

穴名	穴位	功能	主治	特定穴
手三里	側腕屈肘，陽溪與曲池的連線上，橈骨內方，曲池下2寸取穴。	清熱明日，理氣通腑。	腹脹，吐瀉，齒痛，失音，頰腫，瘰癧，偏癱，手臂麻痛，肘攣不伸，眼目諸疾。	
曲池	側例腕屈肘，在肘橫紋橈側端凹陷處取穴。	散風止癢，清熱消腫。	熱病，咽喉腫痛，手臂腫痛，上肢不遂，手肘無力，月信不調，丹毒，腹痛吐瀉，痢疾、齒痛，目赤痛，胸中煩滿，癲狂，瘧疾，善驚。	大腸經的「合穴」。
肘髎	屈肘，在曲池外上方1寸，肱骨邊緣取穴。	疏通經絡。	肘臂痛，拘攣，麻木，嗜臥。	
手五里	曲池與肩髃的連線上。曲池上3寸取穴。	寧嗽止血，化痰消腫。	肘臂攣急，疼痛，瘰癧，咳嗽吐血，嗜臥身黃，瘧疾。	
臂臑	曲池與肩髃的聯機上，曲池上7寸取穴，即三角肌下端肱骨橈例。	理氣消痰，清熱明目。	瘰癧，頸項拘急，肩背疼病，目疾。	手陽明絡之會。
肩髃	取穴。	散風清熱，消痰止癢。	風熱癮疹，瘰癧諸癭，肩背疼痛，手臂攣急，半身不遂。	手陽明、陽蹻脈之會。
巨骨	肩端上，鎖骨肩峰端與肩胛骨之凹陷部取穴。	理氣消痰，鎮驚寧神。	瘰癧，癭氣，驚癇，吐血，肩背手臂疼痛。	
天鼎	扶突穴直下1寸，當胸鎖乳突肌後緣取穴。	清熱消腫，理氣化痰。	咽喉腫痛，暴喑，氣梗，癭氣，瘰癧。	
扶突	頸部側面，結喉旁開3寸，當胸鎖乳突肌的肌腹中取穴。	平喘寧嗽，理氣化痰。	咳嗽，氣喘，咽喉腫痛，暴喑，癭氣，瘰癧。	
禾髎	鼻孔外緣直下，平水溝處取穴。	清肺利鼻。	鼻瘡息肉，鼻衄，鼻塞，鼻流清涕，口喎，牙關緊閉。	
迎香	鼻翼外緣中點旁開，當鼻唇溝中取穴。	散風青熱，通利鼻竅。	鼻塞、鼻衄、鼻淵、翼息肉，口眼喎斜，面癢，面浮腫。	手足陽明之合穴。

本腑的病症，故大腸經一般不能治療與臟腑有關的病症，而對上肢、頭面部的肩臂腫痛、攣急、麻木、各種鼻病等疾病反而有極好的療效。

合谷：頭面縱有諸般症，一針合谷效通神

合谷穴，合，會也，聚也，兩處相連為合；谷，兩山之間的空隙也。食指拇指併攏，虎口處出現隆起的肌肉，如山峰狀，故名合谷穴。合谷別名虎口、容谷、合骨、含口。

合谷穴位於手背虎口處，第一掌骨與第二掌骨凹陷中，是大腸經原穴，也是四總穴之一，本穴有開竅醒神、鎮靜止痛、通經活絡、清熱解表之功用，諸如頭面部、頸肩部病痛、上肢拘攣之類，合谷是常用穴，古人有「頭面縱有諸般病，一針合谷效通神」的說法。另外由於合谷穴與整個頭部組織有關，若經常按摩合谷穴，可使顏面變得光滑、細嫩，並且有預防面皺的功效，只要一日做二三回，便能使一個人生氣蓬勃。

俗話說「牙痛不是病，痛起來真要命」，一般牙痛時，患者按壓下關穴和掐按合谷穴，左邊牙痛按右邊，右邊牙痛按左邊，很快便能止痛。

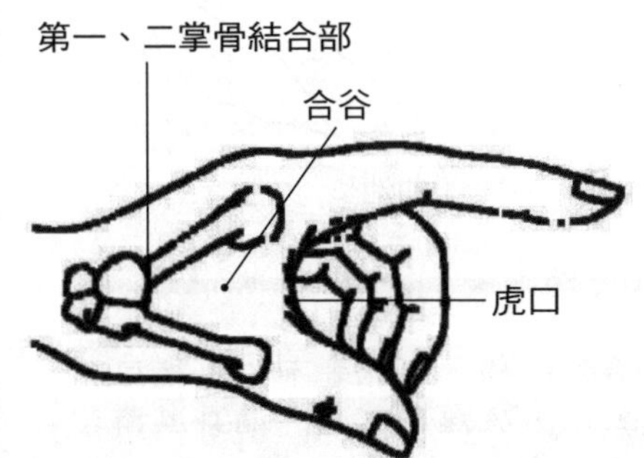

合谷穴

合谷穴是我們人身上三大長壽穴之一，感冒鼻子不通或肚子痛，肩頸痠痛，按捏合谷穴，都有一定程度的「袪除疼痛」效果。沒事多做按摩，能達到保健強身的作用。

它還有一個特別應急的效用，若坐車時想上大號，卻無法去，用力按捏合谷穴，能硬撐四五十分鐘，其間沒有便意，肚子也不會絞痛。

合谷穴還是止痛的特效穴，在我國古代拔牙時都在此穴針灸以為麻醉之用。對於中老年人的神經性頭痛，有良好效果，按摩合谷穴配內庭穴，可治療神經性頭痛、失眠性頭痛、頸後疼痛等疾病，堅持每日2～3次，每次10分鐘，一般3～5日可達到治癒效果。

如果有病人因中暑、中風、虛脫等原因導致暈厥、不省人事、面色蒼白、大汗淋漓，可用拇指掐捏患者的合谷穴，持續按揉2～3分鐘後，暈厥等症狀可消失。

曲池：筋骨拘攣找曲池

曲池穴，因穴位處形似水池，故名曲池。此穴別名洪池，意指本穴氣血物質豐盈且包含大量水濕。

曲池穴位於肘外側橫紋側端，在尺澤和肱骨外上髁連線中點。

曲池穴是大腸經的合穴，為大腸經經氣最強盛之穴，因此本穴功用巨大，可以治療身體多種疾病，比如咽喉腫痛、牙痛、目赤痛、上肢不遂、手臂腫痛、腹痛吐瀉、高血壓、癲狂等，還可以有美容效果，若老人長有老人斑或皮膚粗糙，點按曲池穴，收效良好。

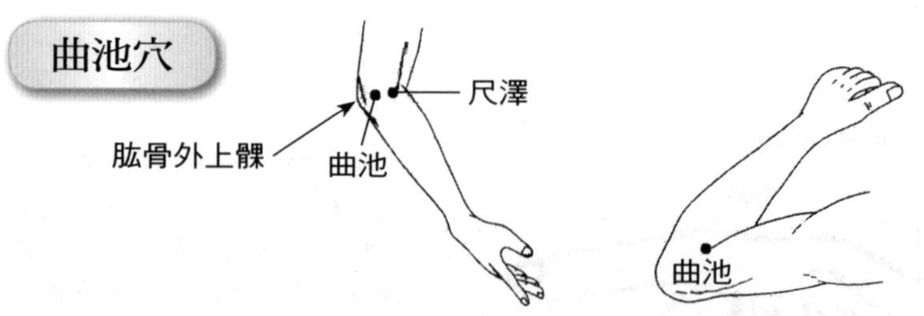

曲池穴歌訣

曲池扶手取，屈肘骨邊求，善治肘中痛，偏風手不收，挽弓開不得，臂痪怯梳頭，喉痹促欲死，發熱更無休，遍身風癬癩，針著即時瘳。

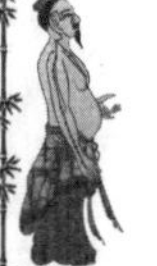

臨床上常用曲池配大椎、合谷進行針刺，或在曲池穴注射柴胡注射液，這是一個退熱良方。單按曲池穴，每次點按一分鐘，也具有很好的清熱瀉火作用（此穴容易造成流產，孕婦禁用）。

對於各種肩肘病痛，都可尋曲池療治，古人有歌訣說：「兩手拘攣筋骨連，艱難動作欠安然，只將曲池針瀉動，尺澤兼行見聖傳。」又說：「頭面耳目口鼻病，曲池合谷為之主。」

曲池穴還能治療一些皮膚病，因為皮膚病多起因於外感風邪，風邪帶著寒氣、濕氣或熱氣侵襲體表，進而阻塞經氣運行通道，使經氣瘀滯於某處，不得消散，久而久之便冒出體表，演化為各種皮膚疾病。而曲池具有驅邪透表和驅逐周身風邪的作用，所以可以治療如濕疹、蕁麻疹、丹毒、疥瘡、皮膚乾燥等病症。

迎香：不聞香臭從何治，迎香兩穴可堪攻

迎香穴是手陽明大腸經的終結穴，與胃經相銜接。本穴在鼻翼外側，鼻孔旁5分之處。因為此穴位於鼻子旁邊，而鼻子就是感知氣味香臭的，人的本能就是喜歡聞香的，厭惡臭的，故命名為迎香。

從此穴名我們可以大致猜測，如果鼻子有毛病，例如，因為感冒或鼻過敏等引起鼻腔閉塞，以致不聞香臭，都可找此穴進行療治。古人有歌訣說：「不聞香臭從何治，迎香兩穴可堪攻。先補後瀉分明效，一針未除氣先通。」此穴具有清熱散風、宣通鼻竅、預防感冒的作用。

具體作法：用指尖點壓按摩，左右兩個穴道同時進行刺激，一次約一分鐘，按摩後喝一杯熱開水。然後用拇指外側沿笑紋及鼻子兩側，做上下，呈正三角形方向按摩，由於拇指屬手太陰肺經，與迎香穴所屬的大腸經具有「陰陽表裏」關係，而且刺激範圍頗大，故效果更大。做這種揉按可以瀉肺火，治鼻炎和上呼吸道感染，還

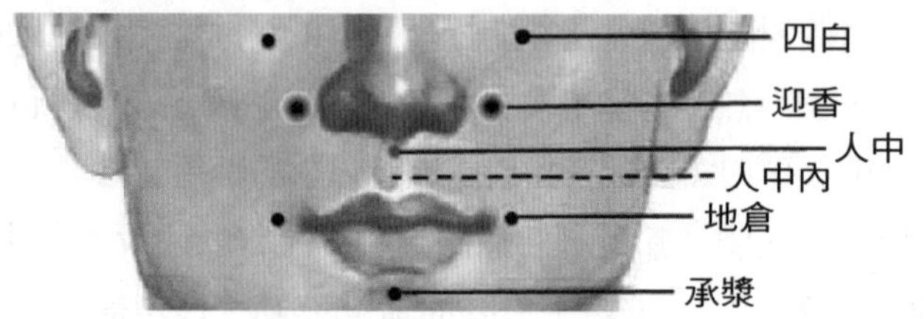

可以緩解闌尾炎的疼痛，以及治療熱症引起的頭痛、眼睛痛等症。

如果在大便時按揉迎香穴，還可以產通便的作用。若上齒急性牙痛，指壓迎香穴，可以快速止痛。

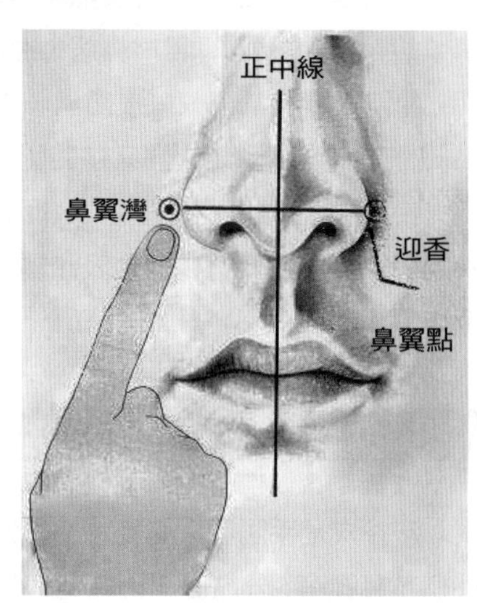

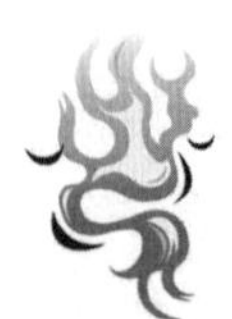

手少陽三焦經
氣盛則宜，調氣護腦

一般人對於三焦容易感到陌生，人們常說五臟六腑，五臟，是指心、肝、脾、肺、腎；六腑是指胃、膽、三焦、膀胱、大腸、小腸。三焦不是一個具體的器官，它就好像人體的一個容器，將其他臟腑器官包裹起來，形成一個大的體腔。三焦分為上焦、中焦、下焦，上焦為膈以上的部位，包括心、肺；中焦為膈以下、臍以上的部位，包括脾、胃；下焦為臍以下的部位，包括腎、膀胱、大小

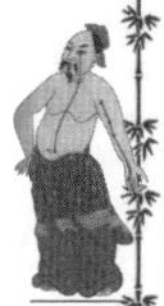

手少陽三焦經

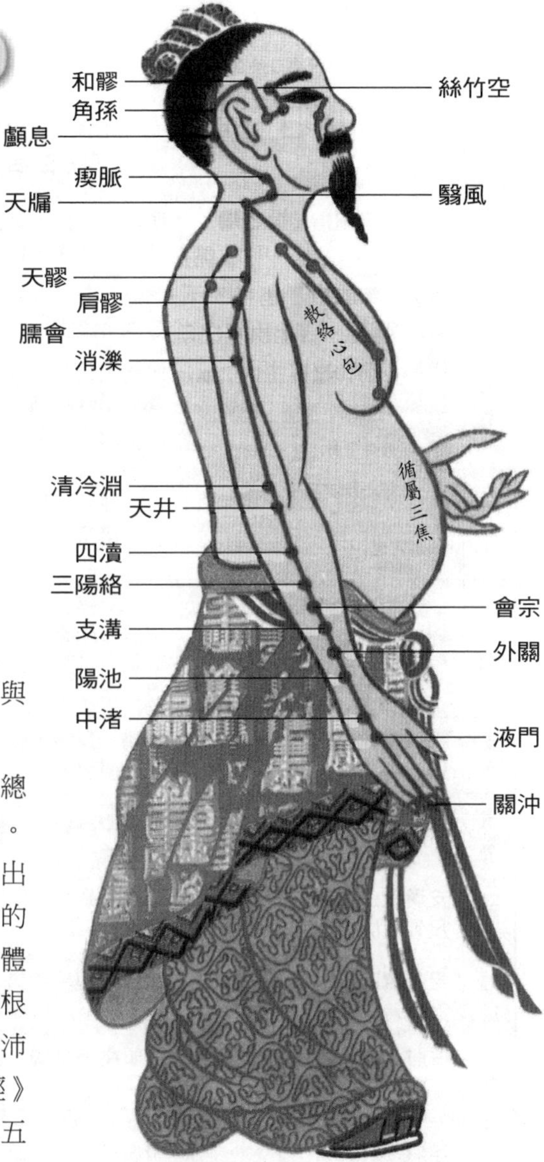

腸、女子胞等。三焦與心包絡相表裏。

三焦主持諸氣，總司全身的氣機和氣化。三焦是人體元氣升降出入的通道，又是氣化的場所。元氣，是人體最根本的氣，元氣根於腎，通過三焦而充沛於全身，故《中藏經》說：「三焦者，總領五臟六腑、營衛、經絡、內外、左右、上下之氣也。三焦通，則內外左右上下皆通也。」如果元氣虛弱，三焦通道運行不暢或衰退，就會導致全身或某些部位出現氣虛現象。

手少陽三焦經腧穴表

穴名	穴位	主治	特定穴
關沖	第四指尺側指甲角旁約0.1寸。	頭痛，目赤，耳聾，咽喉腫痛，熱病，昏厥。	三焦經的「井穴」。
液門	握拳，第四、五指之間，當指掌關節前凹陷中。	頭痛，目赤，耳聾，咽喉腫痛，瘧疾。	三焦經的「滎穴」。
中渚	握拳，第四、五掌骨小頭後緣之間凹陷中，液門穴後1寸。	頭痛，目赤，耳鳴，耳聾，咽喉腫痛，熱病，手指不能屈伸。	三焦經的「輸穴」。
陽池	腕背橫紋中，當指總伸肌腱尺側緣凹陷中。	目赤腫痛，耳聾，咽喉腫痛，瘧疾，腕痛，消渴。	三焦經的「原穴」。
外關	腕背橫紋上2寸，在橈骨與尺骨之間。	熱病，頭痛，目赤腫痛，耳鳴，耳聾，上肢痹痛。	三焦經的「經穴」，八脈交會穴之一，通陽維脈。
支溝	腕背橫紋上3寸，在橈骨與尺骨之間。	耳鳴，耳聾，脇肋痛，熱病，便秘。	三焦經的「經穴」。
會宗	支溝穴尺側約1寸，在於尺骨的橈側緣取之。	耳聾，癲癇，上肢痹痛。	三焦經的「郄穴」。
三陽絡	支溝穴上1寸，在橈骨與尺骨之間。	耳聾，暴喑，齒痛，上肢痹痛。	
四瀆	尺骨鷹嘴下5寸，在橈骨與尺骨之間。	耳聾，咽喉腫痛，暴喑，齒痛，上肢痹痛。	
天井	屈肘，在尺骨鷹嘴上1寸半凹陷中。	偏頭痛，耳聾，瘰癧，癲癇。	三焦經的「合穴」。
清冷淵	屈肘，天井穴上1寸。	頭痛，上肢痹痛，目黃。	
清濼	在尺骨鷹嘴與肩髎穴連線上，清冷淵穴上3寸。	頭痛，齒痛，項強，肩背痛。	

續下表

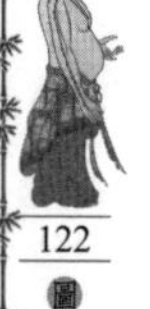

承上表

穴名	穴位	主治	特定穴
臑會	在尺骨鷹嘴與肩髎穴連線上，肩髎穴下1寸，當三角肌的後緣。	癭瘤，瘰癧，上肢痹痛。	
肩髎	肩峰後下方，上臂外展，當肩髃穴後寸許凹陷中。	肩臂攣痛不遂。	
天髎	肩胛骨上角，曲垣穴上1寸。	肩臂痛，頸項強急。	手少陽經與陽維脈、陽蹻脈交會穴。
天牖	乳突後下方，胸鎖乳突肌後緣，約平下頜角處。	頭痛，目痛，耳聾，瘰癧，項強。	
翳風	乳突前下方，當平耳垂後下緣凹陷中。	耳鳴，耳聾，口眼喎斜，牙關緊閉，齒痛，頰腫，瘰癧。	手、足少陽經交會穴。
瘈脈	乳突中央，當翳風穴與角孫穴沿耳輪連線的下1/3與上2/3交界處。	頭痛，耳鳴，耳聾，小兒驚風。	
顱息	耳後，當翳風穴與角孫穴沿耳輪連線的上1/3與下2/3交界處。	頭痛，耳鳴，耳聾，小兒驚風。	
角孫	當耳尖處的髮際。	頰腫，目翳，齒痛，項強。	手、足少陽與手陽明經交會穴。
耳門	耳屏上切跡前，當下頜骨髁狀突後緣凹陷中。	耳鳴，耳聾，聤耳，齒痛。	
耳和髎	鬢髮後緣；平耳廓根前，當顳淺動脈後緣。	頭痛，耳鳴，牙關緊閉，口喎。	手、足少陽與手太陽經交會穴。
絲竹空	眉梢處凹陷中。	頭痛，目赤腫痛，眼瞼動，齒痛，癲狂癇。	

三焦調節人體水液代謝示意圖

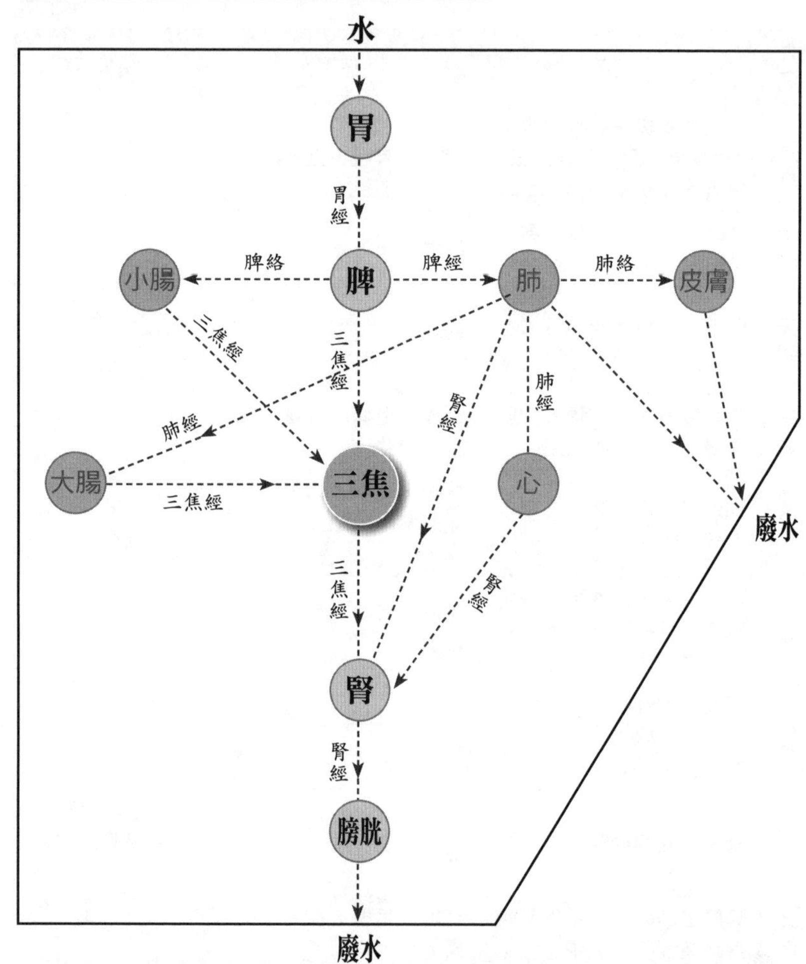

手少陽三焦經歌訣

手經少陽三焦脈，起自小指次指端。兩指歧骨手腕表，上出臂外兩骨間。肘後臑外循肩上，少陽之後交別傳。下入缺盆膻中布，散絡心包膈裏穿。支者膻中缺盆上，上項耳後耳角旋。屈下至頰仍注頔，一支入耳出耳前。卻從上關交曲頰，至目銳眦乃盡焉。此經少血還多氣，是動耳鳴喉腫痹。所生病者汗自出，耳後痛兼目銳眦。肩臑肘臂外皆痛，小指次指亦如廢。

三焦為水液運行之道路，有疏通水道、運行水液的作用。水液代謝雖由胃、脾、肺、腎、腸、膀胱等臟腑共同合作完成，但人體水液的升降出入，周身環流，則必須以三焦為通道才能實現。因此，三焦水道的通利與否，必然影響人體的水液運行和代謝。如果三焦水道不利，則脾、肺、腎等臟腑調節水液的功能將難以實現，引起水液代謝的失常，產生痰飲、水腫等病變。

手少陽三焦經就是輔助三焦，總司人體氣血和能量的運行通道。本經少血多氣，人體因氣所生病者，如氣機抑鬱、心脇不舒、心痛、肩肘、前臂疼痛、小指和食指活動障礙，都是由於經脈不通、經氣不利所引起。

手少陽三焦經從手走頭，主要分布在上肢外側中間和頭頸部側面，屬三焦，絡心包。

本經起於無名指末端，向上沿腕背上行至前臂外側，通過肘尖，到達頸部，與足少陽膽經相交，繼而向前進入鎖骨，下行至膻中，連絡心包，再通過橫膈，從胸至腹，屬於上、中、下三焦。其支脈則從膻中向上，通過鎖骨，上走頸側、耳後，自耳上方出，經過面頰，到達眼眶下部。另一支脈則從耳後進入耳中，從耳前出，經過面頰，到達眼角，與足少陽膽經相接。

若手少陽三焦經血氣充盈，則眉美，耳長色美，手肉多溫暖；血氣皆少，則耳焦色惡，手消瘦寒涼。在日常生活中，我們要注意不要使身體受風寒侵襲，以免耗損血氣，致使血氣虧虛，飲食也要注意補養血氣。

中渚：頭痛眩暈，但取中渚

渚（音：ㄓㄨˇ），水中的小塊陸地，三焦如江河水道，而中渚就像其中的一個小島，起到一個緩衝和轉折的作用。中渚是本經之輸穴，具有散熱清竅、舒筋活絡之功效，可治頭痛、耳聾、咽喉腫痛、發熱、手指拘攣等。該穴是人體手少陽三焦經上的重要穴道之

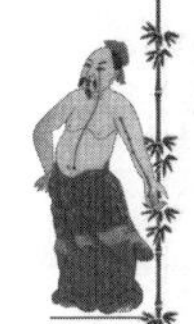

一。

尋此穴時，可俯掌，掌心向下，中渚穴位於手背部位，小指與無名指指根間下2釐米手背凹陷處，用力按壓，會有力量脫落的感覺。或當無名指掌指關節的後方，第四、五掌骨間的凹陷處。

中渚穴對治療突然的眩暈有特效，長時間伏案工作或姿勢不變從事一項工作時間過長，當起身的動作快時，人們往往感到頭暈目眩，這時可迅速用一隻手的大拇指和食指，用力按摩中渚穴。中渚穴可促進頭頸血氣暢通，按摩時間七八秒鐘，然後換手，如此按摩一兩次，就可消除頭暈目眩症狀。

若有睡覺落枕、頸項部疼痛、局部肌肉僵硬等狀況，可端坐，用拇指按壓中渚穴，並用食指、中指在掌側相對用力緊捏，以有明顯的痠、脹、麻感並向上肢傳導為度，同時活動頸部，至活動自如、疼痛消失即可，每次1～2分鐘。

另外，本穴對腰肌勞損也有特殊作用。

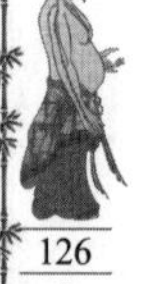

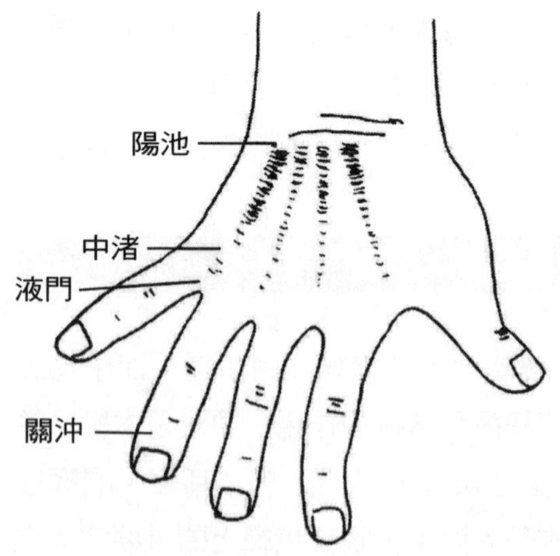

中渚穴

中渚穴配耳前三穴（耳門、聽宮、聽會）、翳風治療耳疾；配太陽、風池治療偏頭痛；配太溪治療咽喉腫痛；掐中渚穴還可以治小腿抽筋。

外關：一切風寒暑濕邪，頭痛發熱外關起

外關穴是相對內關穴而言的，因為在手背，屬外，故名外關。

取此穴時可採取俯掌的姿勢，位於手腕橫紋向上三指寬處，與正面內關穴相對，或當陽池與肘尖的連線上，腕背橫紋上2寸，尺骨與橈骨之間。

本穴屬手少陽之絡穴，別走心包絡經，為八脈交會穴之一，通陽維脈，有鎮驚熄風、通經活絡之功效，主治頭痛、高熱、耳聾、脇肋痛、落枕、急性腰扭傷、肘臂屈伸不利等。

因為外關穴是八脈交會穴之一，通陽維脈，而八脈交會穴既能治療腧穴所屬本經的疾病，還能治療所通奇經的病症，「陽維為病苦寒熱」，所以，外關穴可以治療外感風邪等表症。古代《雜病穴法歌》說：「一切風寒暑濕邪，頭痛發熱外關起。」這是外關穴的重大功用。

風濕痛是困擾不少中老年人的一個慢性病，所謂風濕是指膝蓋、手臂、肩膀、手腕、手指等關節劇烈疼痛或是肌肉僵硬。這種風濕會使關節發炎、骨膜萎縮，並侵入心臟、肺部，是一種非常頑固的疾病。治療風濕疼痛可採用指壓法，若上半身疼痛選取外關穴和內關穴，下半身疼痛選取百里穴，左右交替，一面吐氣一面壓上述諸穴6秒鐘，如此重複10遍，每天操作數次。如果患處腫脹、發炎的話，不可壓患處，而只在患處附近緩緩地壓。

另外，外關穴對治療腰痛也很有效，因為「陽維之脈令人腰痛」，所以急性腰扭傷、腰痛，都可找外關進行治療。

下面介紹一個預防老年癡呆的按摩療法。

1.按摩百會穴：以食指左右旋揉輕壓百會穴50次。

2.按揉足三里穴：以拇指或中指左右旋揉輕壓兩足三里穴各50次。

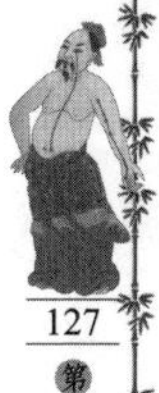

3.按摩湧泉穴：坐在床上，抬起右腳，以左手順、逆時針方向各按摩湧泉穴36次，然後以同樣的方法按摩左腳的湧泉穴。

4.按揉內、外關穴：將右手拇指、食指按在左手臂內、外側正中腕橫紋上2寸的內、外關穴上，順、逆時針方向旋揉36次，再以相同的方法旋揉右側內、外關穴。

5.按揉勞宮穴：以一手拇指按壓或按揉另一手勞宮穴2～3分鐘，然後交換雙手，重複上述操作。

6.乾洗臉：將兩手平放於臉上，五指併攏，從下到上，從中間到兩邊進行摩揉。

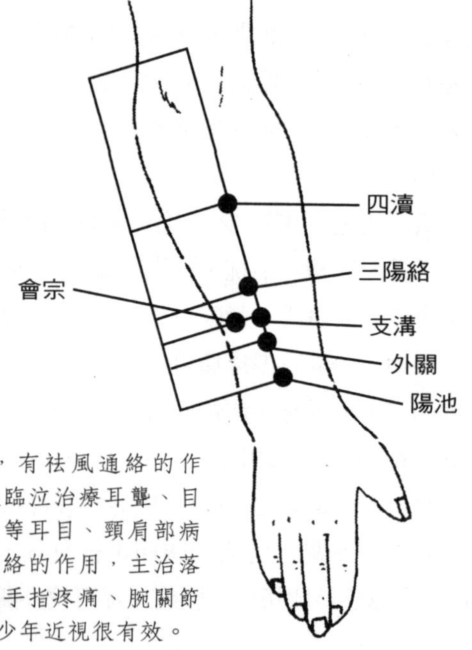

外關穴

外關穴配太陽、率谷，有祛風通絡的作用，主治偏頭痛；配足臨泣治療耳聾、目痛、頰腫、項強、肩痛等耳目、頸肩部病症；配後溪，有舒筋活絡的作用，主治落枕；配陽池、中渚主治手指疼痛、腕關節疼痛；配光明，治療青少年近視很有效。

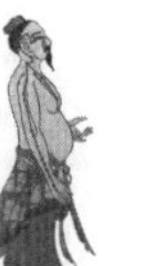

陽維外關穴主治歌

肢節腫疼與膝冷，四肢不遂合頭風，背胯內外筋骨痛，
頭頸眉稜病不寧，手足熱麻夜盜汗，破傷跟腫目睛紅，
傷寒自汗烘烘熱，唯有外關針極靈。

此種按摩法能使經脈暢通，氣血調和，達到醒腦安神、通關利竅、增進智力的目的，能有效預防老年癡呆。

支溝：治療便祕良穴

支溝，支通「肢」，狹長縱深之地為溝，因此穴位於上肢兩筋骨之間的狹窄處，是脈氣所經之地，故名支溝。

支溝穴是手少陽三焦經經穴。經，經過也，動而不居，本穴為三焦經陽氣的經過之處，故為三焦經經穴。取穴位置在前臂背側，當陽池與肘尖的連線上，腕背橫紋上3寸，尺骨與橈骨之間。本穴具有通經開竅、活絡散瘀、調理臟腑的功能，常用於治療耳鳴、耳聾、嘔吐、便祕、熱病、肩痠背痛等症。

支溝穴是治療便祕的特效穴，各種類型的便祕均可使用。

隨著現代人的工作、生活越來越忙碌，越來越多的人有了排便不正常的情況，不光是中年人，甚至年輕人也有困擾。雖然便祕不是什麼大病，但是它卻給人帶來精神負擔和排便困難的痛苦。一般來說，不管大便乾燥如何，只要間隔時間超過3天即可視為便祕。下面我們給大家介紹一套可以加強排便功能的經絡鍛鍊方法，給那些患有慢性頑固性便祕的朋友，解決便祕帶來的困擾。

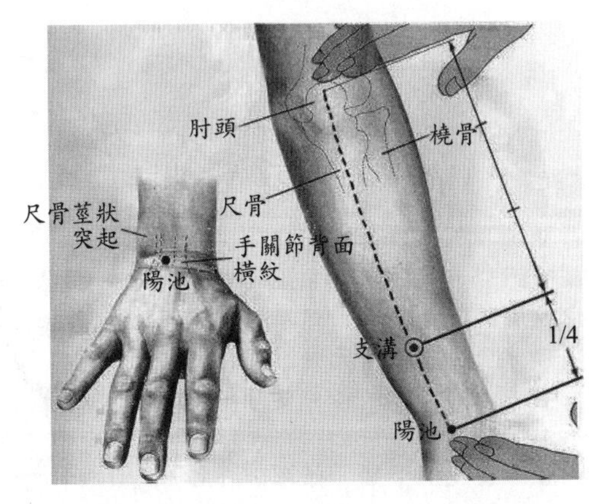

一、每天早晚輕揉面部兩顴骨處和面頰，次數不限，再按揉鼻尖和人中穴，因為面部是胃經和大腸經循行的部位，鼻尖和人中是督脈循行的

部位，可引氣下行。

二、連續做漱口動作，口內產生唾液後下嚥，次數不限。

三、捏按兩手支溝穴，此穴可清瀉三焦，是通便不可缺少的穴位。

四、用右手按摩下腹部，方向為順時針方向，以肚臍為中心，半徑為10公分，圍繞肚臍按摩30次，早、晚空腹進行。

翳風：面癱、耳疾且取此穴

翳，原指羽毛扇，有遮蔽之意。翳風者，兩耳如翳，遮蔽此穴於耳垂之後，且為擋前後之風，善療風邪而得名。

翳風穴是三焦經和膽經之會穴，位於耳朵下方耳垂後邊緣，當耳後乳突與下頜角之間的凹陷處，具有清熱散邪、通關利竅之功效，主治耳鳴、耳聾、口眼歪斜、面癱、牙痛、頰腫等症。

本穴對於預防各種風邪引起的疾病都有效用，如感冒、傷風、頭痛、鼻塞等，每天按摩幾分鐘，不僅能減少患病機率，而且還能祛風散濕，緩解病情，故成為人體常用穴。

翳風穴對於各種耳病也有很好的療效，下面介紹一個用艾草薰

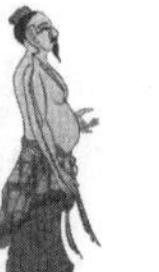

翳風穴

耳聾，耳鳴：聽會、聽宮、翳風。
暴喑不能言：翳風、通里。
急性腮腺炎：翳風、頰車、合谷。
項部瘰癧：翳風、天井、足臨泣。
面神經麻痹：地倉、頰車、陽白、承泣、翳風。
頰腫：翳風、下關、頰車、合谷。

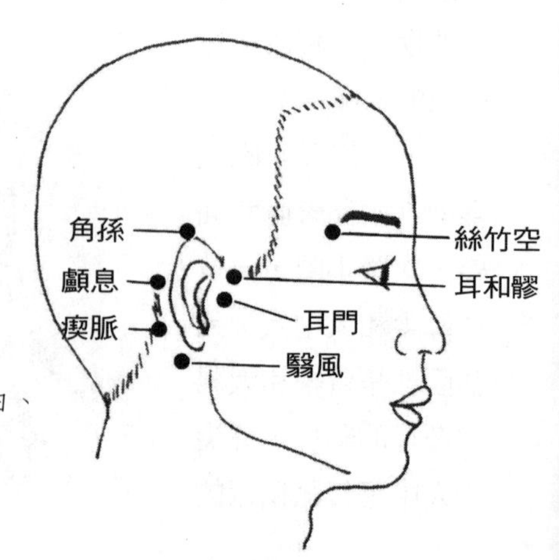

灸治療中耳炎的方法：去中藥店買些乾艾葉進行碾壓，篩去雜質，即成白淨柔軟的艾絨，把艾絨放在細棉紙（或易燃的薄紙）上，像捲香菸一樣捲製而成，鬆緊適中，粗細跟菸捲差不多。薰灸時先用消毒棉簽拭淨外耳道膿液，滴入雙氧水清洗，再以消毒棉簽將外耳道拭淨，然後將艾條一端點燃，靠近翳風穴薰灼（一般距皮膚約2釐米），如病人有溫熱舒適感覺，就固定不動，灸至皮膚稍起紅暈即可，一般薰灸2~5分鐘，每日1次。薰灸完成，需在耳道內放引流條，以利排膿。注意，施灸時溫熱感要適中，以防燒灼皮膚而引起水皰。

另外，研究發現面癱病人在翳風穴上有壓痛感，這時可用艾條薰灸翳風穴、下關穴，效果良好。

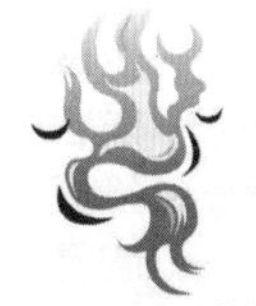

手太陽小腸經

舒筋活絡，有容乃大

小腸是六腑之一，它的主要功能是「受盛（音成）、化物和泌別清濁」，也就是說小腸接收從胃傳過來的初步消化物，進一步將水谷化為精微，再通過脾之升清散精的作用，上輸心肺，輸布全身，供給營養，然後把食物殘渣向大腸輸送。小腸在吸收水谷精微的同時，也吸收大量水液，故一般稱「小腸主液」，小腸將剩餘的水分經腎臟氣化作用滲入膀胱，形成尿液，經尿道排出體外。

小腸功能失調，可引起濁氣在上的腹脹、腹痛、嘔吐、便祕等症，又可引起清氣在下的便溏、泄瀉等症。

手太陽小腸經屬小腸，絡心，與手少陰心經相表裏，從手走頭，主要分布在上肢外側後緣和面頰部。由於小腸經屬於陽經，而

小腸經諸穴歌

小腸穴十九中，從少澤步前谷後溪之隆，遵腕骨觀陽谷養老之崇，支正小海肩貞相從。值臑俞兮遇天宗，乘秉風兮曲垣通。肩外俞兮肩中俞，啟天窗兮見天客，由顴髎造聽宮。

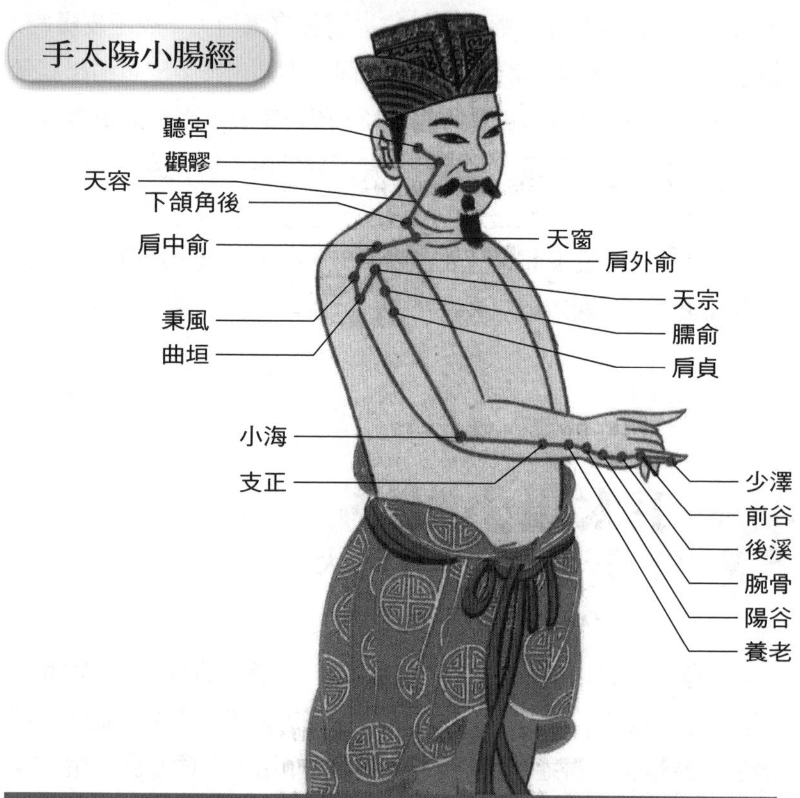

手太陽小腸經歌訣

手太陽經小腸脈，小指之端起少澤，循手外廉出髁中，循臂骨出肘內側。上循臑外出後廉，直過肩解繞肩胛，交肩下入缺盆內，向腋絡心循咽嗌。下膈抵胃屬小腸。一支缺盆貫頸頰，至目銳眦卻入耳，一支別頰上至頔。抵鼻升至目內眦，斜絡於顴別絡接，此經少氣還多血，是動則病痛咽嗌。頷下腫兮不可顧，肩如拔兮臑似折。所生病主肩臑痛，耳聾目黃腫腮頰。肘臂之外後廉痛，部分猶當細分別。

手太陽小腸經腧穴表

穴名	穴位	主治	特定穴
少澤	小指末節尺側指甲根角旁約0.1寸。	頭痛，目翳，咽喉腫痛，乳癰，乳汁少，昏迷，熱病。	小腸經的「井穴」。
前谷	握拳，第五指掌關節前尺側，橫紋頭赤白肉際。	頭痛，目痛，耳鳴，咽喉腫痛，乳汁少，熱病。	小腸經的「滎穴」。
後溪	握拳，第五指掌關節後尺側，橫紋頭赤白肉際。	頭項強痛，目赤，耳聾，咽喉腫痛，腰背痛，癲狂癇，瘧疾，手指及肘臂攣痛。	小腸經的「輸、穴」。八脈交會穴之一，通督脈。
腕骨	後溪穴直上，當於第五掌骨基底與三角骨之間赤白肉際取之。	頭項強痛，耳鳴，目翳，黃疸，熱病，瘧疾，指攣腕痛。	小腸經的「原穴」。
陽谷	背橫紋尺側端，當尺骨莖突前凹陷中。	頭痛，目眩，耳鳴，耳聾，熱病，癲狂癇，腕痛。	小腸經的「經穴」。
養老	以掌向胸，當尺骨莖突橈側緣凹緣中。	目視不明，肩、背、肘、臂痠痛。	小腸經的「郄穴」。
支正	在陽谷穴與小海穴連線上，陽谷穴上5寸。	頭痛，目眩，熱病，癲狂，項強，肘臂痠痛。	心經的「絡穴」。
小海	屈肘，當尺骨鷹嘴與肱骨內上髁之間凹陷中。	肘臂疼痛，癲癇。	心經的「合穴」。
肩貞	腋後皺襞上1寸。	肩臂疼痛，瘰癧，耳鳴。	
臑俞	腋後皺襞直上，當肩胛骨下緣凹陷中。	肩臂疼痛，瘰癧。	手、足太陽經，陽維脈與陽蹻脈交會穴。
天宗	肩胛骨崗下窩中央。	肩胛疼痛，氣喘，乳癰。	
秉風	肩胛骨崗下窩中央，天宗穴直上取之。	肩胛疼痛，上肢酸痲。	手三陽與足少陽經交會穴。
曲垣	肩胛骨崗上窩內側端，約當臑俞第二頸椎棘突連線的中點取之。	肩胛疼痛。	

續下表

承上表

穴名	穴位	主治	特定穴
肩外俞	第一頸椎棘突下旁開3寸。	肩背疼痛，頸項強急。	
肩中俞	第七頸椎棘突下旁開2寸。	咳嗽，氣喘，肩背疼痛，目視不明。	
天窗	喉結旁開3.5寸，在胸鎖乳突肌之後緣。	耳鳴，耳聾，咽喉腫痛，頸項強痛。	
天容	下頜角後，胸鎖乳突肌前緣。	耳鳴，耳聾，咽喉腫痛，頸項腫痛。	
顴髎	目外眦，瞳孔直下，顴骨下緣凹陷中。	口眼喎斜，眼瞼動，齒痛，頰腫。	手少陽、太陽經交會穴。
聽宮	耳屏前，下頜骨髁狀突的後緣，張口呈凹陷處。	耳鳴，耳聾，聹，齒痛，癲狂癇。	手、足少陽與手太陽經交會穴。

手太陽小腸經循行示意圖

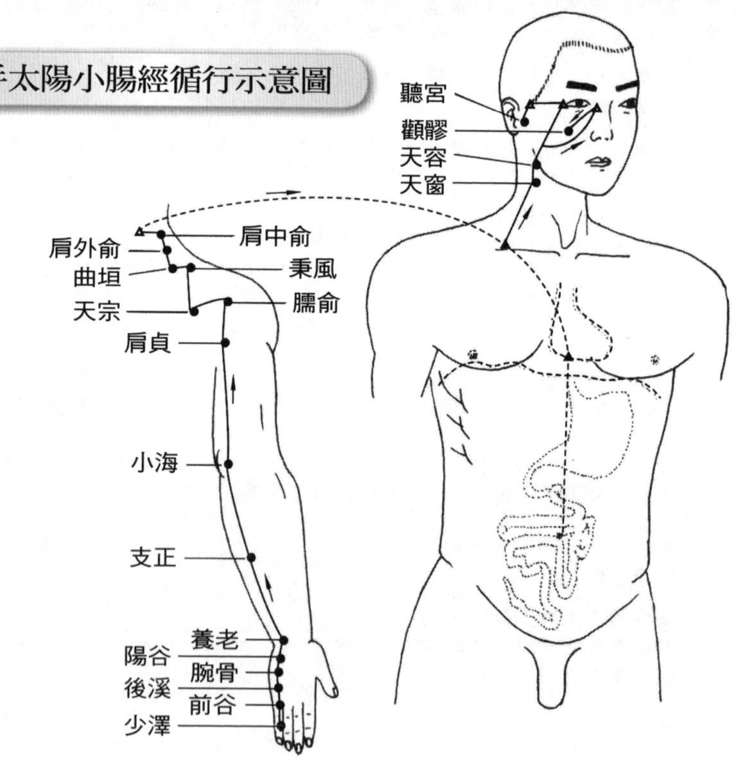

陽經不治相關的臟腑病症，只能治療本經循行的外經病症，故本經多用於治療上肢和頭面部的筋絡腫痛、攣急、麻木等症。

小腸經起於小指外側，沿手背經過手腕和肘臂背側到達肩頸，向下進入鎖骨，沿食管通過心臟、橫膈，最後到達胃部，屬於小腸。其支脈則從缺盆上行，經過頸部到達面頰，至外眼角，再向後進入耳中。另一支脈則從面頰部分出，經過顴骨到達內眼角，與足太陽膀胱經相接。

現代都市的上班族們在辦公室待時間久了，不常活動，最容易感到肩痠背痛、頸肩麻木，嚴重的可能會得頸椎病、而小腸經就是專管上肢攣急的經絡，因此若感覺自己上肢活動不利，可以找小腸經進行療治，沒事的時候多敲打敲打，舒筋活絡，保證小腸經的經絡暢通，這樣才不至於被頸肩病困擾。

另外，因為小腸經與心經相表裏，故心經出現問題，可以找小腸經進行治療，比如感到胸悶、心煩氣躁、心悸等，那麼除了按摩心經之外，也要照顧到小腸經，因為它可以幫心經去火，起到寧心清神的作用。

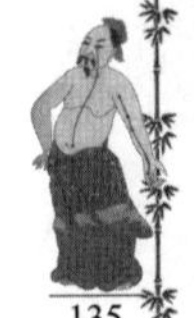

少澤：治療產後缺乳症

少澤，澤，指經氣注入之地，因本穴為本經受澤之初始，故名少澤。少澤穴是手太陽經之井穴，具有清熱利咽、通乳開竅之療效，主治頭痛、發熱、昏厥、乳汁少、咽喉腫痛、目翳等症。此穴為急救穴之一。

本穴位於手小指末節尺側，距指甲根角0.1寸。取此穴時，微握拳，掌心向下，於小指甲尺側緣和基底部各作一直線，相交處就是少澤穴。

本穴常用於治療乳腺炎、乳汁分泌不足，配肩井、膻中主治產後缺乳。《玉龍歌》說：「婦人吹乳痛難消，吐血風痰稠似膠，少澤穴內明補瀉，應時神效氣能調。」這也說明自古以來少澤穴就是治療婦人產後少乳的一個良穴。

少澤穴配天容，有清熱利咽的作用，主治咽喉腫痛、扁桃體發炎；配人中，有醒神開竅的作用，主治熱病、昏迷、休克。

另外，此穴還可達到豐胸的作用，具體作法：洗澡時按摩兩乳中間的膻中穴、肩胛骨中央凹陷處的天宗穴、小指指甲下方外側的少澤穴，根據中醫學原理，按摩或針灸這幾個穴位能刺激腦垂體釋放激素，作用於卵巢，進而啟動乳腺細胞，促進乳房發育，同時也把血液引流到胸部，給乳腺輸送營養，以達豐胸功效。按摩少澤穴不但能健胸，還能促進末梢血液循環，改善冬天手腳冰冷的現象。

另外，點按少澤穴還可治療落枕。落枕是由於頸項部肌肉痙攣，頸項部經絡不通、氣血阻滯所致。頸項部為手太陽經所過，少澤穴為太陽經之井穴，故用大拇指點按少澤穴，可達到疏通頸項部經絡氣血阻滯的作用。

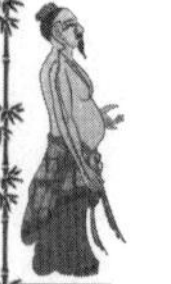

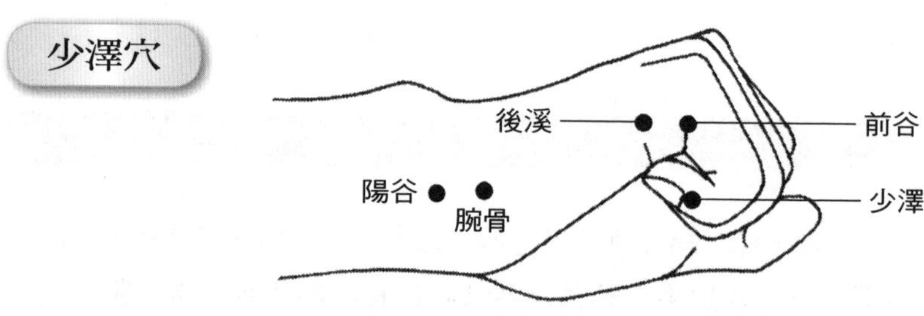

後溪：癲狂治乃輕

後溪穴，因其位於小指的末節凹陷處，故名後溪。後溪穴是手太陽小腸經之輸穴，同時又是八脈交會穴，通督脈，有清熱利濕、寧心安神之功效，主治頭痛、落枕、目赤、咽喉腫痛、耳聾、耳鳴、鼻衄、癲狂癇、瘧疾、盜汗、腰背腿痛、肘臂攣急等。

後溪穴在手掌小指尺側，微握拳，在小指本節（第五掌指關節）後的遠側掌橫紋頭赤白肉際。

因為後溪穴是八脈交會穴之一，通督脈，而八脈交會穴既能治療所屬正經的病症，又能治療所通奇經的病症，督脈上行到腦。中醫學認為，頭為人之首，「諸陽之會」，五臟六腑的氣血都上會於此，若外感諸邪上犯頭頂，清陽之氣不得舒展，則生頭痛，而後溪穴能調節督脈氣血的運行，使清陽之氣得以舒展，從而恢復大腦的正常功能。所以，後溪穴常用於治療癲狂、驚厥、癡呆等督脈病症。《攔江賦》中有歌訣說：「後溪專治督脈病，癲狂此穴治還輕。」可見在治療癲狂方面後溪穴的強效之處。

本穴還可配大椎、陶道、間使，作為臨床上治療瘧疾的良方；配翳風、聽宮，有聰耳開竅的作用，主治耳鳴、耳聾。

針刺後溪穴可以治療中老年人足跟痛，具體作法：患者取坐位，左側足跟痛取右後溪穴，右側足跟痛取左後溪穴，常規消毒，取2寸毫針，快速進針，用強刺激瀉法，並囑患者不斷地盡力狠跺足跟疼處。2分鐘後，患者疼痛立即減輕或消失，而後留針30分鐘，每10分鐘行強刺激瀉法一次，並囑患者竭盡所能不停地跺足跟疼處，以期達到更好的效果，隔日1次，3次為一個療程。

在現實生活中，後溪穴還常作為急性腰扭傷的特效穴。當發生急性腰扭傷時，用力按揉後溪穴，止痛效果良好。

而對於落枕，亦可選後溪穴療治，將食指指尖按壓患側後溪穴，並進行有節律旋轉摩動，給予強刺激，同時令病者輕轉頸部，不久症狀就能消失。或者配以天柱穴，亦有通經活絡、舒筋止痛的作用，主治頸項強痛、落枕。

《針灸大成》中引用了後溪治病之《西江月》詞一首：「手足拘攣戰掉，中風不語癇癲，頭疼眼腫淚漣漣，腿膝背腰痛遍，項強傷寒不解，牙齒腮腫喉咽，手麻足麻破傷牽，盜汗後溪先砭。」由此可見，後溪穴對多種疾病都有顯著療效。

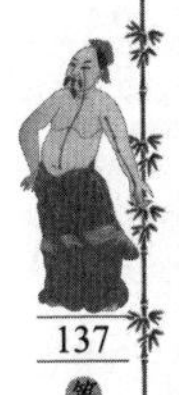

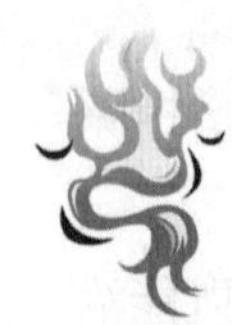

足陽明胃經

消化吸收，人體後天所本

俗話說，「脾胃是後天之本」。人能夠活著就是因為靠它們吸取和消化營養，供應全身的需要，所以它是我們的能量供給師。一旦脾胃出了毛病，能量不能及時供應，人體也就陷入困境。

胃對人體的重要性相信大家都能瞭解，而輔助胃進行工作的胃經也就變得非常重要。

足陽明胃經是人體十二經脈之一，簡稱胃經。其大致循行路線是從頭走足，主要分布在頭部前面，軀幹前部，下肢外側前緣，屬胃，絡脾。

具體循行路線：起於鼻翼旁（迎香穴），上行到鼻根部，與旁側的足太陽經相交，然後向下沿著鼻梁外側，進入上齒齦，出來以後環繞口唇，向下在下頷唇溝處左右相交，再沿腮後下方到大迎穴處，沿下頷角上行過耳前，經過顴弓，沿髮際，到額前。

本經脈分支從大迎穴前方下行到人迎穴，沿喉嚨向下進入鎖骨，然後通過橫膈，屬胃，絡脾。另一分支是從鎖骨經過乳頭，向下挾臍兩旁，進入腹股溝外的氣沖穴。又一分支，從胃口向下，沿腹裏下到氣沖會合，再由此下行，經過大腿前側，膝蓋，小腿，足背，進入第二足趾外側端。又一分支，從膝下3寸處分出，進入足中趾外側。又一分支，從足背上分出，進入足大趾內側，與足太陰

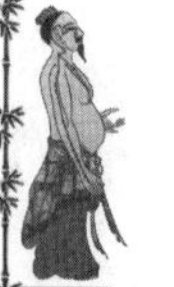

胃經諸穴歌

四十五穴足陽明，承泣四白巨髎經，地倉大迎接頰車，
下關頭維對人迎。水突氣舍連缺盆，氣戶庫房屋翳屯，
膺窗乳中近乳根，不容承滿梁門起。關門太乙滑肉門，
天樞外陵大巨存，水道歸來奪氣沖，髀關伏兔走陰市。
梁丘犢鼻足三里，上巨虛連條口位，下巨虛位及豐隆，
解溪沖陽陷谷中，內庭厲兌經穴終。

脾經相接。

中醫認為，脾胃是人體氣血化生的來源，若胃經不調，可出現食欲不振、胃脘脹痛、口臭、噯氣、噁心、嘔吐等症。另外，胃經對於頭面部、頸部、大腿和小腿方面的腫痛、攣急、麻木等疾病，亦有良好療效。

由於胃經與我們息息相關，因此，對於胃經我們要小心呵護，時時敲打，保證經絡暢通，這才是維持我們身體健康的必需條件。

足陽明胃經

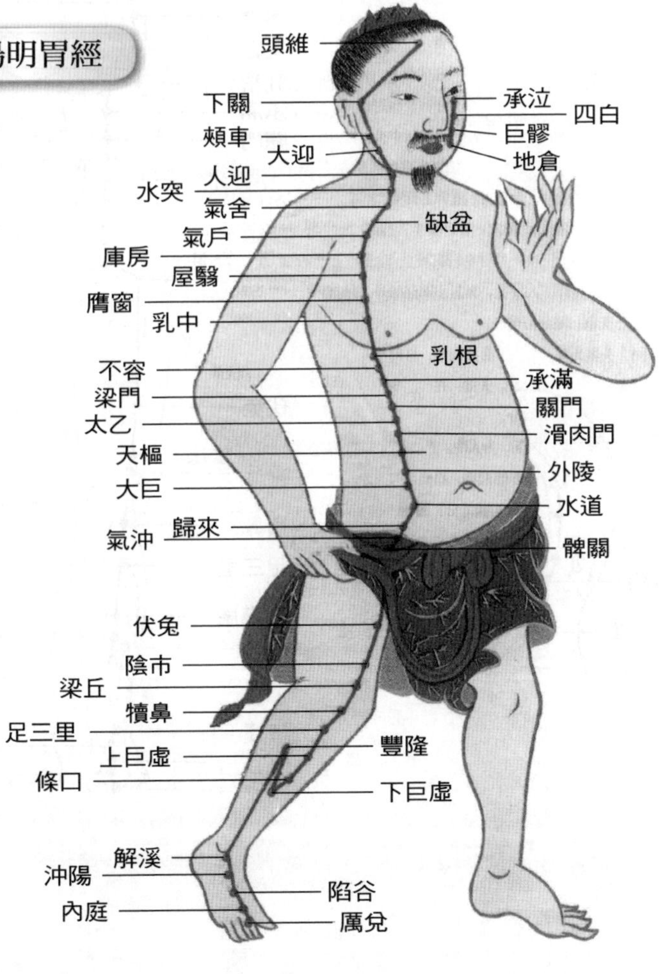

頭維
承泣
四白
下關
頰車
巨髎
大迎
地倉
人迎
水突
氣舍
缺盆
氣戶
庫房
屋翳
膺窗
乳中
乳根
不容
承滿
梁門
關門
太乙
滑肉門
天樞
外陵
大巨
水道
歸來
氣沖
髀關
伏兔
陰市
梁丘
犢鼻
足三里
豐隆
上巨虛
條口
下巨虛
解溪
沖陽
陷谷
內庭
厲兌

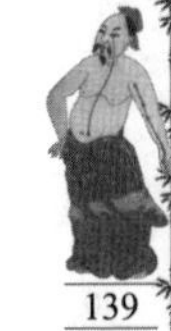

足陽明胃經循行示意圖

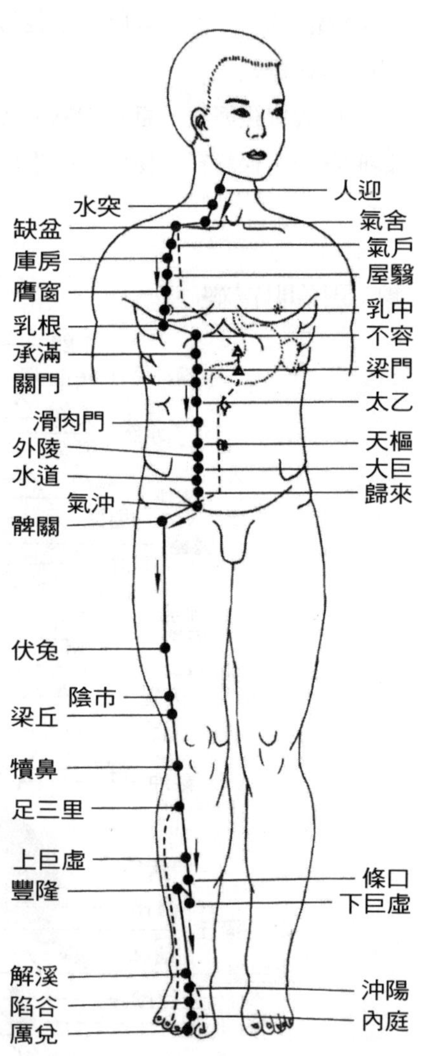
人迎
水突
氣舍
缺盆
氣戶
庫房
屋翳
膺窗
乳中
乳根
不容
承滿
梁門
關門
太乙
滑肉門
天樞
外陵
大巨
水道
歸來
氣沖
髀關
伏兔
陰市
梁丘
犢鼻
足三里
上巨虛
條口
豐隆
下巨虛
解溪
沖陽
陷谷
內庭
厲兌

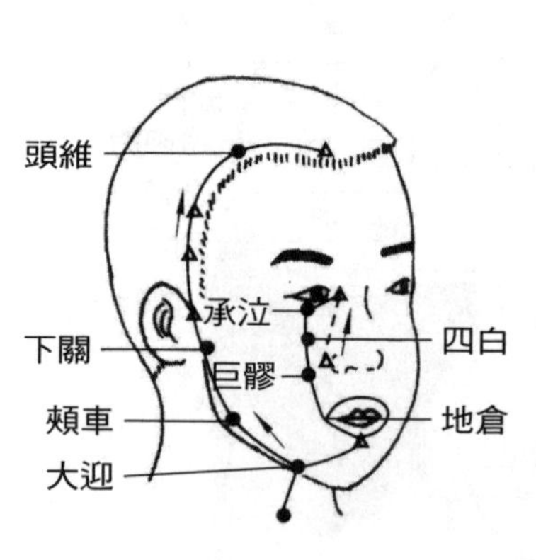
頭維
承泣
四白
下關
巨髎
頰車
地倉
大迎

足陽明胃經歌訣

胃足陽明交鼻起，下循鼻外入上齒，還出狹口繞承漿，
頤後大迎頰車裡。耳前髮際至額顱，支下人迎缺盆底，
下膈入胃絡脾宮，直者缺盆下乳內。一支幽門循腹中，
下行直合氣沖逢，遂由脾關抵膝臏，胻跗中指內間同。
一支下膝注三里，前出中指外間通，一支別走足跗指，
大指之端經盡矣。此經多氣復多血，是動欠伸面顏黑，
淒淒惡寒畏見人，忽聞木音心驚惕。登高而歌棄衣走，
甚則腹脹及賁響。凡此諸疾皆骭厥，所生病者為狂瘧。
濕淫汗出鼻流血，口喎唇裂又喉痹，膝臏疼痛腹脹結，
胸膺伏兔胻外廉。足跗中指俱痛徹，有餘消谷溺色黃，
不足身前寒振栗，胃房脹滿食不消。氣盛身前皆有熱。

足陽明胃經腧穴表

穴名	穴位	主治	特定穴
承泣	目正視，瞳孔直下，當眶下緣與眼球之間。	目赤腫痛，流淚，夜盲，眼瞼動，口眼喎斜。	足陽明經、陽蹻、任脈交會穴。
四白	目正視，瞳孔直下，當眶下孔凹陷中。	目赤痛癢，目翳，眼瞼動，口眼喎斜，頭痛眩暈。	
巨髎	目正視，瞳孔直下，平鼻翼下緣處。	口眼喎斜，眼瞼動，鼻衄，齒痛，唇頰腫。	足陽明經與陽蹻脈交會穴。
地倉	口角旁0.4寸，於巨髎穴直下取之。	口喎，流涎，眼瞼動。	手、足陽明經與陽蹻脈交會穴。
大迎	下頜角前1.3寸凹陷中，咬肌附著部前緣，閉口鼓氣時即出現一溝形凹陷，即於凹陷下端取之。	口喎，口噤，頰腫，齒痛。	
頰車	在陽溪穴與曲池穴連線上，陽溪穴上3寸處。	口喎，齒痛，頰腫，口噤不語。	
下關	顴弓下緣，下頜骨髁狀突之前方，切跡之處凹陷中。合口有孔，張口即閉。	耳聾，耳鳴，聤耳，齒痛，口噤，口眼喎斜。	足陽明、足少陽經交會穴。
頭維	額角髮際直上0.5寸。	頭痛、目眩、口痛、流淚、眼瞼動。	足陽明、足少陽經與陽維脈交會穴。

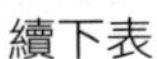
續下表

承上表

穴名	穴位	主治	特定穴
人迎	喉結旁1.5寸，當頸總動脈之後，胸鎖乳突肌前緣。	咽喉腫痛，氣喘，瘰癧，癭瘤，高血壓。	足陽明、足少陽經交會穴。
水突	人迎穴至氣舍穴連線的中點，當胸鎖乳突肌前緣。	咽喉腫痛，咳嗽，氣喘。	
氣舍	人迎穴直下，鎖骨上緣，在胸鎖乳突肌的胸骨頭與鎖骨頭之間。	咽喉腫痛，氣喘，呃逆，癭瘤，瘰癧，頸項強急。	
缺盆	鎖骨上窩中央，前正中線旁開4寸。	咳嗽，氣喘，咽喉腫痛，瘰癧。	
氣戶	鎖骨下緣，前正中線旁開4寸。	咳嗽，氣喘，呃逆，胸脇支滿，胸痛。	
庫房	第一肋間隙，前正中線旁開4寸。	咳嗽，氣喘，咳唾膿血，胸脇脹痛。	
屋翳	第二肋間隙，前正中線旁開4寸。	咳嗽，氣喘，咳唾膿血，胸脇脹痛，乳癰。	
膺窗	第三肋間隙，前正中線旁開4寸。	咳嗽，氣喘，胸脇脹痛，乳癰。	
乳中	乳頭中央。		
乳根	喉結旁開3寸，當胸鎖乳突肌的胸骨頭與鎖骨頭之間。	咳嗽，氣喘，呃逆，胸痛，乳癰，乳汁少。	
不容	臍上6寸，前正中線旁開2寸。	嘔吐，胃痛，食欲不振，腹脹。	
承滿	臍上5寸，前正中線旁開2寸。	胃痛，吐血，食欲不振，腹脹。	
梁門	臍上4寸，前正中線旁開2寸。	胃痛，嘔吐，食欲不振，腹脹，泄瀉。	
關門	臍上3寸，前正中線旁開2寸。	腹脹，腹痛，腸鳴，泄瀉，水腫。	
太乙	臍上2寸，前正中線旁開2寸。	胃痛，心煩，癲狂。	
滑肉門	臍上1寸，前正中線旁開2寸。	胃痛，嘔吐，癲狂。	
天樞	臍旁2寸。	腹脹，腸鳴，繞臍痛，便祕，泄瀉，痢疾，月經不調，痛經。	大腸經的「募穴」。
外陵	臍下1寸，前正中線旁開2寸。	腹痛，疝氣，痛經。	
大巨	臍下2寸，前正中線旁開2寸。	小腹脹滿，小便不利，疝氣，遺精，早洩。	
水道	臍下3寸，前正中線旁開2寸。	小腹脹滿，小便不利，痛經，不孕，疝氣。	

續下表

承上表

穴名	穴位	主治	特定穴
歸來	臍下4寸，前正中線旁開2寸。	腹痛，疝氣，月經不調，白帶，陰挺。	
氣沖	臍下5寸，前正中線旁開2寸。	腸鳴，腹痛，疝氣，月經不調，不孕，陽痿，陰腫。	沖脈所起。
髀關	在髂前上棘與髕骨外緣連線上，平臀溝處。	腰痛，膝冷，痿痹，腹痛。	
伏兔	在髂前上棘與髕骨外緣連線上，髕骨外上緣上6寸。	腰痛，膝冷，下肢麻痹，疝氣，腳氣。	
陰市	在髂前上棘與髕骨外緣連線上，髕骨外上緣上3寸。	腿膝痿痹，屈伸不利，疝氣，腹脹，腹痛。	
梁丘	在髂前上棘與髕骨外緣連線上，髕骨外上緣上2寸。	膝腫痛，下肢不遂，胃痛，乳癰，血尿。	胃經的「郄穴」。
犢鼻	髕骨下緣，當髕韌帶外側凹陷中。	膝痛，下肢麻痹，屈伸不利，腳氣。	
足三里	犢鼻穴下3寸，當脛骨前嵴外一橫指處。	胃痛，嘔吐，噎嗝，腹脹，泄瀉，痢疾，便祕，乳癰，腸癰，下肢痹痛，水腫，癲狂，腳氣，虛勞羸瘦。	胃經的「合穴」。
上巨虛	足三里穴下3寸。	腸鳴，腹痛，泄瀉，便祕，腸癰，下肢痿痹，腳氣。	大腸經的「大合穴」。
條口	上巨虛穴下2寸。	脘腹疼痛，下肢痿痹，轉筋，跗腫，肩臂痛。	
下巨虛	上巨虛穴下3寸。	小腹痛，泄瀉，痢疾，乳癰，下肢痿痹，腰脊痛。	小腸經的「下合穴」。
豐隆	外踝高點上8寸，條口穴外1寸。	頭痛，眩暈、痰多咳嗽，嘔吐，便祕，水腫，癲狂癇，下肢痿痹。	胃經的「絡穴」。
解溪	足背踝關節橫紋的中央，在長伸肌腱與趾長伸肌腱之間。	頭痛，眩暈，癲狂，腹脹，便祕，下肢痿痹。	胃經的「經穴」。
沖陽	在解溪穴下方，長伸肌腱和趾長伸肌腱之間，當第二、三跖骨與楔狀骨間，足背動脈搏動處。	口眼喎斜，面腫，齒痛，癲狂癇，胃痛，足痿無力。	胃經的「原穴」。
陷谷	足背，當第二、三跖趾關節後凹陷中。	面浮身腫，目赤腫痛，腸鳴，腹痛，熱病，足背腫痛。	胃經的「輸穴」。
內庭	足背，在第二、三趾間縫紋端。	齒痛，咽喉腫痛，口喎，鼻衄，胃痛吐酸，腹脹，泄瀉，痢疾，便祕，熱病，足背腫痛。	胃經的「滎穴」。
厲兑	第二趾外側趾甲角旁約0.1寸。	鼻衄，齒痛，咽喉腫痛，腹脹，熱病，多夢，癲狂。	胃經的「井穴」。

承泣：治療眼部疾病重要穴位

承泣穴，承，指承接；泣，指落淚。由於此穴位於眼睛下面，眼淚流下來似乎能承接，故名承泣。

本穴位於瞳孔直下0.7寸，眼球與眼眶邊緣之間，本穴屬交會穴，當陽蹻、任脈、足陽明之會。

承泣穴是穴道療法中治療眼疾非常重要的穴道之一，具有散風清熱、明目止淚之功效，主治近視、夜盲、眼顫動、眼瞼痙攣、眼睛疲勞、迎風流淚、老花眼、白內障、青光眼、視神經萎縮等常見的多種眼部疾病，當然需要採用其他相關穴道一同治療才能取得顯著效果。

按摩承泣穴還有美容的功效，可以防止眼袋鬆弛，因為有胃下垂疾病的人眼袋容易鬆弛，而此穴能提高胃部機能，所以可有效防止眼袋鬆弛。

此穴對於治療青少年近視有良好功效，因為承泣穴位於瞳孔下部，又是交會穴，還是胃經首穴。日常生活中多做按摩，可有效促進眼部周圍氣血循環，改善眼睛疲勞狀態，當然若加上眼部其他穴位按摩，效果會更好。

若日常生活中遇到開車疲睏的情況，而時間又不能耽擱，可以按摩眼眶

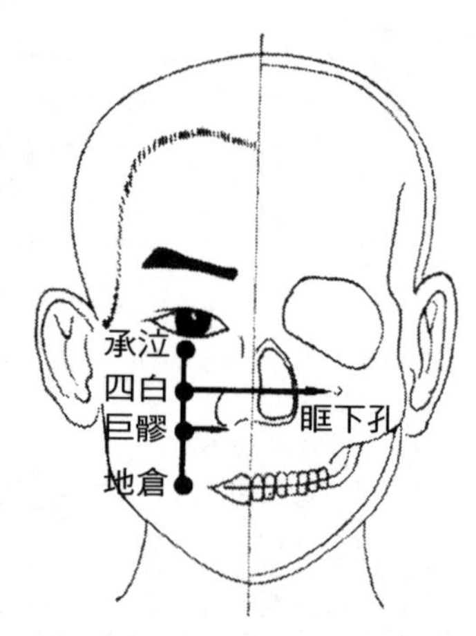

承泣穴

眼疾：承泣、太陽、合谷。
青光眼：睛明、承泣、風池、曲池、太沖。
視神經萎縮：承泣、風池、肝俞，腎俞、合谷。
口眼歪斜：承泣，地倉，陽白。

周圍的睛明穴、攢竹穴、四白穴、太陽穴、承泣穴、魚腰穴等重要穴道，只要短短的一兩分鐘，就可以明顯地緩解眼部疲勞，達到神清氣爽的目的。

人迎：迎候三陽之氣

人迎穴，位於頸部，頸總動脈搏動處，與喉結相平，在胸鎖乳突肌前緣，距喉結1.5寸。由於本穴位於頷下，頸部兩側，迎前顯而易見之處，飲食吞嚥，就像是人事上的迎來送往一樣，古人以此為迎候人事三陽之氣，故名人迎。

本穴是足陽明胃經和足少陽膽經之交會穴，有利咽散結、理氣降逆之功效，主治咽腫、咳嗽、胸滿、氣喘、頭痛、身大熱、氣悶、食不下、耳鳴、腰痛、高血壓、低血壓、甲狀腺腫、扁桃腺炎等症。

人迎穴還有去除雙下巴的減肥特效。常待在辦公室上班的人由於運動不足，而且最缺乏運動的就是下巴，因此只要稍不注意就會形成雙下巴。

人迎穴

霍亂、頭痛、胸痛、氣喘：人迎、內關、關沖、三陰交、下三里。
高血壓：人迎、曲池、足三里。

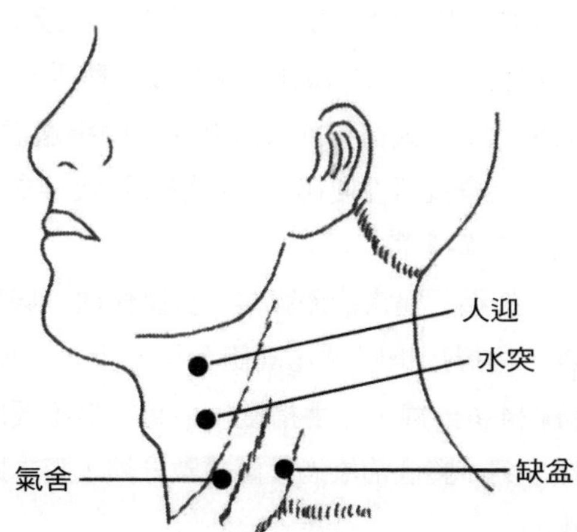

雙下巴可用運動、按摩來治療，在洗臉時有意識地用冷水拍下巴，有助於肌肉收縮，如果我們配合穴道指壓法使用，效果會更好。人迎穴、大迎穴，有增進臉部血液循環和使皮膚緊縮的功能，大迎穴位於嘴唇斜下、下巴骨的凹處，指壓要領是一邊吐氣一邊壓6秒鐘，人迎重複10次，大迎重複30次。採用上述方法，可逐漸去除下巴附近的脂肪，還你一個緊致、瘦削的頸部。

天樞：腹瀉便祕別無他，針灸此穴保安寧

天樞，樞指樞紐，古代占星家把北斗第一星定為天樞，主持天際各星運行規律，古醫學家取法此說，在臍部作臍輪周轉以法天道。《黃帝內經》說，人的上半身天氣主之，下半身地氣主之，而臍為上下身之分界，此穴上應天，下應地，故名天樞。

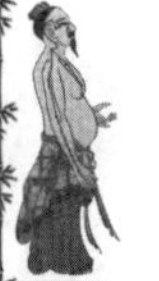

此穴位於臍中左右旁開2寸，是大腸經之募穴，為大腸腑氣結聚於腹部的腧穴。在臨床上是治療消化系統疾病的常用要穴之一，有調中和胃、疏調腸腑、理氣健脾的作用，主治腹痛、腹脹、便祕、腹瀉、痢疾等胃腸病和月經不調、痛經等婦科疾患。

天樞穴是治療便祕的常用穴。《勝玉歌》說：「腸鳴大便時泄瀉，臍旁兩寸灸天樞。」《玉龍歌》也說：「脾泄之症別無它，天樞兩穴刺休差。」具體作法：臥姿，雙手叉腰，中指指腹放在同側的天樞穴上，大拇指附於腹外側，中指適當用力按揉天樞穴30～50次。治療習慣性便祕，可點按天樞穴、支溝穴、歸來穴，能調暢氣機、去除積滯。

按壓天樞穴治療腹瀉，具體作法：仰臥，露出肚臍部，全身放鬆，用拇指指腹壓在兩側天樞穴上，力度由輕漸重，緩緩下壓，持續4~6分鐘，將手指慢慢抬起（但不要離開皮膚），再在原處按揉片刻。整個治療過程僅需數分鐘，腹中即感舒適，腹痛、腹瀉停止。

天樞穴

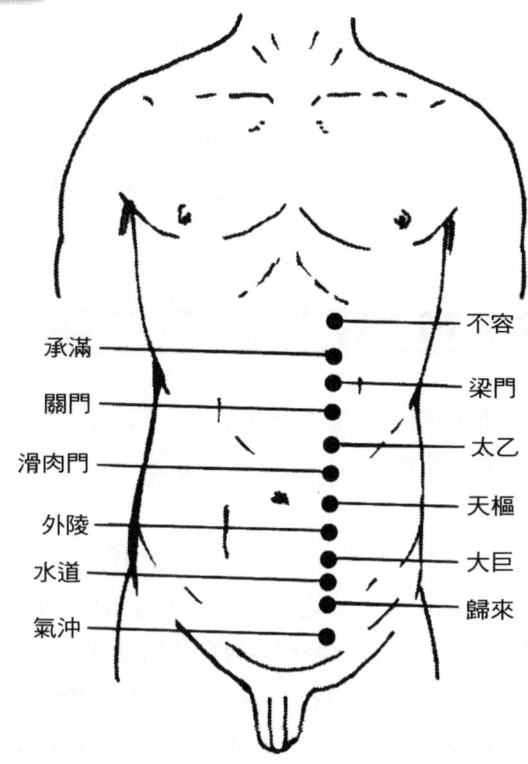

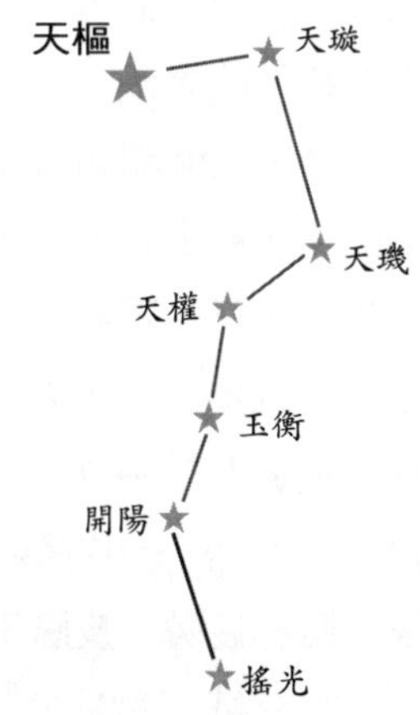

天樞穴

配足三里主治消化不良、腹瀉。
配上巨虛、曲池主治細菌性痢疾。
配上巨虛、闌尾主治急性闌尾炎。
配足三里、大腸俞主治腸麻痺、便祕。

如何治療下痢？下痢和便祕情況剛好相反，是由於腸子過分運動所致。換句話來說，由於腸壁刺激異常，腸黏膜感應性增高所致。治療下痢的穴位，一處是位於足趾和第二趾中間向裏2釐米處的下痢穴，指壓時一面緩緩吐氣一面用拇指用力壓6秒鐘，左右腳各1次，如此重複15次。第二處是天樞穴，指壓時先放鬆筋肉，深吸一口氣，一面緩緩吐出一面同時輕壓6秒鐘，氣吐盡時才將手離開，如此重複10次。

足三里：擅治胃疾、調理脾胃

足三里，里指城邑，集會通達之意，三指此穴位於膝下3寸處，由於本穴統治身體上、中、下三部諸症，位於下肢，因此命名為「足三里」。

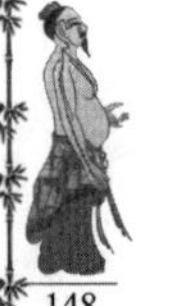

足三里穴備受歷代醫家青睞，它是足陽明胃經之合穴，同時又是四總穴之一，回陽九針穴之一，且是人身兩個「長壽穴」之一（湧泉穴、足三里穴），所以我們要對它多加重視。

足三里是胃經要穴，而胃是人的後天之本，經常按摩針灸該穴可補脾健胃，增強免疫功能，同時還能消除疲勞，延年益壽，故該穴又被稱為強壯要穴。民間還有「常常拍打『足三里』，勝過食用老母雞」的說法。

足三里能調和氣血，具有補虛強壯的特殊功能。氣血是人體生命之本，體虛是人體致病的根本因素。足三里能夠防治很多疾病，可以說，從頭頂到足底都屬足三里穴的主治範圍，它是人體最重要的治病穴道之一，如消化器官疾病、頭痛、牙痛、神經痛、鼻部疾病、心臟病、呼吸器官疾病、胃下垂、食欲不振、下痢、腹部脹滿、嘔吐等一切胃腸、腹部不適病症都是首選此穴，對更年期障礙、腰腿疲勞、皮膚粗糙也很有效。

在有感冒徵兆時，可用艾條點燃後對準足三里灸，注意保持適當距離，以局部感到溫熱而無灼痛為度。每天1次，連續2～3天，可以防止感冒發生。

患胃痛或腸炎腹部絞痛時，可用雙手大拇指指腹稍用力分別對準雙足三里穴先按順時針方向旋轉點揉60圈後再逆時針方向點按

足三里

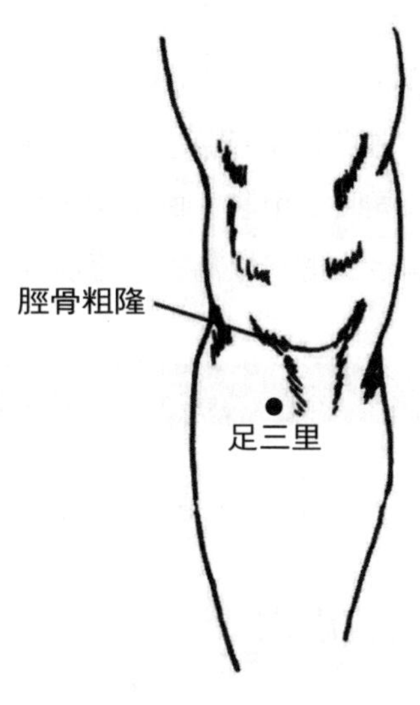

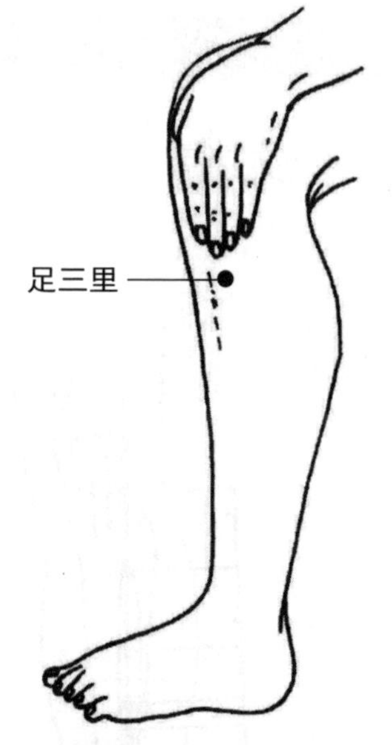

足三里穴

正坐屈膝，用手從膝蓋正中向下摸取脛骨粗隆之處，在下緣1寸處即是足三里穴。

正坐屈膝，用手按膝部，食指撫於膝下骨，當中指尖處即是足三里穴。

足三里穴歌

三里膝眼下，三寸兩筋間，能通心腹脹，善治胃中寒。
腸鳴併泄瀉，腿腫膝脛痠，傷寒羸瘦損，氣蠱及諸般。
年過三旬後，針灸眼便寬，耳穴當審的，八分三壯安。

60圈，然後，自上而下擦按，至局部皮膚有熱感為度。每天2～3次，連續2～3天，胃痛症狀可緩解或消失。

消化不良的人，可經常推揉足三里，用右手拇指指腹按揉左側足三里2分鐘，用左手拇指指腹按揉右側足三里2分鐘，每天1～2次，你會發現自己能得到比吃補品更實惠的益處。

足三里還是抗衰老的有效穴位，在該穴處點按敲打，有防病、健身、抗衰、延年的作用。常言道「未老腿先衰」，人上了年紀時，難免感覺腿腳拖遝，下肢痠痛，可在每晚洗腳時，用熱水浸足，同時，用雙手握空拳，用掌側輪流輕輕地敲打小腿前外側，以兩側足三里穴位為主，持續10分鐘即可。

下巨虛：調胃腸，通經絡，安神志

下巨虛穴是相對上巨虛穴而言，巨，大；虛，隙縫之意。由於

下巨虛穴

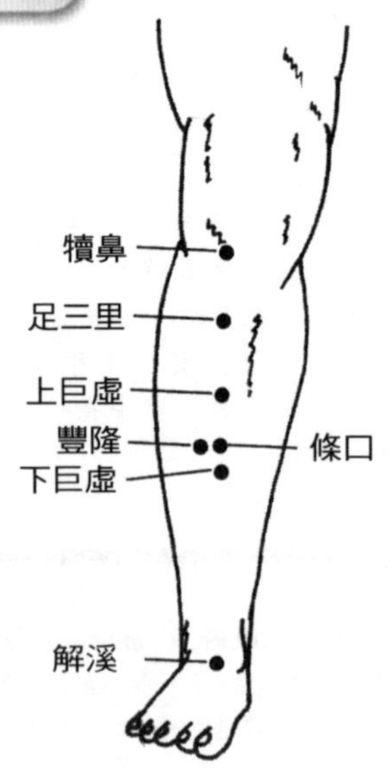

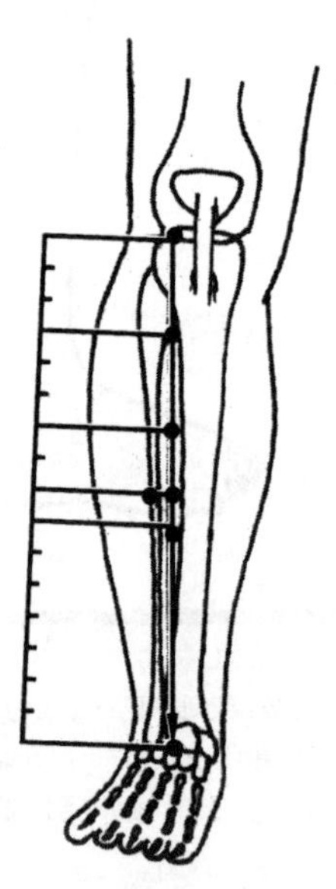

本穴位於上巨虛之下，當小腿外側，大空隙之下端，故名下巨虛。此穴是小腸經之合穴，具有舒筋活絡、調理胃腸的功效，主治腹痛、泄瀉、痢疾、胸脇痛、氣逆、轉筋、小便不利、腳氣、乳痛、下肢痿痹、足痿無力等症，對風濕性關節炎也非常有效。

本穴在小腿前外側，犢鼻穴下9寸，條口下約一橫指，距脛骨前緣約一橫指處，於犢鼻穴與解溪穴的連線上取穴。

下巨虛為胃經腧穴，同時又是小腸經合穴，「合治內腑」，故下巨虛可調理胃腸、清熱利濕。因為小腸為人體消化器官之一，主管接受胃初步消化之水谷飲食，再加以運化、吸收其精華，分別清濁，使水液滲入膀胱，從尿道排出，使渣滓從大腸而下。所以本穴是治療消化不良性水瀉及下腹部疼痛的要穴，臨床上常配以天樞穴治療急性腸炎。

下巨虛屬陽明胃經，陽明經多氣多血，它又是手太陽小腸經之合穴，小腸經脈「出肩胛、繞肩胛、交肩上」，因此取刺本穴有調和氣血、舒筋活絡的作用，故對肩周炎、肩扭傷、挫傷等原因引起的肩痛，止痛效果顯著。

有些朋友對於如何判斷自己的腹痛、胃痛屬於什麼類型的病還不是很清楚，是寒症？熱症？實症？虛症？所以犯了急痛，常常不知怎麼辦才好。其實這時，不必刻意取某穴位，只要順著胃經循行寸土寸金的排查，總會找到那個壓痛點，一般情況下都在小腿到腳的範圍，如上巨虛、下巨虛、足三里、豐隆、解溪等穴。如果排查了幾遍也沒找到，那只能懷疑中斷點比較高，可能是大腿，更可能是腹、胸，此時大可以發揮追尋到底的精神一路探究下去，從而發現自己的特效穴。

豐隆：痰咳哮喘宜向此穴尋

豐隆，豐，大也；隆，隆盛狀。足陽明胃經氣血豐盛，至此穴

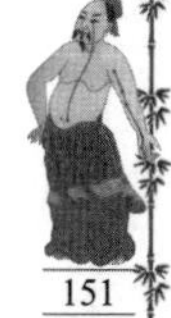

豐溢，且該穴肌肉豐滿隆起，故名豐隆。此穴在小腿前外側，當外踝尖上8寸，條口穴外1寸，距脛骨前緣約二橫指。

豐隆穴為足陽明胃經絡穴，別走脾經，從陽絡陰，該穴能疏通表裏兩經之氣血，即「一絡通二經」。因此它不僅能治本經病，還可治表裏經病症，能調理脾胃，促進水谷精微的運化，具有健脾化痰、利氣寬胸、和胃降逆、調理氣血、祛痰開竅、醒神定志之功效。臨床多用於治療神經衰弱、癲狂癇、精神分裂症、神經血管性頭痛、高血壓、眩暈、支氣管炎、支氣管哮喘、腓腸肌痙攣等多種疾病。前人對頭痛根據「高者抑之，客者散之」，「病邪在上，取之於下」的治療法則，選用多氣多血的足陽明胃經之絡穴豐隆穴進行療治。此法屬釜底抽薪，以絕生痰之源。《玉龍歌》說：「咳嗽須針肺俞穴，痰多宜向豐隆尋。」《肘後歌》說：「哮喘發來寢不得，豐隆刺入三分深。」

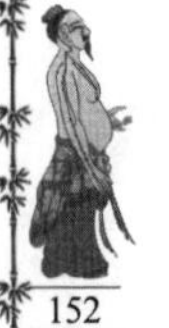

俗話說，「百病皆由痰作祟」，凡與痰有關的病症，如痰濁阻肺之咳嗽、哮喘，痰濁外溢於肌膚之腫脹，痰濁流經經絡之肢體麻木、半身不遂，痰濁上擾之頭痛、眩暈，痰火犯心之心悸、癲狂等，都可配取豐隆穴療治，如配陰陵泉、商丘、足三里治療痰濕諸症；配肺俞、尺澤治療咳嗽痰多；配沖陽，有豁痰寧神的作用，主治狂妄行走；配肺俞、尺澤，有祛痰鎮咳的作用，主治咳嗽、哮喘；配照海、陶道，有滌痰醒神的作用，主治癲癇。

豐隆穴還是瘦腰收腹的減肥良穴，具體作法：仰臥或坐立，兩手掌按在腹部，順時針揉按3分鐘；用手掌拍打腹部3分鐘；席地而坐，兩腿略內收，一手四指併攏，按放同側腿的小腿後側，拇指在豐隆穴處，以拇指指端甲緣著力，做按掐活動，一掐一鬆，連做14次；然後用拇指指腹按放在豐隆穴處，做按擦活動，連做1分鐘；接著將中指移放在拇指上面加壓，兩指一併用力，做按揉活動，連做1分鐘。此法功效：消食導滯，化痰消脂。

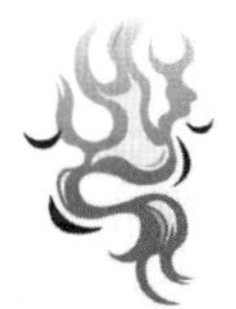

足少陽膽經

肝膽的守護神

《黃帝內經》上說「肝者，將軍之官，謀慮出焉，膽者，中正之官，決斷出焉」。肝與膽互為表裏，膽主儲藏和排泄膽汁，以助飲食消化，若肝失疏泄，則可導致膽汁生成異常，影響人體的消化和吸收，出現厭食、腹脹、便溏等狀況；膽主決斷，也就是說膽在精神思考活動過程中，具有判斷事物、作出決定的作用，以維持和控制氣血的正常運行。肝與人的情志有關，而膽氣盛衰也影響人的情緒變化，若膽功能失常，則人易於出現驚悸、膽怯、失眠、多夢等狀況。

膽經是一條對人體非常重要的經絡，它輔助膽功能的正常運轉，《黃帝內經》有言：「凡十一臟，取決於膽也。」膽居六腑之首，膽的功能正常，則諸臟易安，故膽經對人體內臟器官和精神狀況的有序維持都是極為重要的。

足少陽膽經從頭走足，主要分布在頭部側面、軀幹側面、下肢外側中間，屬膽，絡肝。

膽經起於眼外角，向上到額角返回下行至耳後，沿著頸旁手少陽經路線到肩上向後，交出手少陽經的後面，然後向下進入鎖骨上窩。其支脈一，從耳後進入耳中，回返耳前，到達外眼角後方。支脈二，從外眼角下走大迎穴，與手少陽經會合到達眼眶下，下行經面頰到頸部，向下進入胸中，通過橫膈，絡肝，屬膽，再沿少腹兩側腹股溝，經過外陰部毛際，橫向進入髖關節。支脈三，從鎖骨上窩下行，到達腋部，然後順著身體側面，向下會合前面的支脈於髖關節部，再向下沿著大腿，小腿外側，直下到達腓骨下端，出外踝，沿腳背進入腳第四趾外側端。支脈四，從腳背分出，沿著第一、二趾之間，從大趾端出來，然後返回大趾背，與足厥陰肝經相

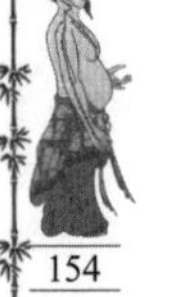

足少陽膽經

瞳子髎
風池
肩井
淵液
輒筋
日月
京門
帶脈
維道
五樞
居髎
環跳
中瀆
膝陽關
陽陵泉
陽交
外丘
光明
陽輔
懸鍾
丘墟
臨泣
地五會
俠溪
足竅陰

足少陽膽經循行示意圖

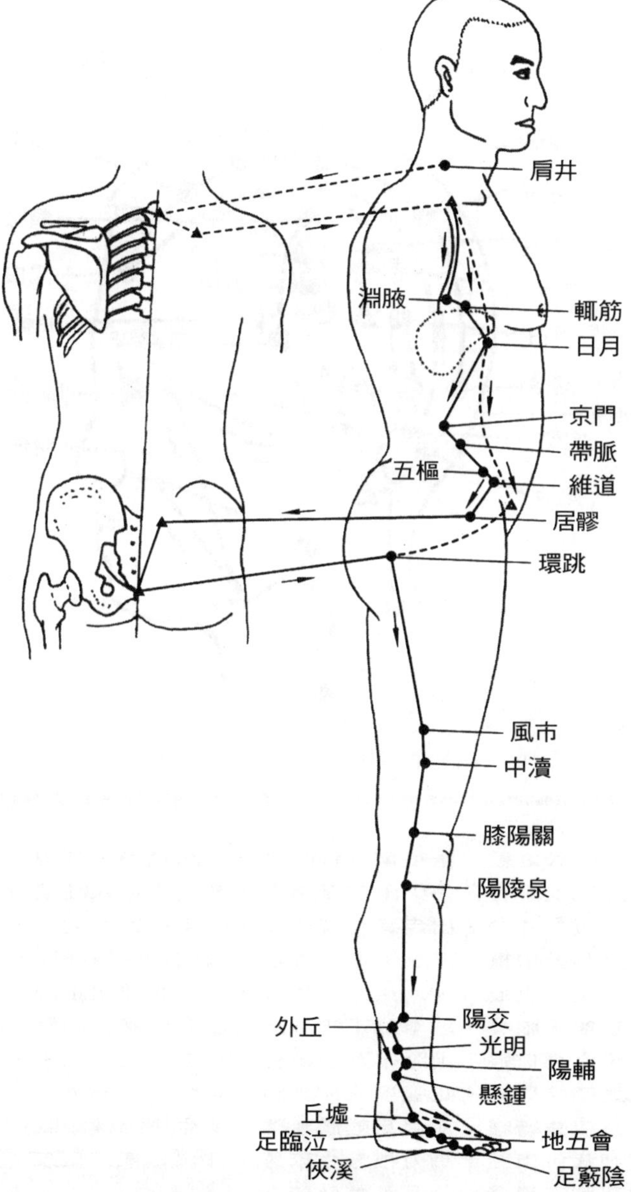

肩井
淵腋
輒筋
日月
京門
帶脈
五樞
維道
居髎
環跳
風市
中瀆
膝陽關
陽陵泉
外丘
陽交
光明
陽輔
懸鍾
丘墟
足臨泣
地五會
俠溪
足竅陰

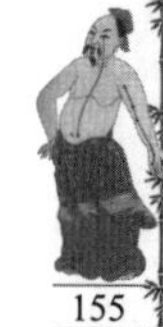

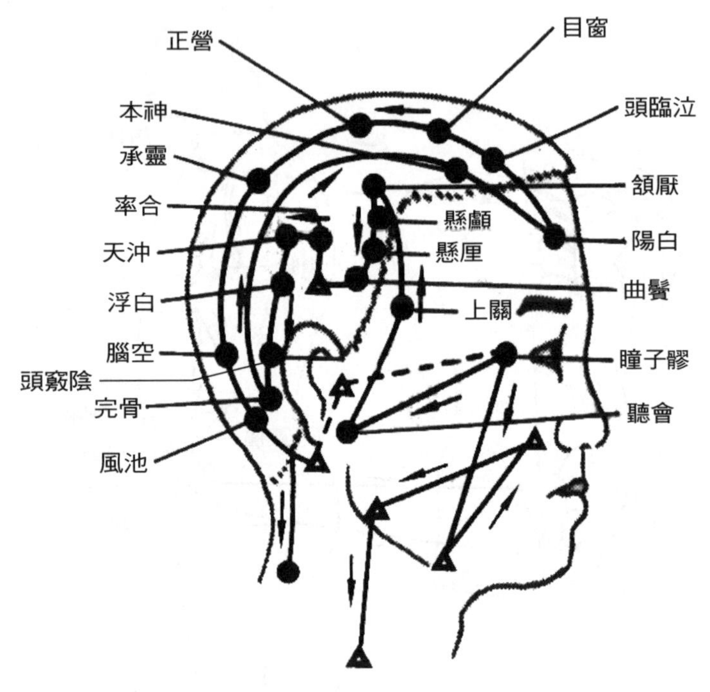

足少陽膽經歌訣

足脈少陽膽之經，始從兩目銳眦生，抵頭循角下耳後，
腦空風池次第行。手少陽前至肩上，又交少陽入缺盆。
支者耳後貫耳內，出走耳前銳眦循。一支銳眦大迎下，
合手少陽抵頔根，下加頰車缺盆合，入胸貫膈絡肝經。
屬膽仍從脇裏過，下入氣沖毛際縈，橫入髀厭環跳內，
直者缺盆下腋膺。過季脇下髀厭內，出膝外廉是陽陵，
外輔絕骨踝前過，足跗小趾次趾分。一支別從大趾去，
三毛之際接肝經。此經多氣而少血，是動口苦善太息。
心脇疼痛難轉移，面塵足熱體無澤。所生頭痛連銳眦，
缺盆腫痛併兩腋。馬刀挾癭生兩旁，汗出振寒痎瘧疾，
胸脇髀膝至脛骨，絕骨踝痛及諸節。

足少陽膽經腧穴表

穴名	穴位	主治	特定穴
瞳子髎	目外眦旁0.5寸，當眶骨外緣凹陷中。	頭痛，目赤腫痛，目翳，青盲。	手太陽與手、足少陽經交會穴。
聽會	耳屏間切跡前，下頜骨髁狀突的後緣，張口有孔。	耳鳴，耳聾，齒痛，口喎。	
上關	下關穴直上，當顴弓的上緣。	偏頭痛，耳鳴，耳聾，口眼喎斜，齒痛，口噤。	手、足少陽與足陽明經交會穴。
頷厭	當頭維穴至曲鬢穴弧形線的上1/4與下3/4交界處。	偏頭痛，目眩，耳鳴，齒痛，癲癇。	手、足少陽與足陽明經交會穴。
懸顱	當頭維穴至曲鬢穴弧形線中點。	偏頭痛，目赤腫痛，齒痛。	
懸厘	當頭維穴至曲鬢穴連線的下1/4與上3/4交界處。	偏頭痛，目赤腫痛，耳鳴。	手、足少陽與足陽明經交會穴。
曲鬢	耳前鬢髮後緣直上，平角孫穴處。	頭痛，齒痛，牙關緊閉，暴喑。	足少陽與足太陽經交會穴。
率谷	耳尖直上，入髮際1.5寸。	偏頭痛，眩暈，小兒急、慢驚風。	足少陽與足太陽經交會穴。
天沖	耳根後緣直上，入髮際2寸。	頭痛，癲癇，牙齦腫痛。	足少陽與足太陽經交會穴。
浮白	耳根後緣向後，入髮際橫量2寸。	頭痛，耳鳴，耳聾，目痛，癭瘤。	足少陽與足太陽經交會穴。
頭竅陰	浮白穴直下，乳突根部。	頭痛，耳鳴，耳聾。	足少陽與足太陽經交會穴。
完骨	當乳突後下方凹陷中。	頭痛，頸項強痛，齒痛，口喎，瘧疾，癲癇。	足少陽與足太陽經交會穴。
本神	神庭穴（督脈）旁3寸，當神庭穴與頭維穴連線的內2/3處外1/3連接點處。	頭痛，目眩，癲癇，小兒驚風。	足少陽經與陽維脈交會穴。
陽白	目正視，瞳孔直上，眉上1寸。	頭痛，目痛，視物模糊，眼瞼動。	足少陽經與陽維脈交會穴。
頭臨泣	陽白穴直上，入髮際0.5寸。	頭痛，目眩，流淚，鼻塞，小兒驚風。	足少陽、足太陽經與陽維脈交會穴。

續下表

承上表

穴名	穴位	主治	特定穴
目窗	頭臨泣穴後1寸。	頭痛，目赤腫痛，青盲，鼻塞，癲癇，面浮腫。	足少陽經與陽維脈交會穴。
正營	目窗穴後1寸。	頭痛，目眩，唇吻強急，齒痛。	足少陽經與陽維脈交會穴。
承靈	正營穴後1.5寸。	頭痛，眩暈，目痛，鼻塞，鼻衄。	足少陽經與陽維脈交會穴。
腦空	風池泣直上1.5寸。	頭痛，目眩，癲狂癇，頸項強痛。	足少陽經與陽維脈交會穴。
風池	當胸鎖乳突肌與斜方肌之間凹陷中，平風府穴處。	頭痛，眩暈，目赤腫痛，鼻衄，耳鳴，頸項強痛，感冒，癲癇，中風，熱病，瘧疾。	足少陽經與陽維脈交會穴。
肩井	在大椎穴（督脈）與肩峰連線的中點。	頭項強痛，肩背疼痛，上肢不遂，難產，乳癰，乳汁不下。	手、足少陽經與陽維脈交會穴。
淵腋	舉臂，腋中線上，第四肋間隙。	胸滿，脇痛，上肢痹痛。	
輒筋	淵腋穴前1寸，第四肋間隙。	胸滿，脇痛，氣喘，嘔吐，吞酸。	
日月	乳頭下方，第七肋間隙。	嘔吐，吞酸，脇肋疼痛，呃逆，黃疸。	膽經的「募穴」，足少陽、足太陰經交會穴。
京門	第十二肋端。	小便不利，水腫，腰痛，脇痛，腹脹，泄瀉。	腎經的「募穴」。
帶脈	第十一肋端直下平臍處。	腹痛，經閉，月經不調，帶下，疝氣，腰脇痛。	足少陽經與帶脈交會穴。
五樞	在側腹，髂前上棘之前0.5寸，約平臍下3寸處。	腹痛，疝氣，帶下，便祕，陰挺。	足少陽經與帶脈交會穴。
維道	五樞穴前下0.5寸。	腹痛，疝氣，帶下，陰挺。	足少陽經與帶脈交會穴。
居髎	在髂前上棘與股骨大轉子高點連線的中點。	腰痛，下肢痿痹，疝氣。	足少陽經與陽蹻脈交會穴。
環跳	當股骨大轉子高點與骶管裂孔連線的外1/3與內2/3交界處。	下肢痿痹，腰痛。	足少陽、太陽經交會穴。
風市	大腿外側正中，膕橫紋水平線上7寸。以手貼於腿外，中指尖下是穴。	下肢痿痹，偏身瘙癢，腳氣。	

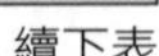
續下表

承上表

穴名	穴位	主治	特定穴
中瀆	風市穴下2寸。	下肢痿痹。	
膝陽關	陽陵泉穴上3寸，當股骨外上髁上方凹陷中。	膝膕腫痛攣急，小腿麻木。	
陽陵泉	當腓骨小頭前下方凹陷中。	脇痛，口苦，嘔吐，下肢痿痹，腳氣，黃疸，小兒驚風。	膽經的「合穴」，八會穴之一，筋會陽陵泉。
陽交	外踝高點上7寸，腓骨後緣。	胸脇脹滿，下肢痿痹、癲狂。	陽維脈「郄穴」。
外丘	外踝高點上7寸，腓骨後緣。	胸脇脹滿，下肢痿痹、癲狂。	膽經的「郄穴」。
光明	外踝高點上5寸，腓骨後緣。	目痛，夜盲，下肢痿痹，乳房脹痛。	膽經的「絡穴」。
陽輔	外踝高點上4寸，腓骨前緣稍前處。	偏頭痛，目外眦痛，瘰癧，腳氣，腋下腫痛，咽喉腫痛，胸脇脹痛，下肢痿痹。	膽經的「經穴」。
懸鍾	（絕骨）外踝高點上3寸，腓骨後緣。	項強，胸脇脹痛，下肢痿痹，咽喉腫痛，腳氣，痔瘡。	八會穴之一，髓會絕骨。
丘墟	外踝前下方，當趾長伸肌腱外側凹陷中。	胸脇脹痛，下肢痿痹，瘧疾。	膽經的「原穴」。
足臨泣	在第四、五跖骨接合部前方，小趾伸肌腱外側凹陷中。	目赤腫痛，脇肋疼痛，月經不調，遺尿，乳癰，瘰癧，瘧疾，足跗疼痛。	膽經的「輸穴」。八脈交會穴之一，通於帶脈。
地五會	在第四、五跖骨之間，當小趾伸肌腱內側緣處。	頭痛，目眩，耳鳴，脇痛，乳癰，內傷吐血，足背腫痛。	膽經的「原穴」。
俠溪	足背，在第四、五趾間縫紋端。	頭痛，目眩，耳鳴，耳聾，目赤腫痛，脇肋疼痛，熱病，乳癰。	膽經的「滎穴」。
足竅陰	第四趾外側趾甲角旁約0.1寸。	頭痛，目赤腫痛，耳聾，咽喉腫痛，熱病，失眠，脇痛，呃逆，月經不調	膽經的「井穴」。

接。

日常鍛鍊膽經的方法，近兩年很時興的是敲膽經，它不僅可增強人體本身的體質，達到強身健體的目的，同時它還是美容瘦腿的好方法。從兩大腿外側根部開始，自上而下慢慢順序敲打至膝蓋處，再反向敲打回大腿根部，如此反覆，每天1~2次，每次敲打2~3分鐘。敲打時可以用拳頭，要稍用些力量。

此法主要在刺激膽經，強迫膽汁分泌，提升人體的吸收能力，提供人體造血系統所需的充足養料。利用白天空閒的時間敲膽經是比較安全的作法，也不會引起什麼偏差。

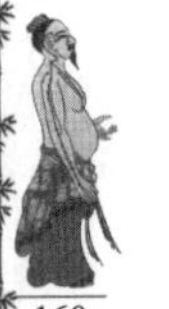

風池：祛風邪，治傷寒

風池，風為陽邪，其性輕揚，頭頂之上，唯風可到。本穴當手少陽經、三焦經和陽維脈之會，主中風偏枯，少陽頭痛，乃風邪蓄積之所，故名風池。

風池穴在頸後部，枕骨之下，與風府相平，胸鎖乳突肌與斜方肌上端之間的凹陷處，具有平肝息風、祛風解毒、通關利竅之功用，主治頭痛、頭重腳輕、眼睛疲勞、頸部痠痛、落枕、失眠、宿醉等症。此穴為人體足少陽膽經上的重要腧穴之一。

本穴對治療感冒有特效，每天堅持按摩雙側風池穴，能十分有效地防治感冒。《席弘賦》就說：「風府、風池尋得到，傷寒百病一時消。」

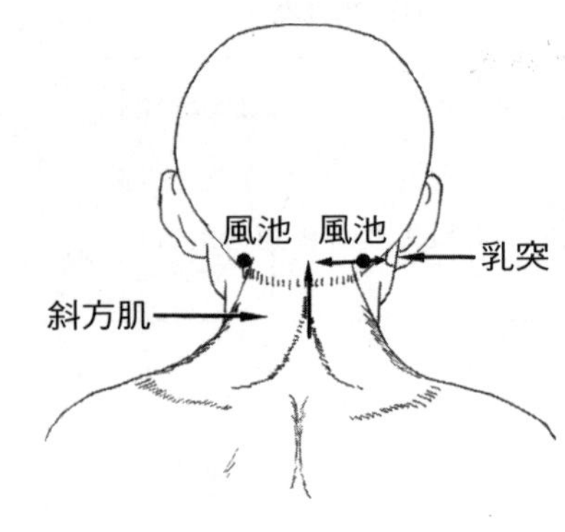

當天氣突變你感覺不妙時，有可能是要感冒了，這時可以用雙手食指、中指、

無名指分別按住風池穴，用力按壓100次左右，至有發熱感，每天重複幾次。若已感風寒，再做此法後，會覺得頭部很輕鬆，鼻塞也會減輕，因為風池穴有通竅的作用，不過這時按壓會很痛，還可能有皮下瘀血，不用擔心，這就有點像刮痧，是驅邪外出，一定要堅持，如果再多喝熱水，對感冒很有效果。

此法對孕婦效果不錯，4歲以下兒童則不適宜。大部分準媽媽因為懷孕而導致抵抗力下降，稍不注意就傷風感冒，出現頭痛、咳嗽、鼻塞等症狀。如果害怕吃藥對胎兒有不良影響，這時也可以試試風池穴按摩法，來達到預防與治療的雙重效果。另外，準媽媽特別容易感到疲勞、睡不好，也可以經由穴位按摩加以改善。

長期按壓風池穴對伏案工作者更是益處多多。當用眼過度時，按壓這個穴位能緩解眼部疲勞，長期按摩還對改善假性近視有所幫助。按壓風池穴還可以很快消除疲勞。看書、用電腦時間久了，會有頭頸部不舒服的感覺，按壓風池穴後，會覺得神清氣爽，心情愉快，效率也提高了。由於工作壓力過大，而導致失眠的人，睡前按壓風池穴還能減輕壓力，具有催眠的作用。此外，落枕、肩膀痠痛均能以此手法進行治療。

但是，對於嬰幼兒來說，因為他們的頸部骨骼不夠強壯，成人為其按摩風池穴時，用力不當比較容易出現不良後果，因此，不建議按摩4歲以下兒童的風池穴來防治疾病。

環跳：專治坐骨神經痛，通則不痛，痛則不通

環跳，因為本穴位於骶骨股骨的樞紐處，而此處骨節如環，人的下肢跳躍屈伸全憑藉此處的骨節為樞紐，又因為此穴主治筋骨風痹之症，使原本麻痹的下肢跳躍如常，故名環跳。

本穴位於股外側，當股骨大轉子最凸點與骶骨裂孔的連線的外1/3與中1/3交點處。順大腿外側往上摸，開始是肌肉，摸起來是軟

的，當摸到接近髖關節感覺到骨性硬物時，這就是股骨大轉子。取穴時，可將拇指關節屈伸成90度，指關節最高處對準尾骨尖，食指伸向大轉子頭方向，當食指尖端到達之處就是環跳穴。

本穴是膽經和膀胱經的交會穴，祛風化濕，強健腰膝，通經活絡的常用穴道，主治風濕痹痛、下肢癱瘓、腰膝疼痛、麻木、坐骨神經痛等病症。古人有語云：「腰痛環跳委中神，若連背痛昆崙武」，「腰連腿痛怎生醫，環跳行間與風市」。

坐骨神經痛在中醫中隸屬於「痹證」的範疇，此病乃由風寒侵襲、經脈受阻、氣血瘀滯而引起，即「不通則痛」而引發，受寒、受潮是其誘發原因。而環跳穴與足三陽經有著極為密切的關係，它是足少陽膽經和足太陽膀胱經的交會穴，同時足少陽、太陽二脈與足陽明之筋共同會合於髀樞，而環跳穴又正當髀樞中，故環跳也成為足少陽、太陽、陽明所共同的結點所在。針刺環跳穴能疏通足三陽經之氣血，治療足三陽經之病變，最終達到「通則不痛」的目的。

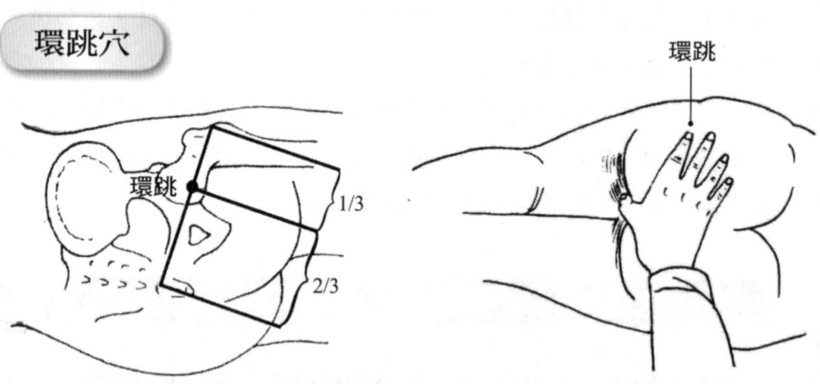

十二穴主治雜病歌

環跳在髀樞，側臥屈足取。能針偏廢軀，折腰返顧難。
冷風併濕痹，身體似繩牽，腿胯連腨痛，屈轉重吁嘆。
若人能針灸，頃刻病消痊。

陽陵泉：治療膽腑筋絡諸頑疾的要穴

陽陵泉，經氣深聚為泉，因本穴位於腿膝外側，外為陽，穴道旁片有隆起的骨節如丘陵狀，故名陽陵泉。此穴與內膝陰陵泉穴相對。

本穴是膽經之合穴，又是八脈交會穴之筋會，是筋氣會聚之處，有舒筋壯筋之功效，是治療下肢筋病要穴，可以說一切筋的毛病都可以找陽陵泉對治。

膽經共有四十穴，其中最常用且最神妙難訴的莫過於「陽陵泉」，古人有「外傷陽陵泉」的說法，也就是說陽陵泉可治一切外傷的疾患，所以陽陵泉是一個很重要的穴道。

本穴在小腿外側，當腓骨小頭前下方凹陷處，具有疏泄肝膽、清利濕熱、舒筋健膝之功效，主治膽病、口苦、脇下痛脹、呃逆、

陽陵泉穴

偏風、半身不遂：曲池、環跳、陽陵泉。
喉鳴：膻中、天池、陽陵泉。
腹脇滿：陽陵泉、足三里、上廉。
冷風濕痹：環跳、陽陵泉、足三里。
脇痛：期門、支溝、陽陵泉。
膝腫：陰陵泉、陽陵泉。
腳氣、痠痛：肩井、足三里、陽陵泉。
半身不遂，下肢痿痹：環跳、風市、委中、懸鍾、陽陵泉。
小兒驚風：人中、中沖、太沖。

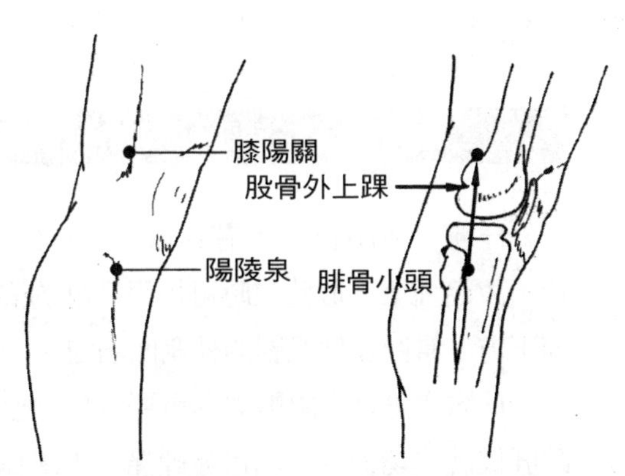

馬丹陽天星二十六歌
陽陵居膝下，外髎一寸中，膝腫併麻木，冷痹及偏風，舉足不能起，坐臥似衰翁，針入六分止，神功妙不同。

頭面腫、頭痛、眩暈、遺尿、髀痹引膝股外疼痛、痙攣急、筋軟、筋疼、膝伸不得屈、冷痹、半身不遂、腳氣、膝腫麻木、草鞋風等症。

因肝與膽互為表裏，膽附於肝，內藏膽汁，故肝膽多同病，肝鬱氣滯、肝膽濕熱、肝膽實火等所引起的病症，都屬本穴的治療範圍。肝鬱脇痛者除了可取陽陵泉通調氣機外，還可配以肝之原穴太沖，肝之募穴期門，以疏肝理氣，諸穴相互作用，可達疏肝解鬱、通絡止痛之功效。

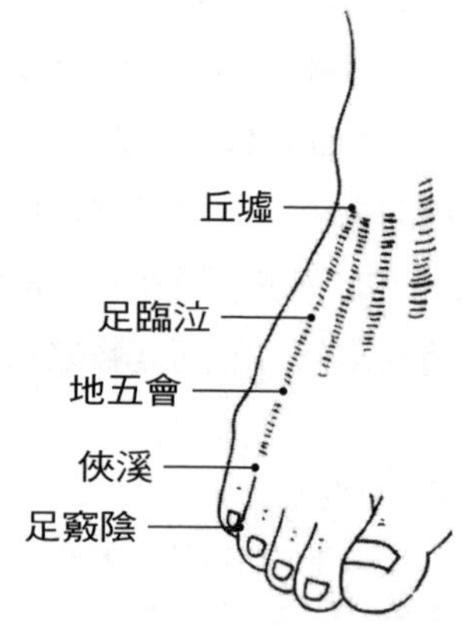

丘墟穴

踝跟足痛：丘墟、昆崙、絕骨。
脇痛：丘墟、中瀆。
卒疝：大敦、陰市、照海、丘墟。
黃疸、膽道疾患：日月、期門、肝俞、膽俞、陽陵泉、腕骨、丘墟。

丘墟：使頭腦清晰、情緒穩定的急方

丘墟，所謂丘之大者為墟，因本穴位於腳外踝下，踝凸起如丘，故名丘墟。取此穴時可採用仰臥的姿勢，丘墟穴位於足外踝的前下方，當趾長伸肌腱的外側凹陷處。

丘墟穴是足少陽膽經的重要穴位，是膽經原穴，有扶正祛邪、疏肝健脾之功效，主治目赤腫痛、中風偏癱、頸項痛、腋下腫、胸脇痛、瘧疾、下肢痿痹、外踝腫痛等。

另外，本穴還具有清心明目、醒神提腦的作用，能使自己頭腦清晰、情緒穩定，承受不幸等心理壓力等，如果面臨精神方面的問題，可以按摩丘墟穴，恢復心情平靜。

只要是人，時常會被精神所左右，受到精神上的打擊，那些「被長官斥責」、「公司倒閉」、「被親友背叛」、「被愛人拋棄」、「被竊」等打擊，都可導致失眠、心焦氣躁，進而神經衰弱，那麼如何避免精神出問題呢？這時候，最好採用穴道指壓法來使精神安定，培養冷靜的判斷力，產生幹勁。任何人在一生中都會遭到不幸，但是能夠改變不幸遭遇的，只有他本人，這時可指壓腳外踝下端前方的丘墟穴，指壓時一面吐氣一面用手掌劈打，如此重複30次；然後指壓除去神經衰弱的神門穴，神門穴位於手腕關節手掌側，指壓時一面緩緩吐氣一面壓6秒鐘，如此重複10次，只要堅持做此法，就能有效除去頭腦的疲勞，恢復精神煥發。

如果腦部功能遲鈍，工作效率降低，部分原因是由腳部瘀血而引起，換句話說，是由於腳部活動不足而產生血液循環停滯。治療腳部瘀血有效的是指壓丘墟穴，其次是腳踝正後方的昆崙穴，先將肌肉放鬆，一邊緩緩吐氣一邊強壓6秒鐘，如此重複10次，可收到極好的醒神效果。

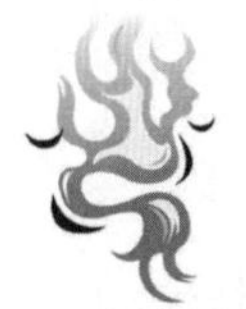

足太陽膀胱經

體液代謝，筋絡之本

膀胱是六腑之一，主儲藏、排泄尿液，通過膀胱氣化作用，將尿液自主地排出體外。由於膀胱藉由尿道與外界直接相通，故濕熱毒氣易從外直接侵入膀胱，引起膀胱濕熱蘊結，氣化不利，主要表現為尿頻、尿急、尿痛，甚或可見血尿，中醫則診為「膀胱濕熱」症候。腎與膀胱的經脈互為絡屬，相為表裏。膀胱的氣化功能，取決於腎氣的盛衰，腎氣有助於膀胱氣化津液。

足太陽膀胱經

五處
承光
通天
曲差
絡卻
攢竹
玉枕
睛明
天柱
附分
魄戶
膏肓
神堂
譩譆
膈關
魂門
陽綱
意舍
胃倉
肓門
志室
關元俞
胞肓
中膂俞
膀胱俞
秩邊
白環俞
大杼
風門
肺俞
厥陰俞
心俞
督俞
膈俞
肝俞
膽俞
脾俞
胃俞
上髎
三焦俞
次髎
腎俞
中髎
大腸俞
下髎
會陽
承扶
浮郄
殷門
委陽
委中
合陽
承筋
承山
飛揚
跗陽
昆崙
僕參
申脈
金門
京骨
束骨
足通谷
至陰

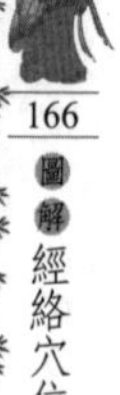

足太陽膀胱經循行示意圖

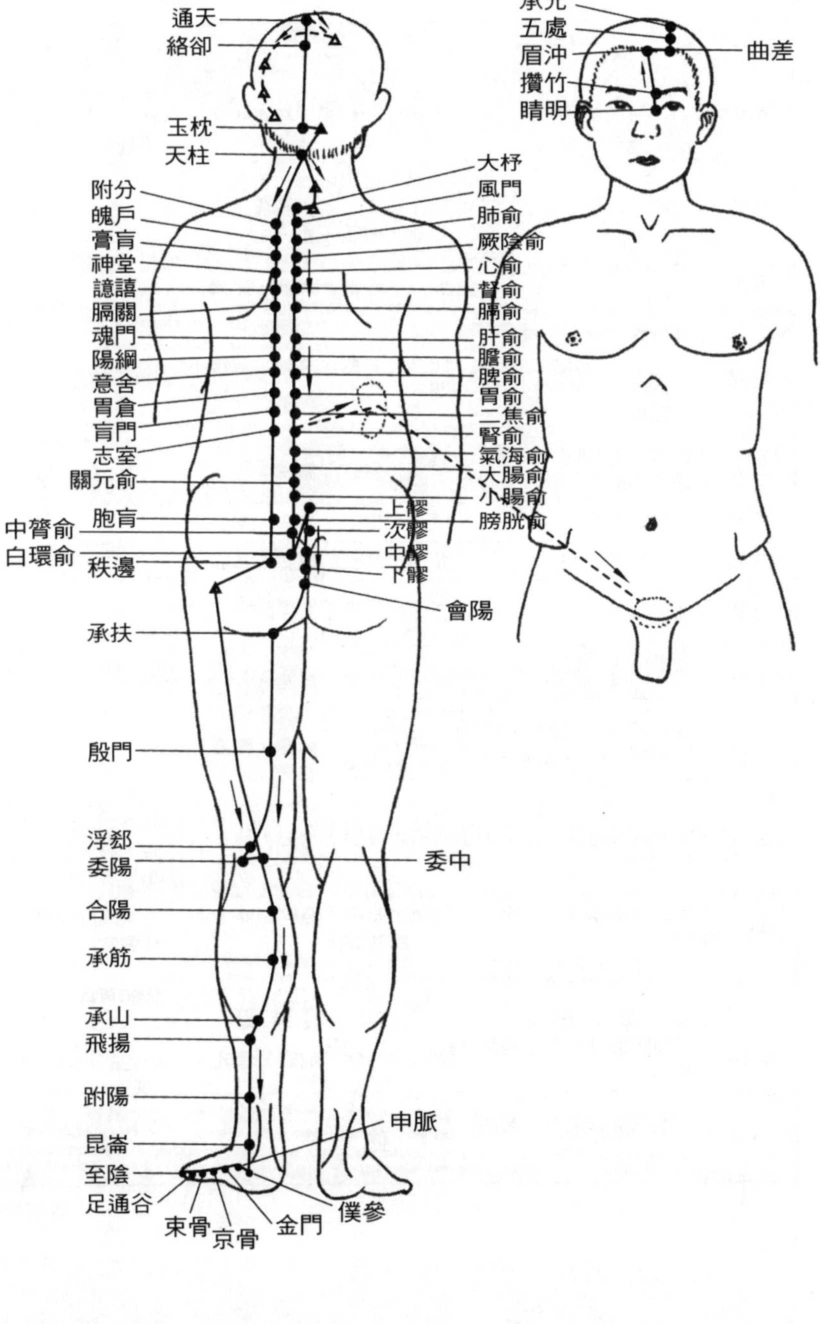

通天
絡卻
玉枕
天柱
附分
魄戶
膏肓
神堂
譩譆
膈關
魂門
陽綱
意舍
胃倉
肓門
志室
關元俞
胞肓
中膂俞
白環俞
秩邊
承扶
殷門
浮郄
委陽
合陽
承筋
承山
飛揚
跗陽
昆崙
至陰
足通谷
束骨
京骨
金門
僕參
申脈
委中
會陽
下髎
中髎
次髎
上髎
膀胱俞
小腸俞
大腸俞
氣海俞
腎俞
三焦俞
胃俞
脾俞
膽俞
肝俞
膈俞
督俞
心俞
厥陰俞
肺俞
風門
大杼
承光
五處
眉沖
攢竹
睛明
曲差

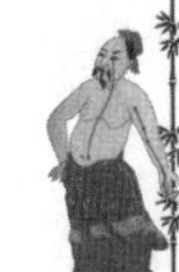

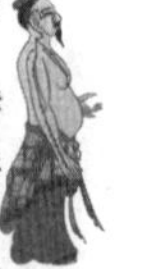

足太陽膀胱經腧穴表

穴名	穴位	主治	特定穴
睛明	目內眦旁0.1寸。	目赤腫痛，流淚，目視不明，目眩，近視，夜盲，色盲。	手足太陽、足陽明、陰蹻、陽蹻五脈交會穴。
攢竹	當眉頭凹陷中。	頭痛，口眼喎斜，目視不明，流淚，目赤腫痛，眉稜骨痛，眼瞼下垂。	
眉沖	攢竹穴直上，入髮際0.5寸。	頭痛，眩暈，鼻塞，癲癇。	
曲差	神庭穴（督脈）旁1.5寸，當神庭穴與頭維穴連線的內1/3與外2/3連接點取之。	頭痛，鼻塞，鼻衄，目視不明。	
五處	曲差穴上0.5寸，距頭部正中線1.5寸。	頭痛，目眩，癲癇。	
承光	五處穴後1.5寸。	頭痛，目眩，鼻塞，熱病。	
通天	承光穴後1.5寸。	頭痛，眩暈，鼻塞，鼻衄。	
絡卻	通天穴後1.5寸。	頭暈，目視不明，耳鳴，癲狂。	
玉枕	後髮際正中直上2.5寸，旁開1.3寸。	頭痛，目痛，鼻塞。	
天柱	後髮際正中直上0.5寸，旁開1.3寸，當斜方肌外緣凹陷中。	頭痛，項強，鼻塞，癲狂癇，肩背痛，熱病。	
大杼	第一胸椎棘突下，旁開1.5寸。	咳嗽，發熱，項強，肩背痛。	八會穴之一，骨會大杼，手足太陽經交會穴。
風門	第二胸椎棘突下，旁開1.5寸。	傷風，咳嗽，發熱頭痛，項強，胸背痛。	足太陽經與督脈交會穴。
肺俞	第三胸椎棘突下，旁開1.5寸。	咳嗽，氣喘，吐血，骨蒸，潮熱，盜汗，鼻塞。	肺的背俞穴。
厥陰俞	第四胸椎棘突下，旁開1.5寸。	咳嗽，心痛，胸悶，嘔吐。	心包的背俞穴。
心俞	第五胸椎棘突下，旁開1.5寸。	心痛，心悸，咳嗽，吐血，失眠，健忘，盜汗，夢遺，癲癇。	心的背俞穴。

續下表

承上表

穴名	穴位	主治	特定穴
督俞	第六胸椎棘突下，旁開1.5寸。	心痛，胸悶，腹痛，寒熱、氣喘。	
膈俞	第七胸椎棘突下，旁開1.5寸。	嘔吐，呃逆，氣喘，咳嗽，吐血，潮熱，盜汗。	八會穴之一，血會膈俞。
肝俞	第九胸椎棘突下，旁開1.5寸。	黃疸，脇痛，吐血，目赤，目眩，雀盲眼，癲狂癇，脊背痛。	肝的背俞穴。
膽俞	第十胸椎棘突下，旁開1.5寸。	黃疸，口苦，脇痛，肺癆，潮熱。	膽的背俞穴。
脾俞	第十一胸椎棘突下，旁開1.5寸。	腹脹，黃疸，嘔吐，泄瀉，痢疾，便血，水腫，背痛。	脾的背俞穴。
胃俞	第十二胸椎棘突下，旁開1.5寸。	胸脇痛，胃脘痛，嘔吐，腹脹，腸鳴。	胃的背俞穴。
三焦俞	第一腰椎棘突下，旁開1.5寸。	腸鳴，腹脹，嘔吐，泄瀉，痢疾，水腫，腰背強痛。	三焦的背俞穴。
腎俞	第二腰椎棘突下，旁開1.5寸。	遺尿，遺精，陽痿，月經不調，白帶，水腫，耳鳴，耳聾，腰痛。	腎的背俞穴。
氣海俞	第三腰椎棘突下，旁開1.5寸。	腸鳴，腹脹，痔漏，痛經，腰痛。	
大腸俞	第四腰椎棘突下，旁開1.5寸。	腹脹，泄瀉，便祕，腰痛。	大腸的背俞穴。
關元俞	第五腰椎棘突下，旁開1.5寸。	腹脹，泄瀉，小便頻數或不利，遺尿，腰痛。	
小腸俞	第一骶椎棘突下，旁開1.5寸。	腹痛，泄瀉，痢疾，遺尿，尿血，痔瘡，遺精，白帶，腰痛。	小腸的背俞穴。
膀胱俞	第二骶椎棘突下，旁開1.5寸。	小便不利，遺尿，泄瀉，便祕，腰脊強痛。	膀胱的背俞穴。
中膂俞	第三骶椎棘突下，旁開1.5寸。	泄瀉，疝氣，腰脊強痛。	
白環俞	第四骶椎棘突下，旁開1.5寸。	遺尿，疝氣，遺精，月經不調，白帶，腰骶疼痛。	
上髎	第一骶後孔中，約當髂後上棘與督脈的中點。	大小便不利，月經不調，帶下，陰挺，遺精，陽痿，腰痛。	
次髎	第二骶後孔中，約當髂後上棘與督脈的中點。	疝氣，月經不調，痛經，帶下，小便不利，遺精，腰痛，下肢痿痹。	

續下表

承上表

穴名	穴位	主治	特定穴
中髎	第三骶後孔中，約當中膂俞與督脈之間。	便祕，泄瀉，小便不利，月經不調，帶下，腰痛。	
下髎	第四骶後孔中，約當白環俞與督脈之間。	腹痛，便祕，小便不利，帶下，腰痛。	
會陽	尾骨尖旁開0.5寸。	泄瀉，便血，痔瘡，陽痿，帶下。	
承扶	臀橫紋中央。	腰骶臀股部疼痛，痔瘡。	
殷門	在承扶穴與委中穴連線上，承扶穴下6寸。	腰痛，下肢痿痹。	
浮郄	委陽穴上1寸，在股二頭肌腱內側	便祕，股膕部疼痛，麻木。	
委陽	膕橫紋外端，在股二頭肌腱內緣	腹滿，小便不利，腰脊強痛，腿足攣痛。	三焦經的「下合穴」。
委中	膕橫紋中央。	腰痛，下肢痿痹，腹痛，吐瀉，小便不利，遺尿，丹毒。	膀胱經的「合穴」。
附分	第二胸椎棘突下，旁開3寸。	頸項強痛，肩背拘急，肘臂麻木。	手、足太陽經交會穴。
魄戶	第三胸椎棘突下，旁開3寸。	咳嗽，氣喘，肺癆，項強，肩背痛。	
膏肓	第四胸椎棘突下，旁開3寸。	咳嗽，氣喘，肺癆，健忘，遺精。	
神堂	第五胸椎棘突下，旁開3寸。	咳嗽，氣喘，胸悶，脊背強痛。	
譩譆	第六胸椎棘突下，旁開3寸。	咳嗽，氣喘，瘧疾，熱病，肩背痛。	
膈關	第七胸椎棘突下，旁開3寸。	胸悶，噯氣，嘔吐，脊背強痛。	
魂門	第九胸椎棘突下，旁開3寸。	胸脇痛，嘔吐，泄瀉，背痛。	
陽綱	第十胸椎棘突下，旁開3寸。	腸鳴，腹痛，泄瀉，黃疸，消渴。	
意舍	第十一胸椎棘突下，旁開3寸。	腹脹，腸鳴，嘔吐，泄瀉。	
胃倉	第十二胸椎棘突下，旁開3寸。	胃脘痛，腹脹，小兒食積，水腫，背脊痛。	

續下表

承上表

穴名	穴位	主治	特定穴
肓門	第一腰椎棘突下，旁開3寸。	腹痛，便祕，痞塊，乳癰。	
志室	第二腰椎棘突下，旁開3寸。	遺精，陽痿，小便不利，水腫，腰脊強痛。	
胞肓	第二骶椎棘突下，旁開3寸。	腸鳴，腹脹，便祕，癃閉，腰脊強痛。	
秩邊	第四骶椎棘突下，旁開3寸。	小便不利，便祕，痔瘡，腰骶疼痛，下肢痿痹。	
合陽	委中穴直下2寸。	腰脊強痛，下肢痿痹，疝氣，痔漏。	
承筋	在合陽穴與承山穴連線的中點。	痔瘡，腰腿拘急疼痛。	
承山	當腓腸肌兩肌腹之間凹陷的頂端。	痔瘡，腳氣，便祕，腰腿拘急疼痛。	
飛揚	昆崙穴直上7寸，承山穴外下方。	頭痛，目眩，鼻衄，腰腿疼痛，痔瘡。	膀胱經的「絡穴」。
跗陽	昆崙穴直上3寸。	頭痛，腰骶疼痛，下肢痿痹，外踝腫痛。	陽蹻脈的「郄穴」。
昆崙	當外踝高點與跟腱之間凹陷中。	頭痛，項強，目眩，鼻衄，癲癇，難產，腰骶疼痛，腳跟腫痛。	膀胱經的「經穴」。
僕參	昆崙穴直下，赤白肉際。	下肢痿痹，足跟痛，癲癇。	八脈交會穴之一，通陽蹻脈。
申脈	當外踝下緣凹陷中。	頭痛，眩暈，癲狂癇，腰腿痠痛，目赤腫痛，失眠。	八脈交會穴之一，通陽蹻脈。
金門	在申脈穴與京骨穴連線的中點，當骰骨外側凹陷中。	頭痛，癲癇，小兒驚風，腰痛，下肢痿痹，外踝腫痛。	膀胱經的「郄穴」，陽維脈之別屬。
京骨	第五跖骨粗隆下，赤白肉際。	頭痛，項強，目翳，癲癇，腰痛。	膀胱經的「原穴」。
束骨	第五跖骨小頭後緣，赤白肉際。	頭痛，項強，目眩，癲狂，腰腿痛。	膀胱經的「輸穴」。
足通谷	第五跖骨關節前緣，赤白肉際。	頭痛，項強，目眩，鼻衄，癲狂。	膀胱經的「滎穴」。
至陰	足小趾外側趾甲角旁約0.1寸。	頭痛，目痛，鼻塞，鼻衄，胎位不正，難產。	膀胱經的「井穴」。

膀胱經作為輔助膀胱的經絡，是人體最大的排毒通道。其他排毒通路一般是局部分段進行，且最後也要並歸膀胱經。所以欲祛除體內之毒，膀胱經必須暢通無阻。比如您去中醫院做治療，按摩師給您拔罐、按摩、刮痧、捏脊、踩背，選擇最多的部位就是後背。為什麼都願意選擇後背進行治療呢？因為後背是膀胱經主要循行的部位，治療的範圍極其廣泛，可以說身體內任何疾病，都和膀胱經有著直接或間接的關係，它就像家庭的污水管道，如果不通，整個日常生活全都會被破壞。

膀胱經從頭走足，主要分布在頭背部、軀幹背部、下肢外側後緣，屬膀胱，絡腎。本經穴道大部分位於人體腰背後部，可以說人體的內臟器官在後背部都有一個穴道，作為內部與外界相聯繫的出口，在此出口處刮痧或拔罐，可以治療人體相應內臟器官的疾病。

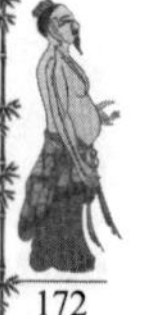

本經起於眼內角，上走額至頭頂。其支脈一，從頭頂分出下到耳上方。支脈二，從頭頂入腦內，返回到頸部，沿肩胛骨內側，夾脊柱，下走腰部，從脊柱旁的肌肉進入體腔，聯絡腎臟，屬膀胱。支脈三，向下通過臀部，進入膕窩中。支脈四，通過肩胛骨內緣向下，經過臀部，沿大腿後外側，與腰部下來的支脈會合於膕窩中，然後由此向下通過腓腸肌，出外踝的後面，沿第五蹠骨，至小趾外側端，與足少陰腎經相接。

若膀胱經阻塞，則導致酸毒、脂肪、垃圾等毒素存留在體內，

足太陽胱胱經歌訣

足太陽經膀胱脈，目內眥上起額尖，支者巔上至耳角，
直者從巔脈後懸。絡腦還出別下項，仍循肩膊夾脊邊，
抵腰膂腎膀胱內，一支下與後陰連。貫臀斜入委中穴，
一支膊內左右別，貫胂夾脊過髀樞，髀外後廉膕中合。
下貫腨內外踝後，京骨之下趾外側，此經血多氣猶少，
是動頭痛不可當。項如拔兮腰似折，髀樞痛徹脊中央，
膕如結兮腨如裂，是為踝厥筋乃傷。所生瘧痔小指廢，
頭囟項痛目色黃，腰尻膕腳疼連背，淚流鼻衄交癲狂。

長時間的垃圾堆積最容易產生肩背部及臀部肥胖、掉髮、心悸氣短、膽怯、體虛乏力、失眠多夢等相關症狀，因此疏通膀胱經對減肥及身體健康十分重要。

《靈樞．邪氣臟腑病形篇》說，「中陽則溜於經，中陰則溜於府」，意思是說，陽經多見外經病症，陰經多見內腑病症，而膀胱經則不僅能治外經循行部位的病症，還能治內臟器官，如肺、心（心包）、肝、膽、脾、胃、三焦、腎、腸、膀胱、胞宮等器官病症，因此膀胱經是一條作用和地位都非常重要的經絡。日常生活中大家對膀胱經多多留意，或敲打按摩，或刮痧拔罐，祛除體內毒素，不失為一項不錯的健身方法。

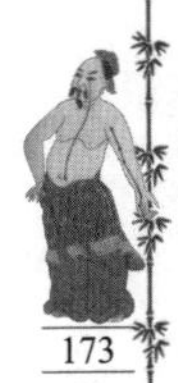

睛明：療近視，復明目

睛明，因本穴是足太陽膀胱經之第一穴，其氣血來源為體內膀胱經的上行氣血，供於眼睛，使眼睛受血而能視，有明目之功，故名睛明。

本穴是手太陽、足太陽、足陽明、陽蹻、陰蹻五脈之交會穴，是眼部保健要穴，具有清熱明目、祛風通絡之功效，主治迎風流

睛明穴

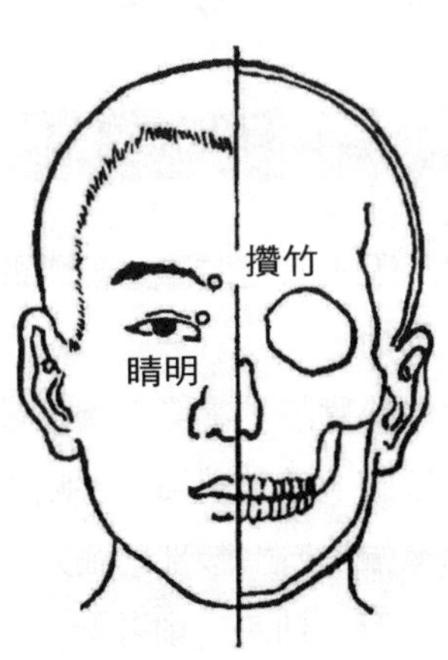

淚、偏頭痛、眼睛疲勞、近視等。《玉龍歌》說：「兩眼紅腫痛難熬，怕日羞明心自焦，只刺睛明魚尾穴，太陽出血自然消。」由於睛明穴是太陽經發源之所，五經所聚之處，氣必盛於中，因此眼部之病，多從熱生，刺激此穴，各經之火皆瀉，能收明目良效。《達摩祕功》還將睛明穴按摩列為延壽十五法之一。

按摩法：一、揉法：用拇指指端放在睛明穴處，做輕柔、緩和的揉動；二、掐法：用拇指指端甲緣按掐，一掐一提，反覆為之；三、按法：用拇指，或中指，或食指，以其指端做由輕而重的按壓。按摩睛明穴，一定要注意衛生，指甲要修圓，雙手要洗淨，按摩時宜閉雙眼。

睛明穴位於眼部內側，內眼角稍上方凹陷處。對於經常用眼的人來講，應該熟練、準確地掌握此穴的取穴方法，只要簡單按摩一兩分鐘，就可以明顯地緩解眼部疲勞，對於學生而言，更是不可多得的預防近視的穴道之一。此外，還有攢竹穴、四白穴、太陽穴、承泣穴、魚腰穴等眼部重要穴道一起配合來做，效果會更佳。

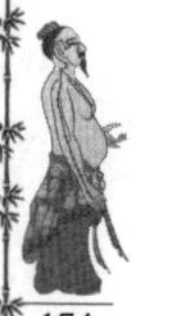

按摩此穴還可消除眼部皺紋，具體作法：一、用食指按住雙側睛明穴，每秒做強按壓一次，共按壓5～10次；二、用食指垂直按壓眼眶下承泣穴，每秒按壓一次，共按壓5～10次；三、用食指按壓雙側瞳子穴，每秒按壓一次，共按壓5～10次。

肺俞：肺氣出入之穴

肺俞，因本穴是肺臟之氣轉輸、輸注之處，是治肺病的重要穴道，故名肺俞。

肺俞位於背部，當第三胸椎棘突下，左右旁開二指寬處。肺俞具有解表宣肺、宣熱疏風、平喘理氣的作用，因為肺俞是肺的背俞穴，是肺氣輸注於背腰部的腧穴，故肺俞常用於治療肺的病症，常用肺俞配中府，稱為「俞募配穴」。肺俞主治咳嗽、氣喘、胸痛、吐血、骨蒸、潮熱、盜汗、肺腫、肺結核等症。

有些人常會忍不住咳痰，若出席重要場合，或跟客戶商談，更不能隨便在別人面前吐痰，這不僅不禮貌，還會使人產生骯髒感。如果你咳痰，但又必須與人會晤時，不妨先採用下列方法之後再外出：指壓肺俞穴，咳痰時，一邊吐氣一邊在此強壓6秒鐘，如此重複3次，這時你所感受的喉嚨異物便會消失淨盡。

肺俞還可治療雀斑，每位女性都想擁有美麗的肌膚，但是皮膚上常會長出雀斑，這是女性美麗的敵人，應該怎麼防治呢？有些雀斑是因為睡眠不足、疲勞過度、月經等原因生出的，因此形成有規律的生活是必需的。此外，採用肺俞穴位指壓法也有極好的效果：指壓肺俞穴，它是與皮膚有密切關係的穴道，一面吐氣一面用指頭（任何指頭皆可）強壓6秒鐘，如果不方便的話，可請他人幫忙；然後指壓腎俞穴，一面吐氣一面強壓6秒鐘。上述兩步驟每20次為1個療程，每日做5個療程。如此不間斷，則肌膚定然變得光滑、美麗。

肺俞穴

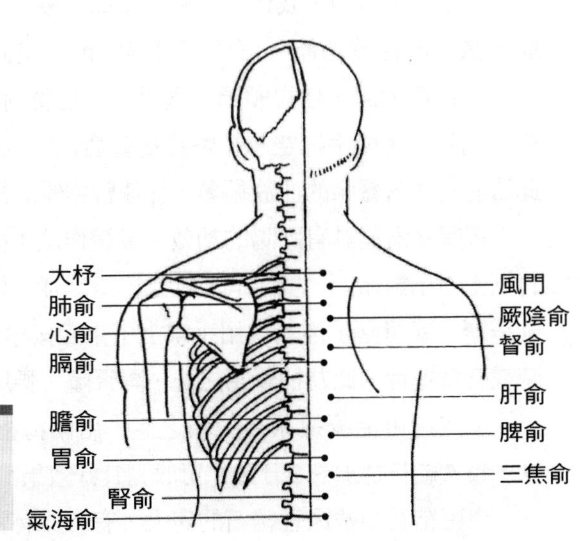

玉龍歌
咳嗽須針肺俞穴，
痰多宜向豐隆尋。

腎俞：補腎益精、壯腰利濕

腎俞，是腎在背後之俞穴，內應腎臟，是腎氣轉輸、輸注之所，故名腎俞。

腎俞穴位於腰部，當第二腰椎棘突下，左右二指寬處。本穴是腎的治療保健要穴，具有補腎益精、壯腰利濕的作用，主治遺尿、遺精、陽痿、月經不調、白帶、腰膝痠軟、水腫、耳鳴、耳聾、頭暈等症。《玉龍歌》:「腎弱腰疼不可當，施為行止甚非常，若知腎俞二穴處，艾火頻加體自康。」

因為腎俞是腎的背俞穴，為腎氣輸注於背腰部的腧穴，所以，腎俞常用於治療腎的疾病，常用腎俞配京門，此為「俞募配穴」，有溫補腎陽的作用，主治遺精、陽痿、月經不調。

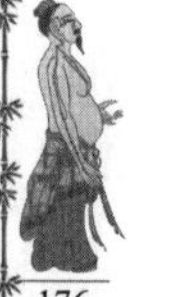

腎為「先天之本」、「生命之根」，腎虧或腎氣過早衰退的人，可導致內分泌功能紊亂，免疫功能低下，並可影向其他臟腑器官的生理機能，導致早衰。要想腎精充盛、腎氣健旺，保健按摩是一種有效的方法。

在日常生活中，我們可以堅持按摩、擊打腎俞穴，增加腎臟的血流量，改善腎功能。可於每日臨睡前，坐於床邊，垂足解衣，閉氣，舌抵上頜，目視頭頂，兩手摩擦雙腎俞穴，每次10～15分鐘。閒時，用雙手握空拳，擊打雙腎俞穴，每次擊打30～50次。此法能夠改善腎臟的血液循環，加速腎雜質的排泄，保護腎功能。

按摩腎俞還具有壯陽的功效，具體作法：兩手掌貼於腎俞穴，將兩手中指對命門，雙手同時從上向下，從外向裏的方向做環形轉動按摩；或將兩手搓熱後用手掌上下來回按摩50～60次，兩側同時或交替進行。此為補腎陽之法，對腎虛、腰痛等有防治作用。

本穴還可治療遺尿、尿頻之症，用兩拇指在兩側腎俞穴上按揉，每次約按揉1～3分鐘，可收到良好效果。

患腎結石和輸尿管結石的病人，有時伴有腎絞痛，腰部痛如刀割，患者極端痛苦，如在旅途或在一時不能就醫的情況下，他人可用右手拇指壓患者疼痛一側的腎俞穴或腰部的壓痛點，順時針或逆時針旋轉按摩，只要1～2分鐘，可收到立竿見影的效果。此按摩法只對腎絞痛有止痛效果，對急腹症引起的疼痛無效。

腎俞配殷門、委中，有行氣通經絡的作用，主治腰膝痠痛；配聽宮、翳風，有益腎氣聰耳的作用，主治耳鳴、耳聾；配關元、三陰交，有壯元陽、助運化、利水濕的作用，主治腎炎、小便不利、水腫；配太溪、三陰交主治月經不調；配翳風、耳門主治耳鳴、耳聾。

委中：腰背病痛委中求

委中，因本穴位於膝膕窩正中，取穴時，需使膕膝彎曲，「委而取之」，故名委中。本穴為膀胱穴之合穴，在膕橫紋中央，當股二頭肌肌腱與半腱肌肌腱的中間，具有舒筋活絡、泄熱清暑、涼血解毒之功效，主治腰痛、髖關節活動不利、下肢痿痹、半身不遂、腹痛、吐瀉、丹毒、坐骨神經痛、中風後遺症、腸炎、痔瘡、濕疹等症。馬丹陽《天星十二穴主治疾病歌》有委中穴歌：「委中曲瞅里，橫紋脈中央，腰痛不能舉，沉沉引脊梁，痠痛筋莫展，風痹復無常，膝頭難伸屈，針入既安康。」

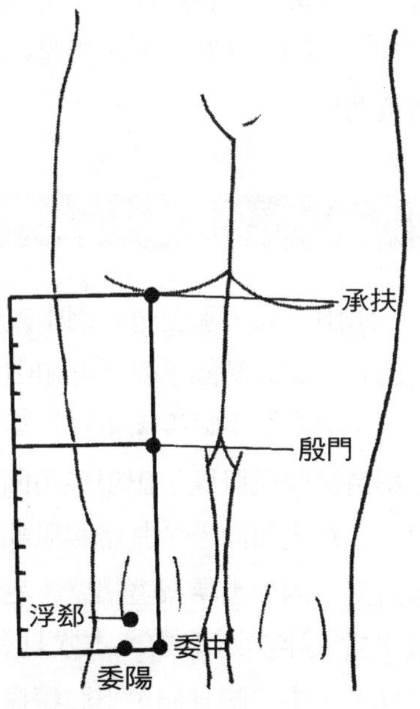

委中穴是四總穴之一，有「腰背委中求」的說法，意思是指凡腰背病症都可取委中穴治療。「腰背疼痛最難當，起步艱難步失常。」若患有腰背疼痛真是痛苦難當。此時可採用下列按摩方法進行療治：一、掐法：用拇指指端甲緣按掐委中穴；二、按法：將拇指指端按在委中穴處，逐漸用力，深壓撚動；三、揉法：拇指指腹按定委中穴，手臂及腕部放鬆，以肘為支點，做前臂主動擺動，帶動腕和掌指做輕柔、緩和的揉動；四、撥法：用中指指端按在委中穴處，按而壓之，然後推撥該處的筋肉。

因跌撲、閃挫後筋脈損傷引起的急性腰痛，可用強刺激的方法按或掐之；若欲治療虛損腰痛、坐骨神經痛、下肢痿痹、腓腸肌痙攣，需採用補的手法，做和緩的按揉。只要持之以恆地堅持按摩委中穴，自能取得極好的治療效果。

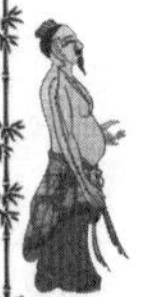

還可兩腿伸直，肌肉略略緊繃，上半身拉直，彎腰，用手掌拍擊委中穴36下，拍打的力量可以不用太大，身心都放鬆地去拍打，收效最好。拍打此穴，可以保養肝腎，也能消除腰痠背痛、腿腳痠痛，強化膀胱功能，更是排毒的重要穴位，它對於調整時差也有幫助。

承山：痔瘡最傷人，承山效有神

承山，承，承受也，因本穴位於腿肚尖下，分肉間陷中，其形若山谷，又以其能承受全身如山之重力，故名承山。

承山穴在小腿後面正中，委中與昆崙之間，當伸直小腿或足跟上提時腓腸肌肌腹下出現尖角凹陷處，取穴時，需俯臥位，下肢伸直，足趾挺而向上，其腓腸肌部出現人字陷紋，於其尖下取穴；或者直立，兩手上舉按著牆壁，足尖著地，在腓腸肌下部出現人字陷紋，當人字尖下取穴。本穴具有理氣止痛、舒筋活絡、消痔利節之功效，主治腰脊痛、下肢痠痛、足跟痛、足攣、便祕、脫肛、轉筋、腳氣、泄瀉、痢疾、膝腫、寒熱、瘧疾、便血、痔瘡等症。

承山穴能治療肛門疾患，主要是因為足太陽膀胱經之經別進入肛門的緣故，按摩針刺承山穴可使經氣直達肛門處。《馬丹陽天星十二穴雜病歌》有承山歌：「承山名魚腹，腸分肉間，善治腰疼痛，痔疾大便難，腳氣並膝腫，戰慄腿疼痠，霍亂及轉筋，穴中刺便安。」

承山穴也可治療落枕，左側落枕按壓右側穴位，右側落枕按壓左側穴位，每次用力按壓5分鐘，力度以能承受為限，症狀輕的按壓一次就可緩解。

對於突發性的腿部痙攣，可取承山穴按壓，首先俯臥，並將小腿伸直用力，使腓腸肌向下呈V字形，在倒V字形頂點配合緩慢吐氣用力按6秒鐘，如此重複2次，小腿痙攣就可治癒。

在辦公室上班的女性，由於常常要坐上8個小時甚至更多的時間工作，沒有活動的餘地，慢慢地會發現自己的大腿越來越粗壯，這時可用一些簡單的按摩運動達到阻止大腿變粗的效果，首先按摩三陰交，消除腿部浮腫；其次按摩承山，防止腿部積存廢物，使腿部線條柔美；然後按摩髀關，消除大腿內側的贅肉，亦能調理胃腸功能，對於腰腿疼痛也有改善的作用；最後按摩風市，消除整個大腿肥胖，健全體內臟器官的運作，進而使胃部運作正常。只要你堅持按摩，雙腿自然會變得越來越纖瘦、修長。

承山病症穴位配屬表

病症	配屬穴位
足跟痛	太溪、昆崙、照海、申脈、解溪、承山
渾身顫抖	承山、金門
便血	承山、復溜、太沖、太白
大便難	承山、太溪
痔漏	長強、承山
痔瘡	二白、承山

申脈：伸全身經脈

申脈，申通伸，有矯捷之意，因為本穴位於足外踝之下，屬陽，陽蹻脈出於本穴，故名申脈。

本穴位於足外側部，外踝直下方凹陷中。

本穴為八脈交會穴之一，也是人體足太陽膀胱經上的重要穴位之一，通於陽蹻脈，有驅散風寒、清熱安神、舒筋活絡作用，主治癲狂癇、頭痛、眩暈、失眠、腰腿痠痛、目赤腫痛、下肢癱瘓、關節炎、踝關節扭傷等症。

本穴對於失眠、嗜睡等症狀，具有很好的療效，因為本穴屬八脈交會穴，既可治療所屬正經的疾病，也可治療所通奇經的病症。並且，因衛氣主要通過陰蹻、陽蹻而散佈全身，衛氣循行於陽，則陽蹻盛，主目張不想睡；衛氣循行於陰，則陰蹻盛，主目閉而欲睡。對此穴進行針灸，可調理陰蹻、陽蹻之間的平衡，所以本穴既可治療失眠，也可治療嗜睡。

又由於陽蹻脈聯繫目而主開合，故申脈還可治療眼肌痙攣。

本穴對於某些人的怯寒症也可治療。一般所言的怯寒症，因人而異，有腰部發冷型，有腳發冷型，也有肩及手腕發冷型等，還有因體質虛弱而消瘦及全身機能低下的人，全身都會冷，其痛苦很難忍受。所謂怯寒症大部分都是該部位的血液循環不佳所致。若全身寒冷，取氣海穴，隨吸氣吐氣，每6秒鐘按壓一次，做6次；若腳部寒冷，取梁丘穴，按壓20次；若肩膀及手腕寒冷，取申脈穴，按壓20次。

有的人做事情很沒耐心，其實這種情況可以稍作改善，具體可指壓百會穴和申脈穴，指壓時一面緩緩吐氣一面用手掌慢慢劈打，每次打10下，每天打3次。申脈穴指壓時，盡可能將一次所吸之氣一面緩緩長吐，一面重複2次，指壓數日，可使容易厭煩、沒有耐性之性格大變，使這類型的人增加穩定感，集中精力做事，具有耐

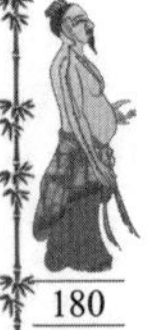

性。

本穴還可治療泄瀉，泄瀉之症多由胃腸虛寒、運化、傳導功能失調而致。而申脈穴為膀胱經穴，陽蹻脈之起始穴，所以薰灸申脈穴可溫補陽氣，舒調六腑，調和胃腸，使水津四布，小便通利，濕滯自化而大便轉實。具體作法：患者坐位或仰臥，取雙側申脈穴，用艾條薰灼施灸，使局部有溫熱感且無灼痛為宜，每穴灸10分鐘，每日1次。

本穴配陽陵泉、足三里，有舒筋的作用，主治下肢痿痹；配腎俞、肝俞、百會治眩暈；配後溪、前谷主治癲狂；配金門、足三里主治頭痛、目眩。

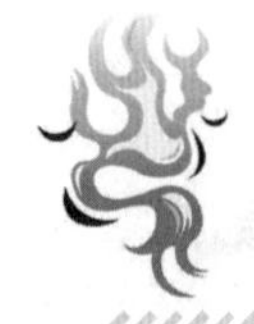

足厥陰肝經

人體氣機條暢的護理師

古人稱肝為「將軍之官」，將軍率領著軍隊抵禦外敵，肩負排除體內、體外不斷騷擾的毒素的任務，是一個專司解毒的臟器。

肝主疏泄，它關係著人體氣機的條暢，如果肝氣疏泄失常、氣血不和，則可引起情志的異常變化，如鬱悶不樂、多疑善慮，或急躁易怒、失眠多夢等。肝主藏血，肝有儲藏血液和調節血量的功能，若肝血不足，則可導致兩目昏花、手足拘攣、月經量少、胸脇刺痛等症。

肝性喜條達而惡抑鬱，肝屬木，應自然界春生之氣，宜保持柔和、舒暢、升發、條達，所以暴怒及鬱鬱寡歡、多疑善慮等情志刺激，最易影響肝的疏泄功能。

肝經從足走腹胸，主要分布在下肢內側中間，屬肝，絡膽。

足厥陰肝經

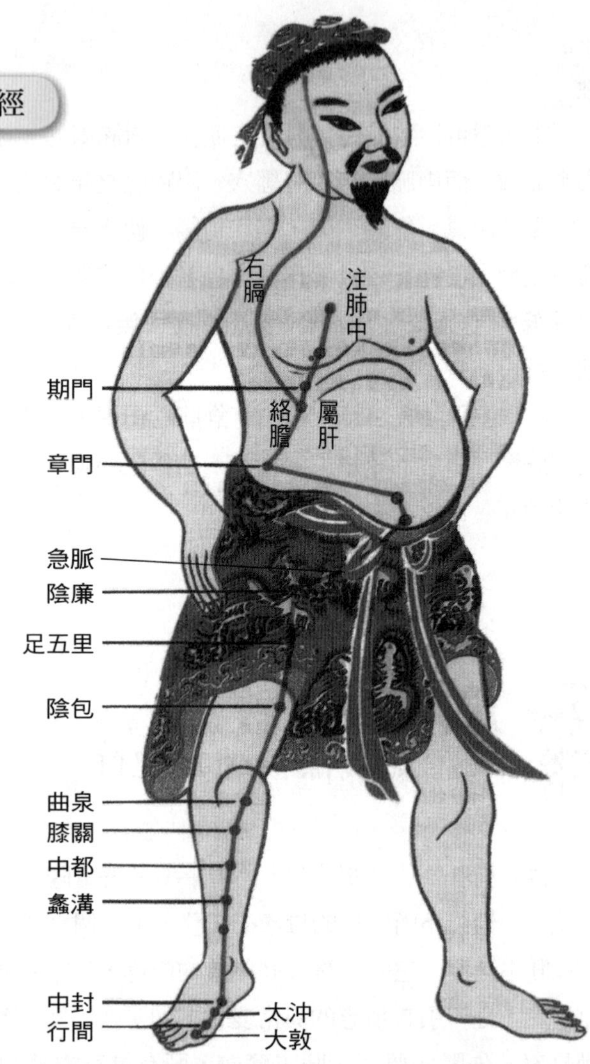

足厥陰肝經歌訣

厥陰足脈肝所終，大趾之端毛際叢，足跗上廉太沖分，踝前一寸入中封。上踝交出太陰後，循膕內廉陰股沖，環繞陰器抵小腹，挾胃屬肝絡膽逢。上貫膈裡布脇肋，夾喉頏顙目繫同，脈上巔會督脈出，支者還從目繫中。下絡頰裡環唇內，支者便從膈肺通。此經血多氣少焉，是動腰痛俯仰難。男疝女人小腹腫，面塵脫色及咽乾，所生病者為胸滿，嘔吐洞洩小便難。或時遺尿併狐疝，臨症還須仔細看。

足厥陰肝經循行示意圖

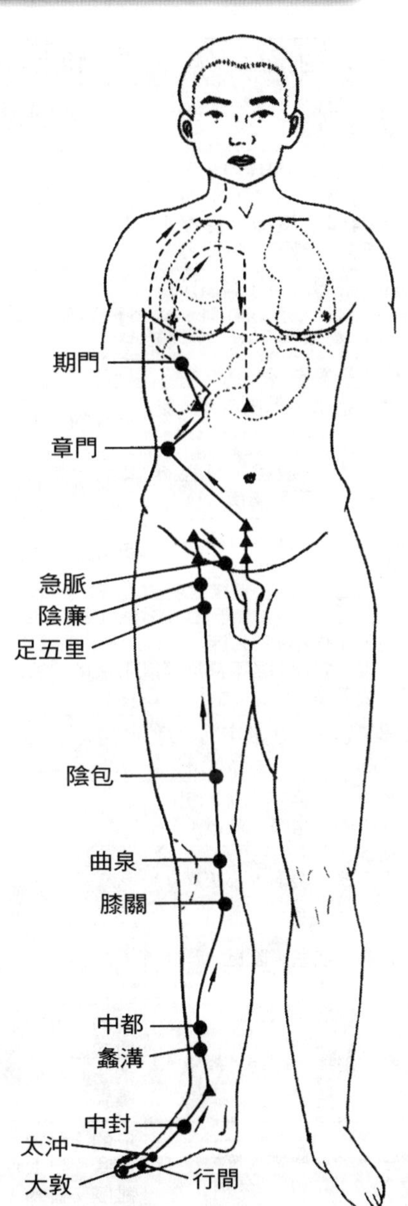

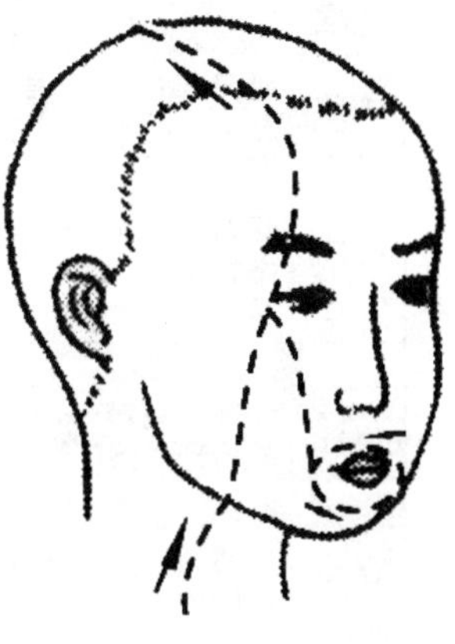

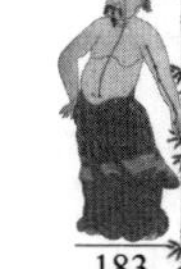

足厥陰肝經穴歌
一十三穴足厥陰，
大敦行間太沖侵，
中封蠡溝中都近，
膝關曲泉陰包臨，
五里陰廉羊矢穴，
章門常對期門深。
（共二十六穴）

足厥陰肝經腧穴表

穴名	穴位	主治	特定穴
大敦	趾外側趾甲角旁約0.1寸	疝氣，遺尿，經閉，崩漏，陰挺，癲癇。	肝經的「井穴」。
行間	足背，在第一、二趾間縫紋端。	頭痛，目眩，目赤腫痛，口喎，脇痛，疝氣，小便不利，崩漏，癲癇，月經不調，痛經，帶下，中風。	肝經的「滎穴」。
太沖	足背，在第一、二跖骨接合部之前凹陷中。	頭痛，眩暈，目赤腫痛，口喎，脇痛，遺尿，疝氣，崩漏，月經不調，癲癇，呃逆，小兒驚風，下肢痿痹。	肝經的「輸、原穴」。
中封	內踝前1寸，在脛骨前肌腱內緣。	疝氣，遺精，小便不利，腹痛。	肝經的「經穴」。
蠡溝	內踝高點上5寸，在脛骨內側面的中央。	小便不利，遺尿，月經不調，帶下，下肢痿痹。	肝經的「絡穴」。
中都	內踝高點上7寸，脛骨內側面的中央。	疝氣，崩漏，腹痛，泄瀉，惡露不盡。	肝經的「郄穴」。
膝關	陰陵泉穴後1寸。	膝部腫痛。	
曲泉	屈膝，當膝內側橫紋頭上方凹陷中。	腹痛，小便不利，遺精，陰癢，膝痛，月經不調，痛經，帶下。	肝經的「合穴」。
陰包	股骨內上髁上4寸，在縫匠肌後緣。	腹痛，遺尿，小便不利，月經不調。	
足五里	曲骨穴旁開2寸，直下3寸。	小腹痛，小便不通，陰挺，睪丸腫痛，嗜睡，瘰癧。	
陰廉	曲骨穴旁開2寸，直下2寸。	月經不調，帶下，小腹痛。	
急脈	恥骨聯石下旁開2.5寸，當氣沖穴外下方的腹股溝處。	小腹痛，疝氣，陰挺。	
章門	第十一肋端。	腹脹，泄瀉，脇痛，痞塊。	脾的「募穴」，八會穴之一，臟會章門，肝經與膽經交會穴。
期門	乳頭直下，第六肋間隙。	胸脇脹痛，腹脹，嘔吐，乳癰。	肝的「募穴」，足厥陰、足太陰與陰維脈交會穴。

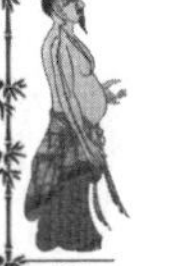

肝經起於腳部大趾上的毫毛部，沿腳背上到內踝，上行小腿內側，到內踝8寸處，與足太陰經交會，然後上行至大腿內側，進入陰毛，環繞陰部，上達小腹，挾胃旁，屬肝，絡膽，然後上行通過橫膈，分布於脇肋，沿氣管後，向上進入鼻咽部，經過眼部，出前額，與督脈交會於頭頂。其支脈一，從眼部下行到達面頰內部，環繞唇內。支脈二，從肝分出，通過橫膈，向上注入肺，與手太陰肺經相接。

本經腧穴主治「肝」方面所發生的病症：胸悶、噁心嘔吐、泄瀉、小腸疝氣、遺尿、癃閉。

我們可在日常生活中按壓肝經以做保健，剛開始可以只壓肝經的大腿部分，將一條腿放在地下，另一條腿放在床上，屈腿，讓大腿內側面朝上，大腿中間部分就是肝經了，從大腿根部開始，沿著肝經一點一點壓過去，也可以進行敲打，如敲膽經一樣，做四五十次之後，換腿重複。開始可以用力輕一些，反覆壓，遇到痛點就停留稍久，那些痛點是有脂肪塊的地方，有脂肪塊的地方一定是對應有病灶的地方，所以壓那些地方就是把對應點病灶的積毒清除出去。這個過程可能需要一段時間，使身體逐漸恢復能力，所以不要心急，血氣上升就是最大保證。

按壓肝經只需要每週兩次，因為人體自己是會把廢液排出去的，只是有時肝經工作量大了有點來不及，可能積存下廢液，所以我們就幫助肝經把這些廢液除去。

行間：瀉肝膽實火，清肝膽濕熱

行間，行，經過也，本穴在足背大趾與二趾間的凹陷處，故名行間。取穴時，可採用正坐或仰臥的姿勢，本穴位於足背大拇趾、二拇趾合縫後方赤白肉分界處凹陷中，稍微靠大拇趾邊緣。行間穴是足厥陰肝經之滎穴，在五行中屬火，所以具有疏肝理氣、調經和血的作用，主治宿醉不適、眼部疾病、腿抽筋、夜尿症、肝臟疾病、腹氣上逆、肋間神經痛、月經過多、黏膜炎等症。

由於本穴是肝經五輸穴之滎穴，《難經》有「滎主身熱」的說法，所以行間偏於治療肝的實熱症。

因情志鬱怒，氣鬱化火，肝陽上亢引起的頭痛，多伴面紅目赤，心煩易怒，口苦咽乾症狀，可取行間針之，配以懸顱，瀉其肝火。

由情志鬱結，肝氣失於條達或濕熱內鬱引起的胸脇痛，常見胸悶不舒、喜怒不寐、煩躁、口苦等狀，治療以取行間為主，配期門、支溝，用瀉法。

由肝火上亢引起的眼睛疼痛或過度用眼引起的眼睛疲勞，都可取行間療治：一、輕按眼睛周圍，力

行間穴

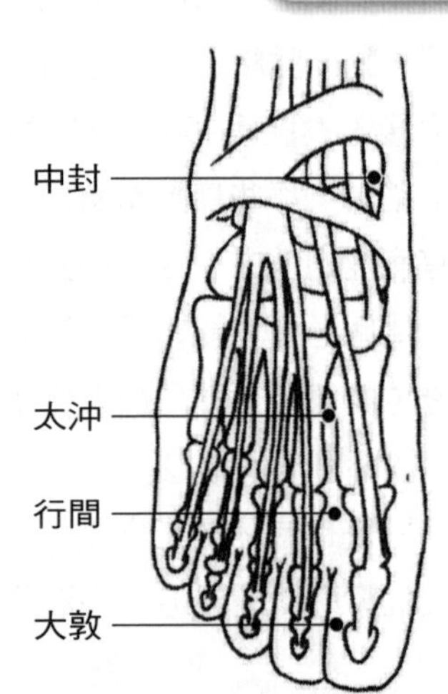

足厥陰肝經經穴分寸歌

大敦足大端外側，行間兩指縫中間，太沖本節後二寸，
中封內踝前一寸，蠡溝踝上五寸是，中都上行二寸中，
膝關犢鼻下二寸，曲泉曲膝盡橫紋。陰包膝上行四寸，
氣沖三寸下五里，陰廉氣沖下二寸，急脈毛際旁二五。
厥陰大絡繫睪丸，章門臍上二旁六，期門從章斜行乳，
直乳二肋端縫已。

度以將合上的眼皮輕按到稍微有疼痛感為適中，按法是用食指和中指按壓眼窩；二、在戴眼鏡臉側中央骨窪處有「客主人」穴（位於耳前，下關直下，當顴弓的上緣凹陷處），只要指壓此處視神經，就能消除眼睛的疲勞，指壓時一面稍強吐氣一面用手掌壓6秒鐘，如此重複10次；三、按壓行間穴，這是治療眼睛和肝臟的穴道，指壓時一面吐氣，一面強壓到稍微有疼痛感，如此重複2～3次。

太沖：善治肝諸病

太沖，太，大也；沖，通道。因本穴是肝經之原穴，為肝經大的通道所在，且是原氣所居之處，故名太沖。本穴位於足背側，第一、二蹠骨間隙的後方凹陷處，以手指沿拇趾、次趾夾縫向上移壓，壓至能感覺到動脈映手，即是此穴。

太沖穴是足厥陰肝經的輸穴、原穴，其應用十分廣泛，上焦心肺病，中焦脾胃病，下焦肝腎病，大小腸病及頭面五官病，均為太沖的主治範圍，主治頭痛、眩暈、目赤腫痛、中風、癲癇、小兒驚風、黃疸、脇痛、呃逆、腹脹、月經不調、痛經、經閉、帶下、遺尿、癃閉、下肢痿痹、足跗腫痛等症。太沖穴是人體足厥陰肝經上的重要穴道之一。

有些肝火旺盛或者易於心情鬱悶的人，可以嘗試多按摩太沖穴，幫助降血壓，平肝清熱，清利頭目，使自己能夠恢復心情平靜。

據報導，有60%的成人在不同時期內都有過急性腰痛的歷史，多數是由於勞累過度、不正常的姿勢、精神緊張以及不合適的寢具

太沖穴歌

太沖足大趾，節後二寸中，動脈知生死，能醫驚癇風。
咽喉併心脹，兩足不能動，七疝偏墜腫，眼目似雲朦。
亦能療腰痛，針下有神功。

等因素引起。如果突然出現腰痛，建議不妨按按太沖穴來緩解症狀，用拇指指尖對準穴位慢慢地進行垂直按壓，一次持續5秒鐘左右，直到疼痛緩解為止。對於那些久坐辦公室的人來說，工作時要使背部緊靠椅背，以便使腰部肌肉得到支撐，還要注意寫寫停停，時而向後伸伸腰，經常鍛鍊，避免肥胖給脊椎帶來過大的負荷而引發腰痛。

太沖穴還可預防感冒，當感冒初起，有流涕、咽痛、周身不適等感覺時，可透過按摩腳上的太沖穴減輕感冒帶來的不適，甚至可以使感冒痊癒。具體方法：先用溫水浸泡雙腳10~15分鐘，而後用大拇指由湧泉穴向腳後跟內踝下方推按，連續推按5分鐘，然後，再用大拇指按摩太沖穴，由下向上推按，每側按摩5分鐘，此法能使感冒症狀減輕甚至痊癒。

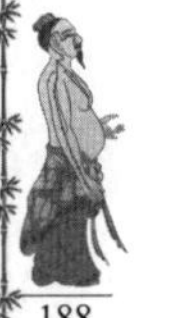

另外，指壓日月穴和太沖穴，還可以防止肌肉老化，增強性能力，練習時，緩緩吐氣，在每個穴位連壓6秒鐘，重複30次，有助於增強肌肉活力。

期門：疏肝理氣，防治肝膽病

期門，期，指一個周期，因為人體的氣血從雲門出，歷經肺經等十二經穴，經行十二個時辰，到此恰好一個周期，如此周而復始，故名期門。本穴位於位於胸部，乳頭直下，第六肋間隙，前正中線旁開4寸，與巨闕穴齊平。取穴時，可採用仰臥的姿勢，先定第四肋間隙的乳中穴，並於其下二肋（第六肋間）處取穴。對於女性患者則應以鎖骨中線的第六肋間隙處定取。

本穴是肝經之募穴，又是肝經、脾經、陰維之交會穴，具有疏調肝脾、理氣活血功效，主治肝病、胸部疼痛、蕁痲疹、心絞痛、胸脇脹滿、遺尿、肋間神經痛、腹膜炎、胸膜炎、心肌炎、腎炎、高血壓等症。

因為期門屬肝的募穴，為肝臟之氣結聚於胸部的腧穴，故常用以治療肝的病症，配以肝俞，稱為「俞募配穴」。

期門穴是調節人的情緒的兩個重要穴位之一，肝主情志，心志為喜。肝氣鬱則善怒，期門穴必壓痛，宜從左向右揉之，如解纏；心氣沉則不樂，少海穴必緊痛，宜從深向淺揉之，如拔釘。

按摩期門穴，除了常見的按、揉、擦或推法，還可配合振法，全身放鬆，兩手掌平貼在兩肋，掌心對準期門穴，以前臂和手部的肌肉強力靜止地用力，使氣力集中在掌面，做快速抖動，使期門穴及整個肋部產生振動。

期門穴

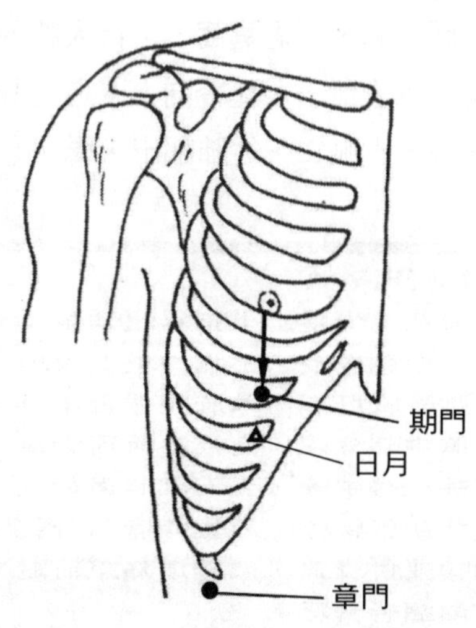

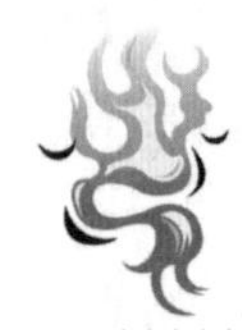

足少陰腎經

藏精納氣，先天所本

腎是人體重要臟器之一，為先天之本，主藏精，也是人身立命的根本所在，人體的動力之源。腎精所化之氣稱為腎氣，腎的精氣盛衰，關係到生殖和發育的能力。腎的精氣包含腎陰和腎陽兩部分，腎陰是人體陰液的根本，對臟腑組織起著滋養的作用；腎陽是人體陽氣的根本，對臟腑組織發揮生化的作用。腎陰和腎陽若功能失調、陰陽失衡，則會出現性功能減退、形體消瘦、掉髮、心悸氣短、膽怯、體虛乏力、失眠多夢、小便不利、腎衰等症。腎主水，腎的氣化對體內水液的瀦留、分布與排泄等發揮極為重要的作用，若腎的氣化異常，則會出現水腫、小便不利等症。

腎與膀胱的經脈互為絡屬，相為表裏。膀胱的氣化功能，取決於腎氣的盛衰，腎氣有助於膀胱氣化津液。

腎經從足走胸腹，主要分布在下肢內側後緣，屬腎，絡膀胱。

腎經起於足小趾之下，斜向足心，從足骨隆起處，進入內踝，上行小腿內側，經過膕窩，上行大腿內後緣，到達脊柱，屬腎臟，絡膀胱。其支脈一，從腎向上，通過肝和橫膈，進入肺中，沿喉嚨上舌根旁。支脈二，從肺部出，聯絡心臟，流注胸中，與手厥陰心

足少陰腎經歌訣

足經腎脈屬少陰，小指斜趨湧泉心。然谷之下內踝後，
別入根中腨內侵。出膕內廉上股內，貫脊屬骨膀胱臨。
直者從腎貫肝膈，入肺循喉舌本尋。支者從肺絡心內，
仍至胸中部分深。此經多氣而少血，是動病飢不欲食。
喘嗽唾血喉中鳴，坐而欲起面如漆。目視䀮䀮氣不足，
心懸如飢常惕惕。所生病者為舌乾，口熱咽痛氣賁逼。
股內後兼併脊痛，心腸煩痛疸而避。痿厥嗜臥體怠惰，
足下熱痛皆腎厥。

足少陰腎經

俞府
彧中
神藏
靈墟
神封
步廊
入肺中
絡心
注胸中
幽門
腹痛谷
陰都
石關
商曲
肓俞
中注
四滿
氣穴
大赫
橫骨
屬腎
絡膀胱
陰谷
築賓
復溜
交信
太溪
大鍾
水泉
照海
然谷
湧泉

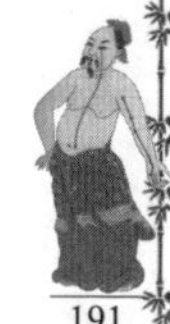

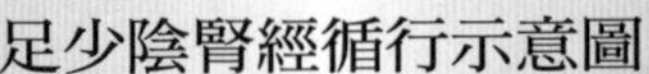

足少陰腎經循行示意圖

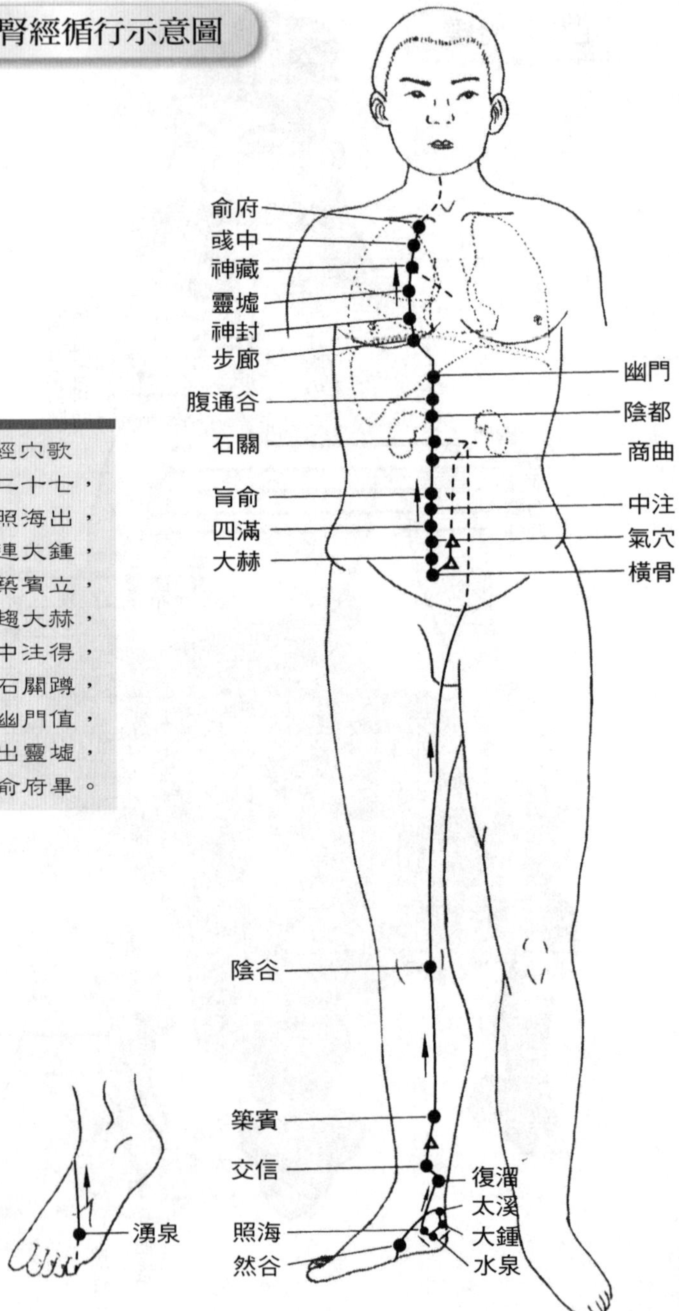

足少陰腎經穴歌

足少陰腎二十七，
湧泉然谷照海出，
太溪水泉連大鍾，
復溜交信築賓立，
陰谷橫骨趨大赫，
氣穴四滿中注得，
肓俞商曲石關蹲，
陰都通谷幽門值，
步廊神封出靈墟，
神藏彧中俞府畢。

俞府
彧中
神藏
靈墟
神封
步廊
腹通谷
石關
肓俞
四滿
大赫
幽門
陰都
商曲
中注
氣穴
橫骨
陰谷
築賓
交信
復溜
太溪
照海
大鍾
然谷
水泉

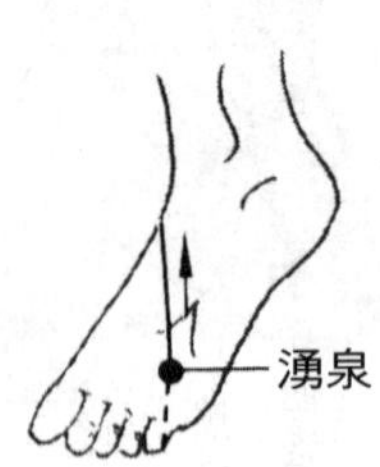

足少陰腎經腧穴表

穴名	穴位	主治	特定穴
湧泉	於足底（去趾）前1/3處，足趾跖屈時呈凹陷。	頭痛，頭昏，失眠，目眩，咽喉腫痛，失音，便祕，小便不利，小兒驚風，癲狂，昏厥。	腎經的「井穴」。
然谷	當足跖骨粗隆下緣凹陷中。	月經不調，帶下，遺精，消渴，泄瀉，咳血，咽喉腫痛，小便不利，小兒驚風，口噤。	腎經的「滎穴」。
太溪	當內踝高點與跟腱之間凹陷中。	月經不調，遺精，陽痿，小便頻數，便祕，消渴，咳血，氣喘，咽喉腫痛，齒痛，失眠，腰痛，耳聾，耳鳴。	腎經的「輸、原穴」。
大鍾	太溪穴下0.5寸稍後，跟腱內緣。	癃閉，遺尿，便祕，咳血，氣喘，癡呆，足跟痛。	腎經的「絡穴」。
水泉	太溪穴直下1寸。	月經不調，痛經，經閉，陰挺，小便不利。	腎經的「郄穴」。
照海	當內踝下緣凹陷中。	月經不調，帶下，陰挺，小便頻數，癃閉，便祕，咽喉乾痛，癲癇，失眠。	八脈交會穴之一，通於陰蹻脈。
復溜	太溪穴上2寸。	水腫，腹脹，泄瀉，盜汗，熱病汗不出，下肢痿痹。	
交信	復溜穴前約0.5寸。	月經不調，崩漏，陰挺，疝氣，泄瀉，便祕。	陰蹻脈的「郄穴」。
築賓	太溪穴上5寸，在太溪與陰谷的連線上。	癲狂，疝氣，嘔吐，小腿疼痛。	陰維脈的「郄穴」。
陰谷	屈膝，膕窩內側，當半腱肌腱與半膜肌腱之間。	陽痿，疝氣，崩漏，小便不利，膝膕痠痛。	腎經的「合穴」。
橫骨	臍下5寸，恥骨聯合上際，前正中線旁開0.5寸。	小腹脹痛，小便不利，遺尿，遺精，陽痿，疝氣。	足少陰經與沖脈交會穴。
大赫	臍下4寸，前正中線旁開0.5寸。	遺精，陽痿，陰挺，帶下。	足少陰經與沖脈交會穴。
氣穴	臍下3寸，前正中線旁開0.5寸。	月經不調，帶下，小便不利，泄瀉。	足少陰經與沖脈交會穴。
四滿	臍下2寸，前正中線旁開0.5寸。	月經不調，帶下，遺尿，遺精，疝氣，便祕，腹痛，水腫。	足少陰經與沖脈交會穴。

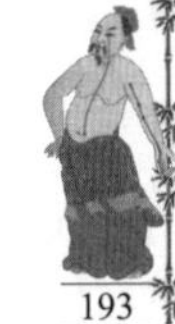

穴名	穴位	主治	特定穴
中注	臍下1寸，前正中線旁開0.5寸。	月經不調，腹痛，便祕，泄瀉。	足少陰經與沖脈交會穴。
肓俞	臍旁0.5寸。	腹痛，腹脹，嘔吐，便祕，泄瀉。	足少陰經與沖脈交會穴。
商曲	臍上2寸，前正中線旁開0.5寸。	腹痛，泄瀉，便祕。	足少陰經與沖脈交會穴。
石關	臍上3寸，前正中線旁開0.5寸。	嘔吐，腹痛，便祕，不孕。	足少陰經與沖脈交會穴。
陰都	臍上4寸，前正中線旁開0.5寸。	腹脹，脹痛，便祕，不孕。	足少陰經與沖脈交會穴。
腹通谷	臍上5寸，前正中線旁開0.5寸。	腹脹，腹痛，嘔吐。	足少陰經與沖脈交會穴。
幽門	臍上6寸，前正中線旁開0.5寸。	腹痛，腹脹，嘔吐，泄瀉。	足少陰經與沖脈交會穴。
步廊	第五肋間隙，前正中線旁開2寸。	咳嗽，氣喘，胸脇脹滿，嘔吐。	
神封	第四肋間隙，前正中線旁開2寸。	咳嗽，氣喘，胸脇脹滿，嘔吐，乳癰。	
靈墟	第三肋間隙，前正中線旁開2寸。	胸脇疼痛，咳嗽，乳癰，乳汁少。	
神藏	第二肋間隙，前正中線旁開2寸。	咳嗽，氣喘，胸痛，嘔吐。	
彧中	第一肋間隙，前正中線旁開2寸。	咳嗽，氣喘，胸脇脹滿。	
俞府	鎖骨下緣，前正中線旁開2寸。	咳嗽，氣喘，胸痛，嘔吐。	

足少陰腎經經穴分寸歌

足掌心中是湧泉，然谷內踝一寸前，太溪踝後跟骨上，
大鍾跟後踵中邊。水泉溪下一寸覓，照海踝下四分真，
復溜踝後上二寸，交信後上二寸聯。二穴只隔筋前後，
太陰之後少陰前[①]，築賓太溪上五寸，陰谷膝下曲膝間。
橫骨大赫併氣穴，四滿中注亦相連，五穴上行皆一寸，
中行旁開五分邊。肓俞上行亦一寸，但在臍旁半寸間，
商曲石關陰都穴，通谷幽門五穴聯，五穴上下一寸取，
各開中行五分前，步廊神封靈墟穴，神藏彧中俞府安，
上行寸六旁二寸，俞府璇璣二寸觀。

①前旁骨是復溜，後旁骨是交信，二穴只隔一條筋。

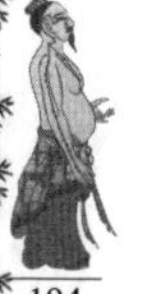

包經相接。

腎經諸穴主治「腎」方面所發生的病症：口熱、舌乾燥、咽部發腫，氣上逆，喉痛，心悸、黃疸、腹瀉、腰膝痠軟、盜汗、健忘、男子遺精、女子宮寒不孕、水腫、小便不利、尿頻、尿閉等症。

腎經需要保養，我們要想提高自己的身體健康程度，就必須使腎經保持通暢，功能發揮正常，因為它關係到身體的各個層面，特別是有關生殖和發育。若腎經出現問題，則幾乎全身都可能出現問題。

湧泉：功用巨大的回陽九穴之一

湧泉，是形容水自下而上之意，因本經位於足底掌心，是脈氣所出，如泉湧一般，故名湧泉。

湧泉穴在足前部凹陷處，約當足底第二與第三趾趾縫頭端與足跟連線的前1/3與後2/3交點上。本經屬於心腎兩經的相接點，為本經井穴，且為回陽九穴之一，功用巨大，有通官、開竅、安神、鎮靜之功效。

本穴位於全身腧穴的最下部，乃是腎經的首穴。《黃帝內經》中說：「腎出於湧泉，湧泉者足心也。」意思是說：腎經之氣猶如泉源之水，來源於足下，湧出灌溉周身四肢各處。所以，湧泉穴在人體養生、防病、治病、保健等各個方面都顯示出它的重要作用。

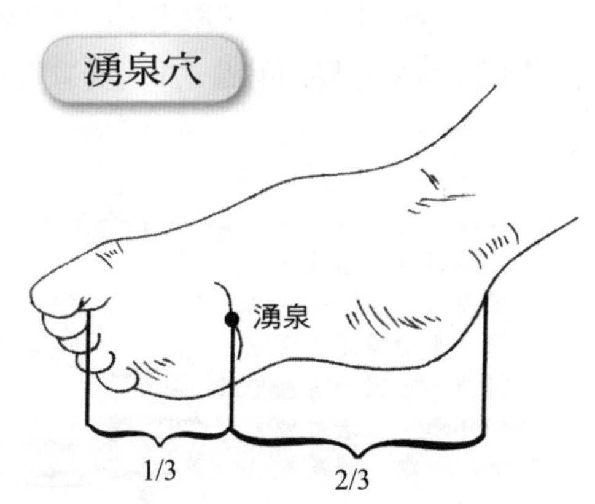

根據「病在上，取之

下」和「病在頭，取之足」的原則，本穴可治療因血、風、痰、火等諸邪上逆而導致的各種病症，如氣血上湧、蒙蔽清竅，或肝陽上亢、痰火旺盛，或怒則氣上、氣機紊亂等此類病症皆可對治。

日常可以「搓腳心」來做腎經保健，這是我國流傳已久的自我養生保健按摩療法之一。俗話說：「若要老人安，湧泉常溫暖。」透過推搓湧泉穴，可以達到對腎、腎經及全身產生由下到上的整體性調節和整體性治療的目的，對老人的哮喘、腰腿痠軟、便祕等病效果顯著。具體作法：睡前端坐，用手掌來回搓摩湧泉及足底部108次，要滿面搓，以感覺發燙、發熱為度，搓畢，再用大拇指指肚點按湧泉49下，以感覺痠痛為度，兩腳互換，末了，再用手指點按肩井穴左右各49次即可。

湧泉穴是人體長壽大穴，經常按摩此穴，則腎精充足，耳聰目明，發育正常，精力充沛，性功能強盛，腰膝壯實不軟，行走有力。

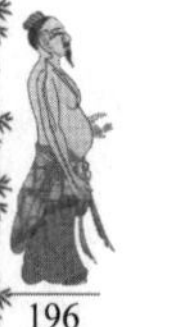

太溪：善治腎虛諸病

太溪穴出於內踝後凹陷之處，又由於腎水從湧泉出，經過然谷，會聚而成大溪，並由此處注入於海，故名太溪。

本穴是本經輸穴、原穴，位於足內側，內踝後方，當內踝尖與跟腱之間的中點凹陷處。本穴具有調補腎氣、通利三焦之功效，主

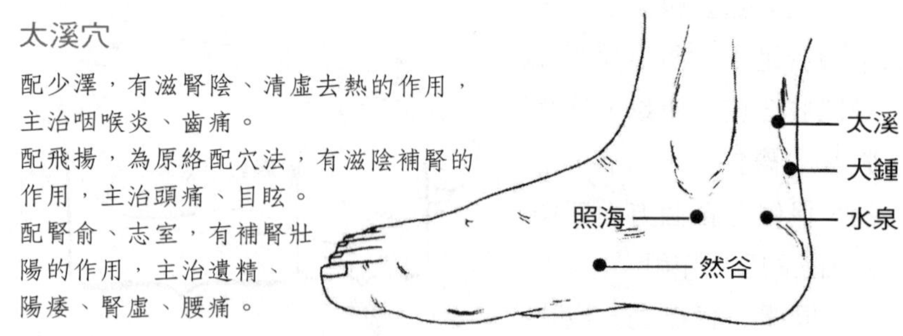

治咽喉乾痛、齒痛、耳聾、耳鳴、頭暈、咳血、氣喘、消渴、月經不調、不寐、遺精、陽痿、小便頻數、腰脊痛、失眠、健忘等症。

本穴善治腎的病症，凡屬於腎陰虛、腎陽虛、腎氣不固、腎精不足以及心腎不交、心腎陽虛、肺腎氣虛、肝腎陰虛、脾腎陽虛等症，均可尋此穴施治，本穴為足少陰之原穴。《靈樞》中說「五臟有疾也，當取之十二源」，所乙太溪穴作為足少陰腎經的原穴，可治療腎的病症。

慢性咽炎是因為腎陰虧虛致使虛火循脈上行於咽部煎灼陰液，故而乾燥疼痛，發癢咳嗽。指壓太溪穴能益陰降火，清利咽喉，而諸症悉除。用拇指的指腹按壓該處，以痠麻脹痛為度，每日兩次，每次10分鐘。由於該部皮膚薄，注意勿用力過度損傷該部皮膚。

太溪穴還能治療手腳冰冷，據說，女性每兩個人中就有一個是此症的受害者，有的甚至因煩惱手腳冰冷格外嚴重，而得失眠症，還有許多女性，連夏天也離不開厚厚的內衣或襪子，還很容易引起月經不調或生理痛，有時，更會成為不孕的原因。手腳冰冷的原因有低血壓或貧血等，不過最多的仍然是自律神經失調，因而在擅長調整自律神經的穴道療法中，手腳冰冷的療效是最佳的。

太溪穴治療手腳冰冷極其有效。被此症困擾的朋友，請務必在睡覺前刺激此穴，可在太溪穴上用間接灸、線香灸刺激，皆有療效，或仔細地按摩刺激，效果亦佳。若能同時並用次髎穴、湧泉穴、三陰交穴，效果更好。

復溜：滋補腎陰

復溜，復又作「伏」，隱伏；溜，流動，足少陰腎經脈氣至此深伏而行，故名復溜。本穴位於小腿內側，太溪直上2寸，跟腱的前方，取穴時，應正坐或者仰臥，復溜穴位於小腿內側，腳踝內側中央上二指寬處，脛骨與跟腱間。

本穴是腎經之郄穴，有補腎益陰、利水消腫、培補腎氣之功效，主治水腫、腹脹、泄瀉、腸鳴、足痿、盜汗、自汗、熱病汗不出，現多用於腎炎、睪丸炎、功能性子宮出血、尿路感染、下肢癱瘓等症。

本穴偏補腎陰，凡腎陰不足，虛火旺盛或心腎不交、肺腎陰虛、肝腎陰虛等症，都可配取復溜穴施治。針灸專家稱，針刺此穴滋腎陰的效果極好，相當於六味地黃丸的功效，因此一些腎陰虛患者可以選擇復溜穴進行滋補，力求達到陰陽平衡的效果。

復溜穴

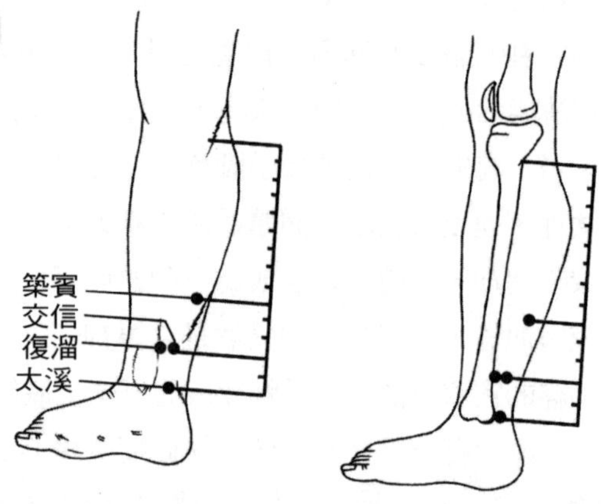

無汗傷寒瀉復溜，汗多宜將合谷收，若然六脈皆微細，
金針一補脈還浮。

——《玉龍歌》

通天去鼻內無聞之苦，復溜袪舌乾口燥之悲。

——《百症賦》

瘧疾三日得一發，先寒後熱無他語，寒多熱少取復溜，
熱多寒少用間使。傷寒四肢厥逆冷，脈氣無時仔細尋，
神奇妙穴真有二，復溜才步順骨行。
傷寒痞結脇積痛，宜用期門見深功，肯汗不汗合谷瀉，
自汗髮黃復溜憑。

——《肘後歌》

臨床上，治療風逆四肢腫，可選豐隆、復溜、大都；咽乾，可選復溜、照海、太沖、中封；水腫、氣脹滿，可選神闕、復溜；汗症，可選合谷、復溜；腎炎，可選志室、復溜；消渴，可選肝俞、脾俞、復溜。

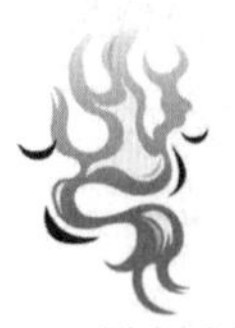

足太陰脾經

運化水谷，營養全身

脾作為人體的臟腑器官，主管著運化，也即轉運輸送、消化吸收，一方面運化水谷精微，也即是對飲食的消化和吸收，以供給全身器官得到充足的營養，來維持正常的生理功能。脾還主運化水液，使之在體內正常轉輸。脾主統血，指脾能統攝，控制血液正常循行於脈內。

脾胃是氣血化生之源，脾更是人體氣血的儲存調度倉庫，若脾出現異常，則人體整個氣血循行系統都將出現問題。

中醫認為脾為臟、屬陰，主運化，喜燥而怕濕，與胃相表裏，二者在經絡上相互溝通，彼此相互依賴、相互制約，共同完成食物的消化、吸收。

脾經從足走胸腹，主要分布在下肢內側前緣，屬脾，絡胃。

脾經起於足大趾末端，沿大趾內側赤白肉際，經過第一蹠骨後面，上行至內踝前邊，再上小腿內側，沿脛骨後交出足厥陰經的前面，上行大腿，從股部內側前緣進入腹部，屬脾，絡胃，通過橫膈上行，夾食管兩旁，聯繫舌根，散布於舌下。其支脈從胃部分出，上行通過橫膈，流注心中，與手少陰心經相接。

大多數胖人都是因為胃強脾弱，無法將攝入的食物轉化成營養

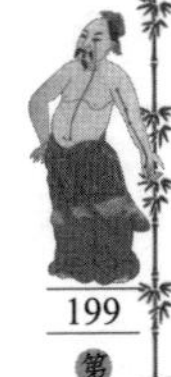

物質，從而變成酸毒、脂肪、垃圾堆積在體內，由腹部向全身延伸，進而引發掉髮、心悸氣短、膽怯、體虛乏力、失眠多夢等相關的併發症。一些減肥方法，都是採用減少食物的攝入來達到少吸取能量的目的，可能身體真瘦了，但是皮膚卻也起皺老化，且體力不如從前了。這是因為，此種減肥法是以消耗身體內本來就少的一點氣血儲備，把正常的肌肉分解掉，來供應臟腑及人體重要器官日常必需的能量，卻沒有把體內真正的廢物排出去，此種減肥很快會反彈回去，而且比原來更胖。所以若想持久保持身材和健康，就必須保持脾的健康，增加脾自身的功能，排出體內酸毒、脂肪和垃圾。

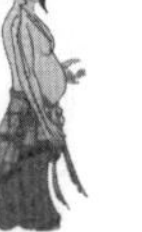

足太陰脾經穴歌

二十一穴脾中州，隱白在足大指頭，大都太白公孫盛，
商丘三陰交可求。漏谷地機陰陵穴，血海箕門沖門開，
府舍腹結大橫排，腹哀食竇連天溪，胸鄉周榮大包隨。

足太陰脾經歌決

太陰脾起足太指，上循內側白肉際，核骨之後內踝前，
上腨循胻脛膝裡。股內前廉入腹中，屬脾絡胃與膈通，
夾喉連舌散舌下，支絡從胃注心宮。此經氣盛而血衰，
是動其病氣所為，食入即吐胃脘痛，更兼身體重難移。
腹脹善噫舌本強，得後與氣快然衰，所生病者舌亦痛，
體重不食亦如之。煩心心下仍急痛，泄水溏瘕寒瘧隨，
不臥強立股膝腫，疸髮身黃大指痿。

上行
夾咽
周榮
胸鄉
天溪
大包
食竇
腹哀
大橫
腹結
府舍
沖門
箕門
血海
陰陵泉
地機
漏谷
三陰交
商丘
公孫
太白
大都
隱白

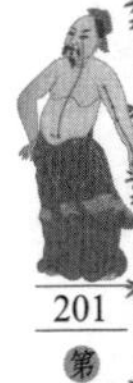

足太陰脾經巡行示意圖

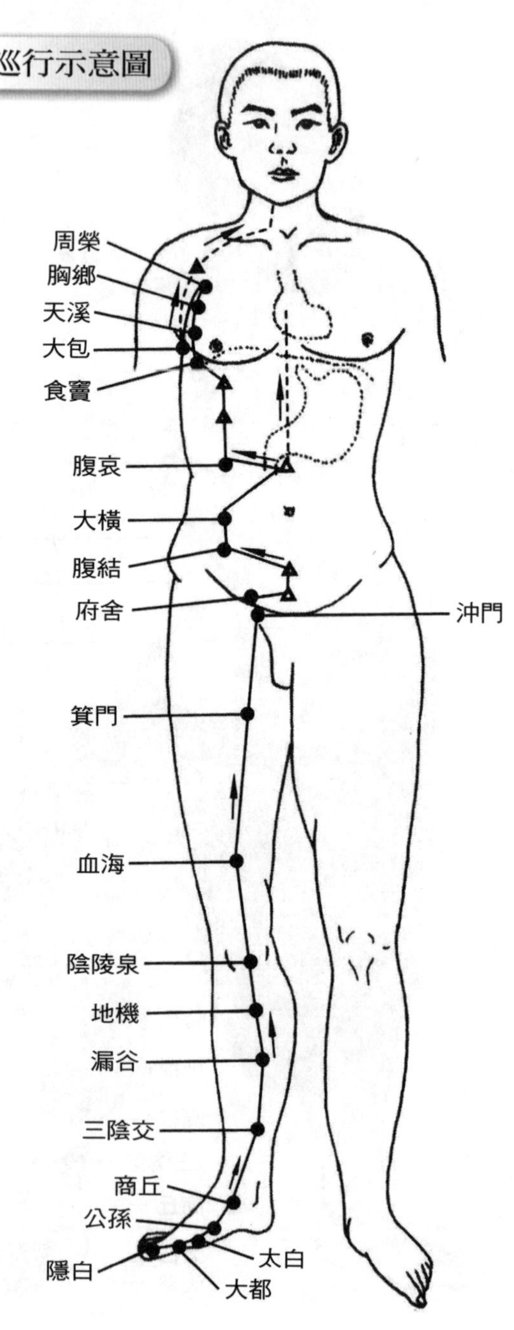

足太陰脾經腧穴表

穴名	穴位	主治	特定穴
隱白	趾內側趾甲角旁約0.1寸	腹脹，便血，尿血，月經過多，崩漏，癲狂，多夢，驚風。	脾經的「井穴」。
大都	趾內趾，第一跖趾關節前緣，赤白肉際。	腹脹，胃痛，嘔吐，泄瀉，便祕，熱病。	脾經的「滎穴」。
太白	第一跖骨小頭後緣，赤白肉際。	胃痛，腹脹，腸鳴，泄瀉，便祕，痔漏，腳氣。	脾經的「輸、原穴」。
公孫	第一跖骨基底部的前下緣，赤白肉際。	胃痛，嘔吐，腹痛，泄瀉，痢疾。	脾經的「絡穴」，八脈交會穴之一，通於沖脈。
商丘	當內踝前下方凹陷中。	腹脹，泄瀉，便祕，黃疸，足踝痛。	脾經的「經穴」。
三陰交	內踝高點上3寸，脛骨內側面後緣。	腸鳴，腹脹，泄瀉，月經不調，帶下，陰挺，不孕，滯產，遺精，陽痿，遺尿，疝氣，失眠，下肢痿痹，腳氣。	足太陰、少陰、厥陰經交會穴。孕婦禁針。
漏谷	三陰交穴上3寸。	腹脹，腸鳴，小便不利，遺精，下肢痿痹。	
地機	陰陵泉穴下3寸。	腹痛，泄瀉，小便不利，水腫，月經不調，痛經，遺精。	脾經的「郄穴」。
陰陵泉	當脛骨內側髁下緣凹陷中。	腹脹，泄瀉，水腫，黃疸，小便不利或失禁，膝痛。	脾經的「合穴」。
血海	髕骨內上緣上2寸。	月經不調，崩漏，經閉，濕疹，丹毒。	
箕門	在血海穴與沖門穴的連線上，血海穴直上6寸。	小便不利，遺尿，腹股溝腫痛。	

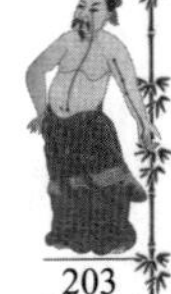

穴名	穴位	主治	特定穴
沖門	恥骨聯合上緣中點旁開3.5寸。	腹痛，疝氣，崩漏，帶下。	足太陰、厥陰經交會穴。
府舍	沖門穴外上方0.7寸，前正中線旁開4寸。	腹痛，疝氣，積聚。	足太陰、厥陰經與陰維脈交會穴。
腹結	府舍穴上3寸，大橫穴下1.3寸。	腹痛，泄瀉，疝氣。	
大橫	臍中旁開4寸。	泄瀉，便祕，腹痛。	足太陰與陰維脈交會穴。
腹哀	大橫穴上3寸，前正中線旁開4寸。	消化不良，腹痛，便祕，痢疾。	足太陰與陰維脈交會穴。
食竇	第五肋間隙中，前正中線旁開6寸。	胸脇脹痛，噯氣，反胃，腹脹，水腫。	本經食竇至大包諸穴，深部為肺臟，不可深刺。
天溪	第四肋間隙中，前正中線旁開6寸。	胸脇疼痛，咳嗽，乳癰，乳汁少。	
胸鄉	第三肋間隙中，前正中線旁開6寸。	胸脇脹痛。	
周榮	第二肋間隙中，前正中線旁開6寸。	咳嗽，氣逆，胸脇脹滿。	
大包	腋中線上，第六肋間隙中。	氣喘，胸脇痛，全身疼痛，四肢無力。	脾之大絡。

足太陰脾經經穴分寸歌

大趾內側端隱白，節前陷中求大都，太白節後白肉際，
節後一寸公孫呼，商丘踝前下陷縫，踝上三寸三陰交，
踝上穴寸漏谷是，陰陵下三地機朝，膝下內側陰陵泉，
血海膝髕上內廉，其門穴在魚腹取，沖門曲骨旁三五，
沖上七分府舍求，舍上三寸腹結算，結上三寸是大橫，
卻與臍平莫胡亂，建里之旁四寸處，便是腹哀分一段，
中庭旁六食竇穴，膻中去六是天溪，再上一肋胸鄉穴，
周榮相去亦同然，大包腋下有六寸，淵腋之下三寸懸。

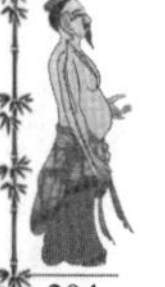

隱白：十三鬼穴之一，可治躁狂症

隱白，因本穴位於陰經之下，就像潛龍深藏一樣，此處皮膚常呈肉色白，故名隱白。隱白穴在足大趾內側趾甲角旁約0.1寸。

隱白穴是脾經之井穴，有開竅醒神、益氣統血之功效，主治月經過多、崩漏、便血、尿血、癲狂、多夢、腹滿、泄瀉等症。

脾經虛弱，可揉按隱白穴增強氣血，盤腿端坐，赤足，用左手拇指按壓右足隱白穴，左旋按壓15次，右旋按壓15次，然後用右手拇指按壓左足隱白穴，手法同前。

隱白穴對治療血崩也有效果，血崩是形容月經過多或非時而下，像河流決堤，凡功能性子宮出血、生殖器炎症、腫瘤等婦科疾病均可出現這一共有症狀。嚴重的患者可持續數十天出血不止，出現面色蒼白、頭暈目眩、心慌氣短和全身無力等一系列嚴重貧血症狀。艾灸隱白穴治療血崩，既簡便易行，效果又明顯。將艾條的一頭點燃，懸於一側隱白穴上1.5釐米處，每次懸灸15 ～ 20分鐘，以隱白穴周圍皮色轉紅有熱感為止。先灸一側，然後灸另一側，每日可灸3 ～ 4次，待出血停止後可再繼續灸1 ～ 2天，使療效更為鞏固。灸時患者常常會感到小腹部原有的繃緊拘急感消失，心情也隨之開朗。但灸隱白不可太近，需考慮隱白穴的位置。

隱白穴

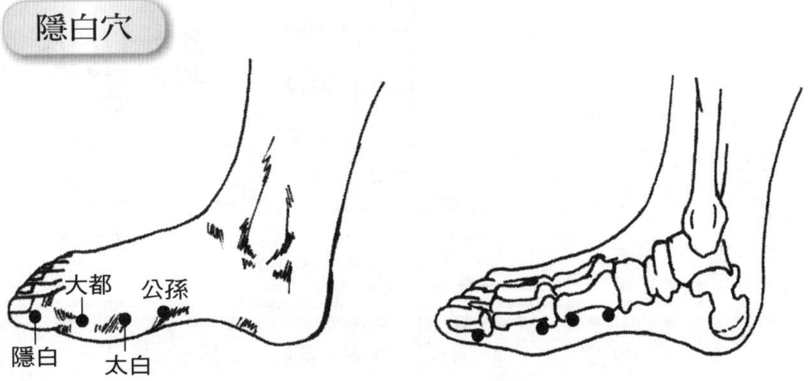

三陰交：婦科病的首選穴

三陰交，因本穴是足太陰、足少陰、足厥陰三陰經交會之穴，故名三陰交。

本穴在小腿內側，當足內踝尖直上3寸，脛骨內側緣後方。取穴時，正坐平放足底或仰臥，於內踝尖上四橫指處，當脛骨內側面後緣處取穴。

因為本經是三陰經交會之穴，因此能調理脾、肝、腎三臟疾病，所以，三陰交的療治範圍比較特殊，與脾、肝、腎三臟病症均有關。本穴具有健脾胃、益肝腎、調經帶之作用，主治腹痛、腹脹、泄瀉、痛經、月經不調、崩漏、帶下、不孕、遺精、陽痿、遺尿、小便不利、水腫、疝氣、下肢痿痹、頭痛、眩暈、失眠等症。

三陰交是婦女調經要穴，幾乎所有的婦科疾病，都可以配合針三陰交穴，可以說是女人的專屬穴。在日常生活中，可以用大拇指多多按摩三陰交穴，不但能減少婦科問題，久而久之，整個人也會變得越來越精神、漂亮。

三陰交穴

陰陵泉
地機
漏谷
三陰交
商谷
脛骨
三陰交

泄瀉：三陰交、陰陵泉。
白濁、遺精：三陰交、氣海。
小兒急性腸炎：三陰交、天樞、合谷。
血栓、閉寒性脈管炎：三陰交、中脘、內關、足三里。
癃閉（濕熱下注）：三陰交、陰陵泉、膀胱俞，大極。
月經不調、痛經：中極、天樞、行間、三陰交。
腎虛：陰陵泉、四白、足三里、脾俞、腎俞、光明、三陰交。

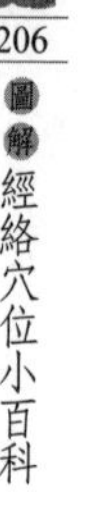

三陰交也是有名的「強身健體穴」，極受養生學家重視，每天按摩刺激此穴，可通經絡、活氣血、健脾胃、益肝腎、強身體。具體作法：

一、用右手拇指指端按壓左側三陰交穴，一壓一放為一次，如此連做9～18次；再換左手拇指，如法按壓右側三陰交穴9～18次；

二、右手五指微握拳，將大拇指置於食指內下方，用小魚際外側面有節奏地叩擊左側三陰交穴，連做18～36次；再換左拳，如法叩擊右側三陰交穴18～36次；

三、用右手拇指指端置於左側三陰交穴處，先順時針方向揉9次，再逆時針方向揉9次，連做36次；然後換左手拇指，如法揉右側三陰交穴36次；

四、兩手掌互摩至熱，隨之用右手掌面上下來回擦左側三陰交穴，連做18～36次；兩手掌再互摩至熱，換左手，如法擦右側三陰交穴18～36次。

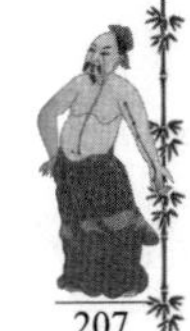

血海：婦女經血病的專用穴

血海，因本穴主治崩漏經帶，及男女之血分諸症，針灸此穴有引血歸經之功效，猶如江河百川納歸諸海之意，故名血海。

本穴位於大腿內側，髕骨內側端上2寸，當股四頭肌內側頭的隆起處，取穴時採用仰臥或正坐屈膝的姿勢，血海穴位於大腿內側，從膝蓋骨內側的上角，上面約三指寬筋肉的溝，一按就感覺到痛的地方，就是血海穴。或者以左手掌心反向按在右膝髕骨上緣，二至五指向上伸直，拇指約成45° 斜放，拇指尖下即右血海穴，同理可取左血海穴。

本穴從名字即可知，是專治婦女經血病的常用穴，不管是血虛症、血瘀症、血熱症、血寒症等都可療治。《十四經要穴主治歌》

說：「血海主治諸血疾，兼治諸瘡病自輕。」血海與三陰交都是血症要穴，但各有功能特點，血海偏於治療下半身血症、婦女血症，治療範圍相對局限，而三陰交則可治療包括婦女血症在內的全身性血症，治療範圍較廣，但在治療婦女諸症時，二穴作用都很大，臨床上常配合使用。

血海穴主治生理不順、膝蓋疼痛、更年期障礙、生理痛等。該穴為人體足太陰脾經上的重要穴道之一。

更年期障礙雖不是病，卻常會妨礙到日常生活，比如自律神經障礙，頻出汗、歇斯底里、目眩、高血壓、耳鳴、食欲不振、下

血海穴

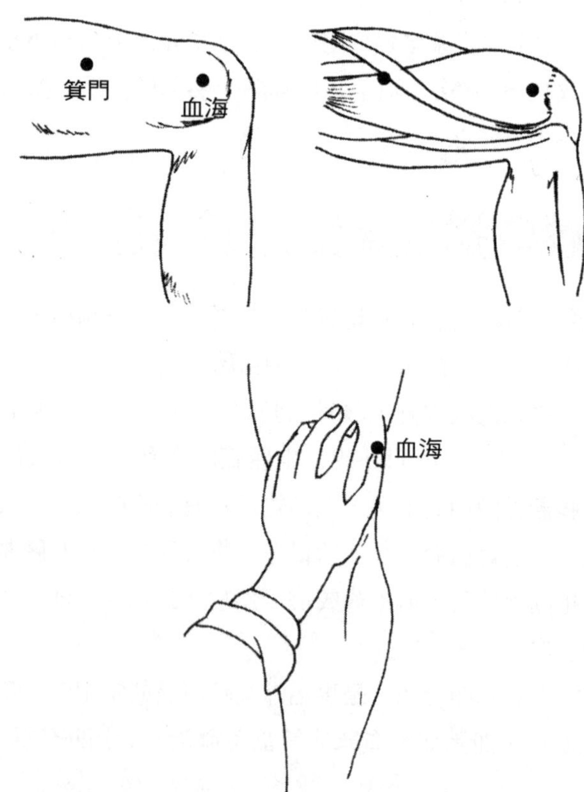

痢、便祕，在精神方面則有容易興奮、時常頭痛、情緒容易變化、失眠、記憶力衰退等，所以忽視不管並不是好辦法，可選取血海穴進行按壓，用稍微會感覺到痛的力量以大拇指按壓6秒鐘，反覆做10次，同時放鬆心情，慢慢向外吐氣，這樣每天堅持不斷地做，定會減輕更年期令人厭煩的症狀，而且身心也會趨於諧調，愉快地度過更年期。

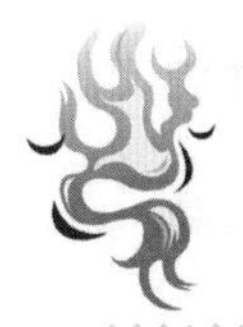

任脈
強身健體，延緩衰老的經絡

任脈是人體奇經八脈之一，任脈的「任」字，有擔任、妊養的涵義。任脈循行於腹部正中，腹為陰，凡精血、津液均為任脈所司，說明任脈對全身陰經脈氣有總攬、總任的作用，故有「總任諸陰」和「陰脈之海」的說法。任脈脈氣與手足各陰經相交會，足三陰與任脈交會於中極、關元，陰維與任脈交會於天突、廉泉，沖脈與任脈交會於陰交，足三陰經脈上交於手三陰經脈，因此任脈聯繫了所有陰經，故稱為陰脈之海。

任脈起於胞中，有「主胞胎」的功能，與女子經、帶、胎、產的關係密切。它所經過的石門穴，別名稱為「丹田」，為男子儲藏精氣、女子維繫胞宮之所，又為「生氣之源」，是人體的重要門戶。

任脈主要循行在人體的前正中線上，起於小腹胞中，下出會陰，向前上行經過陰毛部，沿腹部和胸部正中線上行，經過咽喉，到達下唇內，環繞口唇，上至齦交穴，與督脈相會，並向上分行至兩目下。分支由胞中貫脊，向上循行於背部。

任脈

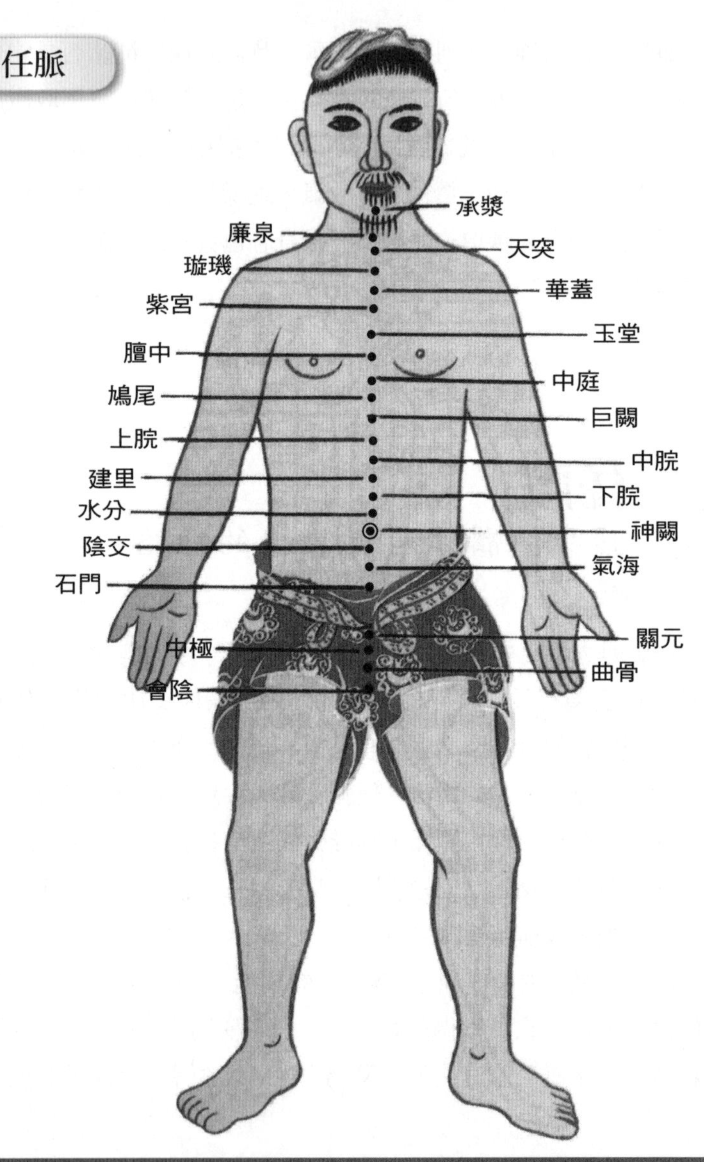

任脈穴歌

任脈中行二十四，會陰潛伏二陰間，曲骨之上中極在，關門石門氣海邊，陰交神闕分水處，下脘建里中脘前，上脘巨闕連鳩尾，中庭膻中玉堂連，紫宮華蓋循璇璣，天突廉泉承漿端。

任脈循行示意圖

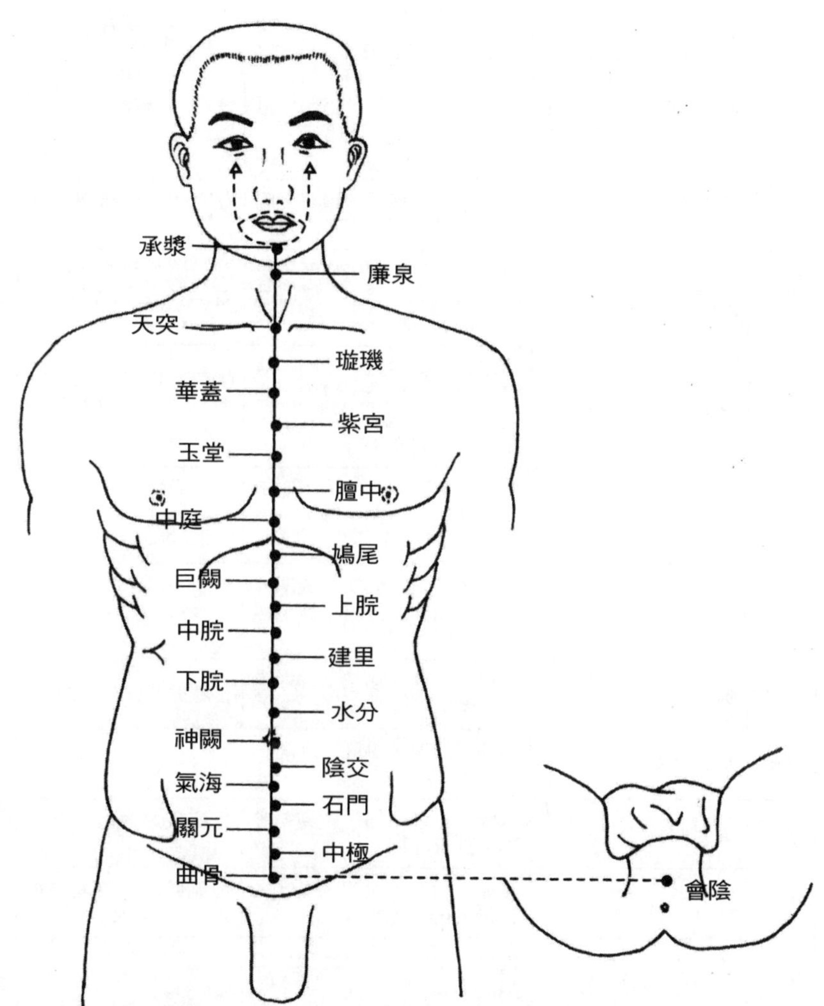

任脈循行歌

任脈起於中極下，會陰腹裡上關元，循內上行會沖脈，浮外循腹至喉咽。別絡口唇承漿已，過足陽明上頤間，循面入目至睛明，交督陰脈海名傳。

任脈腧穴表

穴名	穴位	主治	特定穴
會陰	男性在陰囊根部與肛門的中間，女性在大陰唇後聯合與肛門的中間。	小便不利，痔瘡，遺精，月經不調，癲狂，昏迷。	任脈與督脈、沖脈交會穴。
曲骨	在恥骨聯合上緣中點處。	小便不利，遺尿，遺精，陽痿，月經不調，帶下。	任脈與足厥陰經交會穴。
中極	臍下4寸。	遺尿，小便不利，疝氣，遺精，陽痿，月經不調，崩漏，帶下，陰挺，不孕。	(1)任脈與足三陰經交會穴；(2)膀胱經的「募穴」。
關元	臍下3寸。	遺尿，小便頻數，尿閉，泄瀉，腹痛，遺精，陽痿，疝氣，月經不調，帶下，不孕，虛勞羸瘦。	(1)任脈與足三陰經交會穴；(2)小腸經的「募穴」。
石門	臍下2寸。	腹痛，水腫，疝氣，小便不利，泄瀉，經閉，帶下，崩漏。	三焦經的「募穴」。
氣海	臍下1.5寸。	腹痛，泄瀉，便祕，遺尿，疝氣，遺精，月經不調，經閉，虛脫。	
陰交	臍下1寸。	腹痛，水腫，疝氣，月經不調，帶下。	任脈與沖脈交會穴。
神闕	臍的中間。	腹痛，泄瀉，脫肛，水腫，虛脫。	
水分	臍上1寸。	水腫，小便不通，腹痛，泄瀉，反胃吐食。	水病灸之大良，禁不可針。
下脘	臍上2寸。	腹痛，腹脹，泄瀉，嘔吐，食穀不化，痞塊。	任脈與足太陰經交會穴。
建里	臍上3寸。	胃痛，嘔吐，食欲不振，腹脹，水腫。	
中脘	臍上4寸。	胃痛，嘔吐，吞酸，腹脹，泄瀉，黃疸，癲狂。	(1)胃經的「募穴」。(2)八會穴之一，腑會中脘。(3)任脈與手太陽、少陽、足陽明經交會穴。

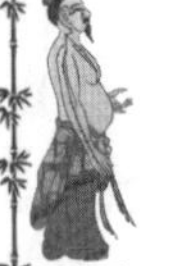

穴名	穴位	主治	特定穴
上脘	臍上5寸。	胃痛，嘔吐，腹脹，癲癇。	任脈與足陽明、手太陽經交會穴。
巨闕	臍上6寸。	胸痛，心悸，嘔吐，吞酸，癲狂癇。	心經的「募穴」。
鳩尾	劍突下，臍上7寸。	胸痛，腹脹，癲狂癇。	任脈絡穴。
中庭	胸劍聯合的中點。	胸脇脹滿，心痛，嘔吐，小兒吐乳。	
膻中	前正中線，平第四肋間隙。	咳嗽，氣喘，胸痛，心悸，乳汁少，嘔吐，噎嗝。	(1)心包經的「募穴」；(2)八會穴之一，氣會膻中。
玉堂	前正中線，平第三肋間隙。	咳嗽，氣喘，胸痛，嘔吐。	
紫宮	前正中線，平第二肋間隙。	咳嗽，氣喘，胸痛。	
華蓋	前正中線，平第四肋間隙。	咳嗽，氣喘，胸脇脹痛。	
璇璣	第十一肋端。	咳嗽，氣喘，胸痛，咽喉腫痛。	
天突	胸骨上窩正中。	咳嗽，氣喘，胸痛，咽喉腫痛，暴喑，癭瘤，梅核氣，噎嗝。	任脈與陰維脈交會穴。
廉泉	在舌骨體上緣中點處。	舌下腫痛，舌緩流涎，舌強不語，暴喑，吞嚥困難。	任脈與陰維脈交會穴。
承漿	頜唇溝的中點。	口喎，齒齦腫痛，流涎，暴喑，癲狂。	任脈與足陽明經交會穴。

任脈經穴分寸歌

任脈會陰兩陰間，曲骨毛際陷中安，中極臍下四寸取，
關元臍下三寸連，臍下二寸名石門，臍下寸半氣海全，
臍下一寸陰交穴，臍之中央即神闕，臍上一寸為水分，
臍上二寸下脘列，臍上三寸名建里，臍上四寸中脘許，
臍上五寸上脘在，巨闕臍上六寸五，鳩尾臍上七寸量，
中庭膻下寸六取，膻中卻在兩乳間，膻上寸六玉堂主，
膻上紫宮三寸二，膻上華蓋四八舉（四寸八分），
膻上璇璣五寸八，璣上一寸天突起，天突喉下約四寸，
廉泉頷下骨尖已，承漿頤前唇棱下，任脈中央行腹裡。

任脈起於少腹，為肝、脾、腎三陰所會，其主治病症即以下焦、產育為主。《素問・骨空論篇》：「任脈為病，男子內結、七疝，女子帶下、瘕聚。」總的都是指生殖器官的病症，諸如疝氣、白帶、月經不調、不育、小便不利、遺尿、遺精、陰中痛、產後中風、腰痛、死胎不下、臍腹寒冷、膈中寒、乳癰、血疾等。

任脈為陰脈之海，可濡養周身。由於任脈經過頭面部，因此還可治療面癱，當面癱發生時，由於面部各條經脈脈絡空虛，又有外邪入侵阻滯脈道，導致口、眼與面部經筋失於濡養，而任脈行於口及眼、面部，可充養各條經脈，故面癱發生時，唾腺分泌障礙，味覺障礙，口唇肌癱瘓，均可取本經穴（如承漿穴）治療。

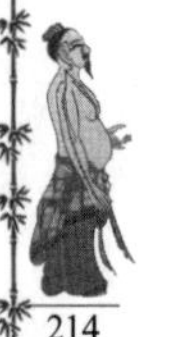

關元：主治腎病，溫補腎陽

關元，因本穴正當丹田處，此處是人體真氣、元氣發生地，呼吸之門，全身臟腑、經絡的根本，而「關」、「元」都有重要之意，故名關元。

本穴位於下腹部，前正中線上，當臍中下3寸。從肚臍到恥骨上方畫一線，將此線五等分，從肚臍往下五分之三處，即是此穴。

本穴是小腸經之募穴，同時又是任脈、足三陰經之交會穴，故統治足三陰、小腸、任脈諸經病，自古以來本穴便被作為保健要穴發揮著重大功用。古人有云「針必三里，灸必關元」，就是指在針灸治療或保健中，針必加足三里，灸必加關元，能明顯提高療效，此法一直作為一種保健針灸法運用於養生延年，可見此穴的重要性。

本穴具有培腎固本、培補元氣、導赤通淋的作用，是男子藏精、女子蓄血之處。主治中風，虛脫、腎虛、氣喘、遺精、陽痿、疝氣、遺尿、淋濁、尿頻、尿閉、尿血、月經不調、痛經、經閉、帶下、崩漏、腹痛、泄瀉、痢疾及功能性子宮出血、子宮脫垂、神經衰弱、暈厥、休克等，並有強壯作用。

《扁鵲心書》記載了一件奇事，說在宋代劉武軍中有一個叫王超的士兵，曾遇到異人教以長壽之法，故活到90歲還精神煥發，面色豐潤，性功能還很強健。別人向他請教養生之術，他回答說，他每年夏秋之交時便灸關元穴，久之身體健壯，不怕寒暑，不知饑餓，臍下感到溫暖如火。其原因，是灸法借助火力，能溫通經絡，行氣活血，補益陽氣，故腎中精氣盛而體日壯。

古書記載本穴多用艾炷灸，根據年齡決定施灸壯數，30歲以後的人可每3年灸300壯，50歲以後每2年灸300壯，60歲後可每年灸300壯。現代用艾炷灸，每次5～7壯，每日或隔日一次，10次為一個療程，休息7～10天後再灸，夏季可不灸或少灸。還可用艾條灸，每次10～20分鐘，每天一次，10次為一療程。

本穴配足三里、脾俞、公孫、大腸俞主治虛勞、裏急、腹痛；配三陰交、血海、中極、陰交主治月經不調（沖任不固，針用補法）；配中極、大赫、腎俞、次髎、命門、三陰交主治男子不育、陽痿、遺精、早洩、尿頻、尿閉、遺尿（腎陽虛衰、針補法或艾灸）；配太溪、腎俞主治瀉痢不止；配中極、陰交、石門、期門主治胸脇脹滿。

神闕：真氣所聚，人之生門

神闕，神，神氣；闕，原意為門樓、牌樓，代指宮室。神闕意指神氣通行的門戶。《釐正按摩要術》說：「臍通五臟，真氣往來之門也，故曰神闕。」本穴位於臍窩之中，臍為先天之結蒂，又為後天之氣舍，故又稱「臍中」、「命蒂」、「生門」，乃胚胎發育、輸精布氣、營養胎體之重要部位，為先天之本、生命之源，如樞如門，元氣之所在也。因其位居人體中央，「居中立極」，是氣機升降出入的總樞，所以能分清濁而別陰陽，激發臟腑經脈氣血的生成與運行。

神闕穴，是人體生命最隱祕最關鍵的要害穴竅，是人體的長壽大穴。神闕為任脈上的陽穴，命門為督脈上的陽穴，二穴前後相連，陰陽和合，是人體生命能源的所在地，所以古代修煉者把二穴稱為水火之官。人體科學研究表明，神闕穴是先天真息的唯一潛藏部位，人們透過鍛鍊，可使人體真氣充盈、精神飽滿、體力充沛、腰肌強壯、面色紅潤、耳聰目明、輕身延年。

神闕穴位於任脈，而任脈屬陰脈之海，與督脈相通，臍又為沖任循行之所，且任、督、沖為「一源三岐」，故三脈經氣相通，而奇經八脈縱橫，貫穿於十二經脈之中，故神闕聯繫全身經脈。《醫學始源》說：「人之始生於臍與命門，故為十二經脈始生，五臟六腑之形成故也。」這說明臍為十二經之發源地。

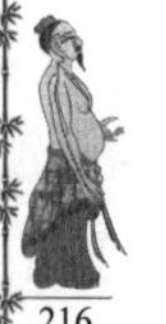

神闕穴與人體生命活動密切相關。我們知道，母體中的胎兒是靠胎盤來呼吸的，屬先天真息狀態。嬰兒脫體後，臍帶即被切斷，先天呼吸中止，後天肺呼吸開始。而臍帶、胎盤則緊連在臍中，沒有神闕，生命將不復存在。

神闕穴具有溫補元陽、健運脾胃、開竅復蘇、回陽救逆之功效，主治中風、虛脫、四肢厥冷、屍厥、癲癇、形憊體乏、繞臍腹痛、水腫鼓脹、脫肛、泄瀉、便祕、遺精、陽痿、小便失禁、五淋、痛經、婦女不孕等症狀。

本穴禁刺，可灸。在此穴施灸可益氣延年，故一向受到古今中外養生家的重視。在臨床上，選擇此處灸療，患者易於吸收，無痛苦、無創傷、無損害，樂於接受，療效可靠，而且神闕灸還具有取穴方便準確、療效迅速顯著之特點，所以神闕灸現在應用廣泛，是內病外治中非常重要的手段和方法。

臨床上多用神闕穴隔薑灸和神闕穴隔鹽灸。

神闕穴隔薑灸：取0.2～0.4釐米厚的鮮薑一塊，用針穿刺數孔，蓋於臍上，然後置小艾炷或中艾炷於薑片上點燃施灸。每次

3～5壯，隔日一次，每月灸10次，最好每晚9點鐘灸之。每次以灸至局部溫熱舒適、灸處稍有紅暈為度。如感覺灼熱不可忍受時，可將薑片向上提起，襯一些紙片或乾棉花放下再灸，直到局部皮膚潮紅為止。

神闕穴隔鹽灸：古書記載，在神闕穴隔鹽灸，「若灸至三五百壯，不惟愈疾，亦且延年」。可取乾淨食鹽適量，研細填滿臍窩，上置小艾炷或中艾炷施灸。最好與神闕穴隔薑灸配合使用，以防食鹽遇火起爆，導致燙傷。此法既可治虛脫，日常用之還具保健作用。

另外，治腹部冷痛，可用熱熨法或艾條溫灸法；治療慢性腹瀉或蕁麻疹，可用拔罐法；治盜汗或神經性嘔吐，可用五倍子粉調敷；防暈車，可用香桂活血膏等膏藥外貼；皮膚搔癢，可取紅花、桃仁、杏仁、生梔子各等量研細填神闕穴，隔藥灸神闕穴，每日1次，即可取得較好療效；蕁麻疹，用拔罐法，每日1次，可連續治療3次。

神闕穴的保健方法：揉中法，在每晚睡前空腹，將雙手搓熱，雙手左下右上疊放於肚臍，順時針揉轉（女子相反），每次360下；聚氣法，端坐放鬆，微閉眼，用右手對著神闕穴空轉，意念將宇宙中的真氣能量向臍中聚集，以感覺溫熱為度。

神闕穴配三陰交治五淋；配公孫、水分、天樞、足三里主治瀉痢、便祕、繞臍腹痛（脾腎不和）；配長強、氣海、關元主治脫肛、小便失禁、腎虛、不孕症；神闕（隔鹽灸）配關元、氣海穴（重灸）治中風、虛脫；配百會、關元穴主治虛脫；配水分、三間穴主治腸鳴而瀉；配上脘、

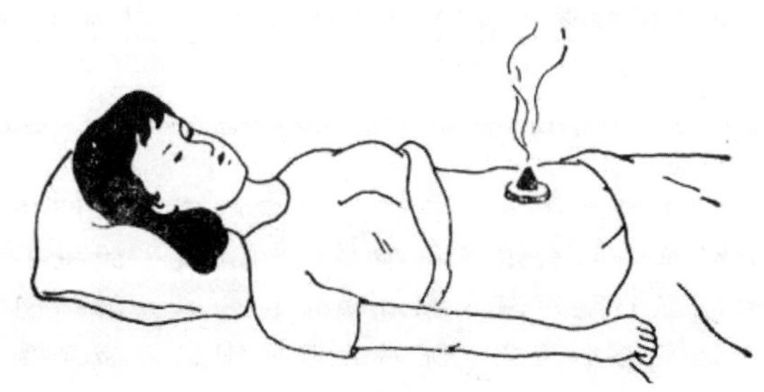

天樞、內關、足三里穴主治急性胃腸炎；配百會、膀胱俞主治脫肛；配石門主治大腹水腫、小便不利。

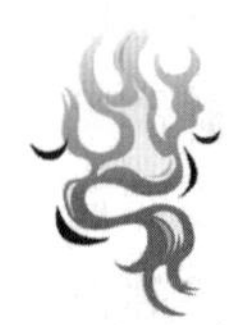

督脈
總督一身陽經，調節陽經氣血

督脈是人體奇經八脈之一，「督」有總管、統率之意，六陽脈皆交會於督脈，督脈總督一身之陽經，督脈還有調節陽經氣血的作用，故總稱為「陽脈之海」。任脈主血，為陰脈之海；督脈主氣，為陽脈之海。

督脈是諸陽之會，人體陽氣藉此宣發，是元氣運行的通道，為什麼我們總要說「挺直脊樑」，就是因為脊樑最能展現人的精、氣、神，而增強督脈的氣血供應，就能激發腎臟的先天之氣，提升人的精、氣、神。

督脈為「陽脈之海」是由它的循行部位所決定的。督脈主幹主要循行在人體後背正中線和頭正中線，起於小腹，下出會陰，向後行於脊柱的內部，上達頸背部的風府，然後進入腦內，上到頭頂，沿前額下到鼻樑柱，止於上唇繫帶處。

督脈對全身陽經具調節作用，因督脈主幹經過頭背部，與腦和脊髓都有密切聯繫，「腦為髓海」，「頭為諸陽之會」，「背為

督脈經穴歌

督脈中行二十七，長強腰俞陽關密，命門懸樞追脊中，
筋縮至陽靈台逸。神道身柱陶道長，大椎平肩二十一，
啞門風府腦戶深，強間後頂百會率。前頂囟會上星圓，
神庭素髎水溝窟，兌端開口唇中央，齦交唇內任督畢。

督脈

囟會
上星
神庭
前頂
百會
後頂
強間
腦戶
風府
啞門
素髎
水溝
兌端
齦交
大椎
陶道
身柱
神道
靈台
至陽
筋縮
脊中
懸樞
命門
腰陽關
腰俞
長強

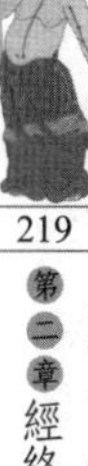

督脈循行示意圖

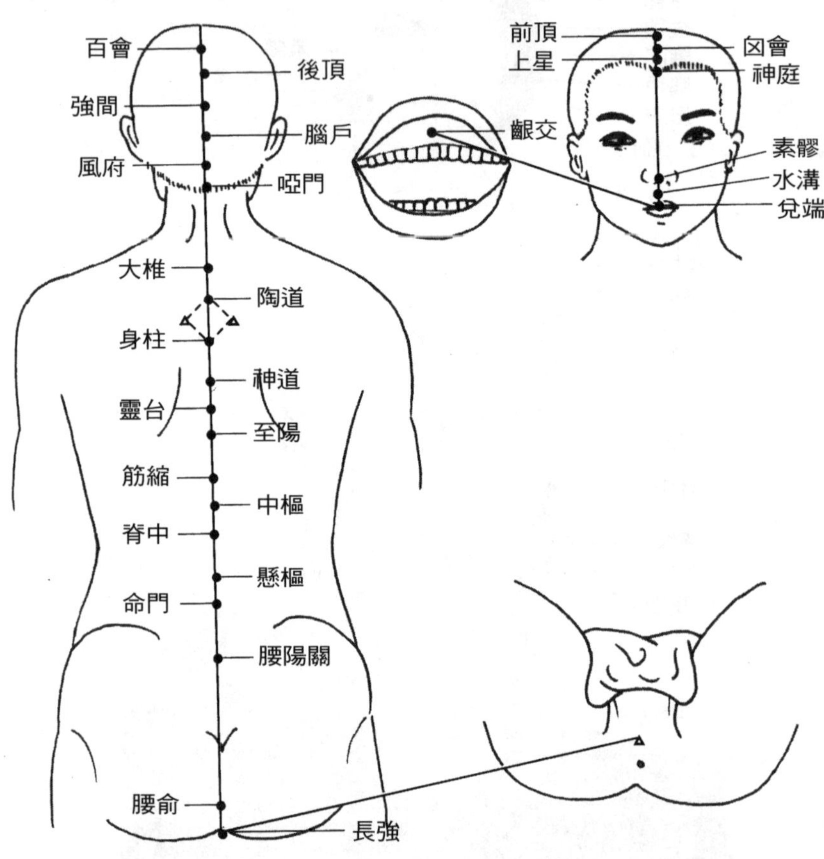

督脈循行歌

督脈少腹骨中央，女子入繫溺孔疆，男子之絡循陰器，繞篡之後別臀方。至少陰者循腹裏，會任直上關元行，屬腎會沖接腹氣，入喉上頤環唇當。上繫兩目中央下，始合內眦絡太陽，上額交顛入絡腦，還出下項肩髆旁。夾脊抵腰入循膂，絡腎莖篡等同鄉，此是申明督脈絡，總為陽脈之督剛。

督脈腧穴表

穴名	穴位	主治	特定穴
長強	尾骨尖下0.5寸，約當尾骨尖端與肛門的中點。	泄瀉，便血，便祕，痔瘡，脱肛，癲狂癇。	督脈與足少陽、足少陰經交會穴，督脈絡穴。
腰俞	當骶管裂孔處。	月經不調，痔瘡，腰脊強痛，下肢痿痹，癲癇。	
腰陽關	第四腰椎棘突下。	月經不調，遺精，陽痿，腰骶痛，下肢痿痹。	
命門	第二腰椎棘突下。	陽痿，遺精，帶下，月經不調，泄瀉，腰脊強痛。	
懸樞	第一腰椎棘突下。	泄瀉，腹痛，腰脊強痛。	
脊中	第十一胸椎棘突下。	泄瀉，黃疸，痔瘡，癲癇，小兒疳積，脱肛。	
中樞	第十胸椎棘突下。	黃疸，嘔吐，腹滿，腰脊強痛。	
筋縮	第九胸椎棘突下。	癲癇，脊強，胃痛。	
至陽	第七胸椎棘突下。	黃疸，胸脇脹滿，咳喘，脊強，背痛。	
靈台	第六胸椎棘突下。	咳嗽，氣喘，疔瘡，脊背強痛。	
神道	第五胸椎棘突下。	心悸，健忘，咳嗽，脊背強痛。	
身柱	第三胸椎棘突下。	咳嗽，氣喘，癲癇，脊背強痛。	
陶道	第一胸椎棘突下。	頭痛，瘧疾，熱病，脊強。	督脈與足太陽經交會穴。
大椎	第七頸椎棘突下。	熱病，瘧疾，咳嗽，氣喘，骨蒸盜汗，癲癇，頭痛，項強，風疹。	
啞門	後髮際正中直上0.5。	舌強不語，癲狂癇，頭痛，項強。	督脈與陽維脈交會穴。
風府	後髮際正中直上2寸。	頭痛，項強，眩暈，咽喉腫痛，失音，癲狂，中風。	督脈與陽維脈交會穴。

穴名	穴位	主治	特定穴
腦戶	風府穴直上1.5寸。	頭暈，項強，失音，癲癇。	督脈與足太陽經交會穴。
強間	腦戶穴直上1.5寸。	頭痛，目眩，項強，癲狂。	
後頂	強間穴直上1.5寸。	頭痛，眩暈，癲狂癇。	
百會	後髮際正中直上7寸。	頭痛，眩暈，中風失語，癲狂，脫肛，陰挺，不寐。	督脈與足太陽經交會穴。
前頂	百會穴前1.5寸。	頭痛，眩暈，鼻塞，癲癇。	
囟會（音：ㄒㄧㄣˋ）	前髮際正中直上2寸。	頭痛，眩暈，鼻塞，癲癇。	
上星	前髮際正中直上1寸。	頭痛，目痛，鼻塞，鼻衄，癲狂，瘧疾，熱病。	
神庭	前髮際正中直上0.5寸。	頭痛，眩暈，失眠，鼻塞，癲癇。	督脈與足太陽、陽明經交會穴。
素髎	鼻尖正中。	鼻塞，鼻衄，喘息，昏迷，驚厥，新生兒窒息。	
水溝	在人中溝的人1/3與中1/3交界處。	癲狂癇，小兒驚風，昏迷，口眼喎斜，腰脊強痛。	督脈與手足陽明經交會穴。
兌端	上唇尖端，紅唇與皮膚相接處。	癲狂，齒齦腫痛，口喎，鼻衄。	
齦交	上唇繫帶與齒齦連接處。	癲狂，齒艱腫痛，鼻塞。	

督脈穴位分寸歌

督脈齦交唇內鄉，兌端正在唇端央。水溝鼻下溝中索，
素髎宜向鼻端詳。頭形北高而南下，先以前後髮際量。
分為一尺有二寸，髮上五分神庭當。髮上一寸上星位，
髮上二寸囟會良。前頂髮上三寸半，百會髮上五寸央。
會後寸半即後頂，會後三寸強間明。會後腦戶四寸半，
後髮八寸風府行。髮上五分啞門在，神庭至此十穴真。
自此項骨下脊骶，分為二十有四椎。大椎上有項骨在，
約有三椎莫算之。尾有長強亦不算，中間廿一可排椎。
大椎大骨為第一，二椎節後陶道知。第三椎間身柱在，
第五神道不須疑。第六靈台至陽七，第九身內筋縮思。
十一脊中之穴在，十二懸樞之穴奇。十四命門腎俞併，
十六陽關自可知。二十一椎即腰俞，脊尾骨端長強隨。

陽」，督脈的循行特點決定了它對全身陽氣具有統率、督領作用。此外，手足三陽經均與督脈相交會，最集中的地方是大椎穴，帶脈出於第二腰椎，陽維脈交會於風府、啞門，陽蹻脈通過足太陽與督脈風府相通。督脈腧穴隨其分布部位的不同，可以療治各種臟腑疾病，如肛門部、陰器、腸腑、腰部、胞宮、膀胱、背部、胃、肺、心、頭項部、鼻面部等病症。

若想鍛鍊督脈，增加督脈的活力，其實方法很多，捏脊法、刮痧法、拔罐法、敲臀法，都有效果，還可用掌根從頸椎一直揉到尾骨，肉太厚也可用肘來揉，只要能充分刺激它就行。

命門：人體生命之門

命門，命，人之根本也，以便也；門，出入的門戶也。中醫認為生命之源在人體兩腎之間，故名命門。本穴位於腰部，當後正中線上，第二腰椎棘突下凹陷處，指壓時，有強烈的壓痛感。

命門穴是督脈的要穴，與任脈的神闕穴相對，上有懸樞、脊中；下有腰陽關、腰俞；左右有腎俞、志室等，以命門為中心畫了一個圓。

本穴是人體的長壽大穴，也是培元補腎、固精壯陽、通利腰脊的要穴，主治腰脊痛、遺精、白濁、陽痿、早洩、月經不調、痛經、帶下、泄瀉、遺尿、尿頻、下肢麻痺、頭暈、耳鳴、癲癇、驚恐、手足厥冷等症。

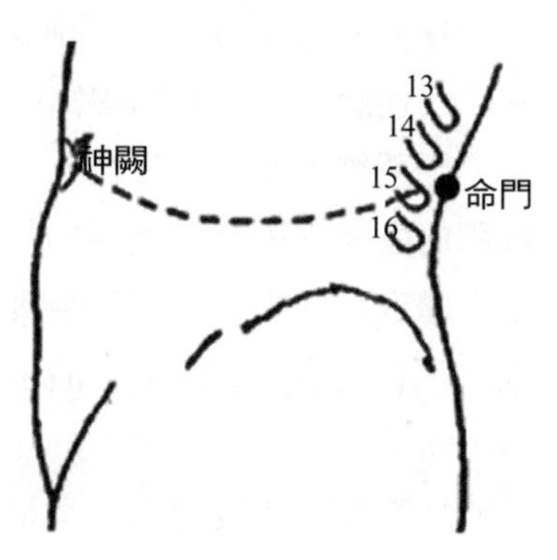

經常揉按命門穴可強腎固本，溫腎壯陽，強腰膝，固腎氣，延緩人體衰老，促進真氣在任督二脈上的運行。

下面介紹一個命門練精法：

用雙掌心或單掌心的勞宮穴對準命門，由小到大按順逆時針方向運轉，或雙手從兩側運轉呈一個圓形；以緩慢、輕柔動作，初運轉36圈，逐漸增加至72～108圈，使腰部發熱，舒適。此法培元補腎、固精壯陽，能調整諸陽經失衡，治療腎虛性腰痛、生殖系統疾病及婦女的經帶病等。

本穴配腎俞、太溪主治遺精、早洩、腰脊痠楚、足膝無力、遺尿、癃閉、水腫、頭昏、耳鳴等腎陽虧虛之症；配百會、筋縮、腰陽關主治破傷風、抽搐；灸命門、隔鹽灸神闕穴主治中風、虛脫；配關元、腎俞穴神闕穴（艾灸）主治五淋；補命門、腎俞、三陰交主治腎虛、腰痛；洩命門、阿是穴、委中、腰夾脊主治腰扭傷痛；配大腸俞穴、膀胱俞、阿是穴（灸）主治寒濕痹腰痛。

百會：諸陽所會，百病得治

百會，百指眾多，頭為諸陽之會，因本穴位於頭頂正中，為手足三陽與督脈之交會穴，百病皆主，故名百會。本穴治症頗多，為臨床常用穴之一。

本穴位於頭部，在兩耳廓尖端連線與頭部前後正中線的交叉點。

百會穴與腦密切聯繫，是調節大腦功能的要穴。百脈之會，貫達全身，頭為諸陽之會，百脈之宗，而百會穴則為各經脈氣會聚之處，穴性屬陽，又於陽中寓陰，故能通達陰陽脈絡，連貫周身經穴，對於調節機體的陰陽平衡具有重要的作用。此穴是人體致命穴之一，被擊中後會腦暈倒地，不省人事，故日常生活中要注意保護頭部。

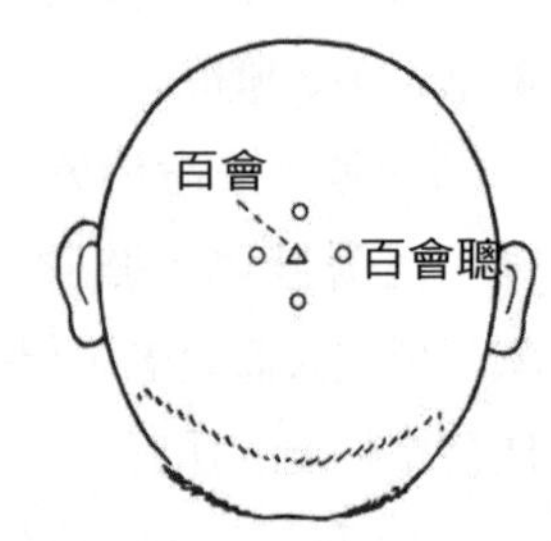

百會穴既是長壽穴，又是保健穴，

此穴經過鍛鍊，可開發人體潛能，增加體內真氣，調節心、腦血管系統功能，益智開慧，開竅醒神，澄心明性，輕身延年，青春不老。主治頭痛、眩暈、健忘、癲狂癇、癔病、脫肛、昏厥、低血壓、失眠、耳鳴、鼻塞、神經衰弱、中風失語、泄瀉、陰挺、神經性頭痛、美尼爾綜合征、老年性癡呆、內臟下垂、精神分裂症、腦供血不足、休克、中風後偏癱、不語等症。

按摩百會穴可清神醒腦、增強記憶力，於睡前端坐，用掌指來回摩擦百會穴至發熱為度，每次108下；或採用叩擊法，用右空心掌輕輕叩擊百會穴，每次108下；或採用灸法，隔薑灸3～5壯或溫灸至局部稍見紅暈為度，每日1次，每月20次。

本穴配曲池、足三里、三陰交、太沖等有醒腦開竅的作用，可治屍厥、中風等症；配風池、內關、神門、三陰交等能安神定志，可治心悸、失眠、健忘、神經衰弱等症；配長強等主治脫肛、泄瀉等症；配氣海、關元等主治陰挺；配脾俞、腎俞等主治久瀉；配印堂、三陰交等主治遺尿；配大椎、人中、神庭、神門等穴主治癲狂癇等症。

在百會穴施以補法或灸法還能提補諸陽之氣，如氣虛不能固攝之崩漏下血、月經過多、小便失禁；清陽不升、髓海不足之眩暈；心氣不足之心悸、健忘、失眠、腎氣之足底痛等。

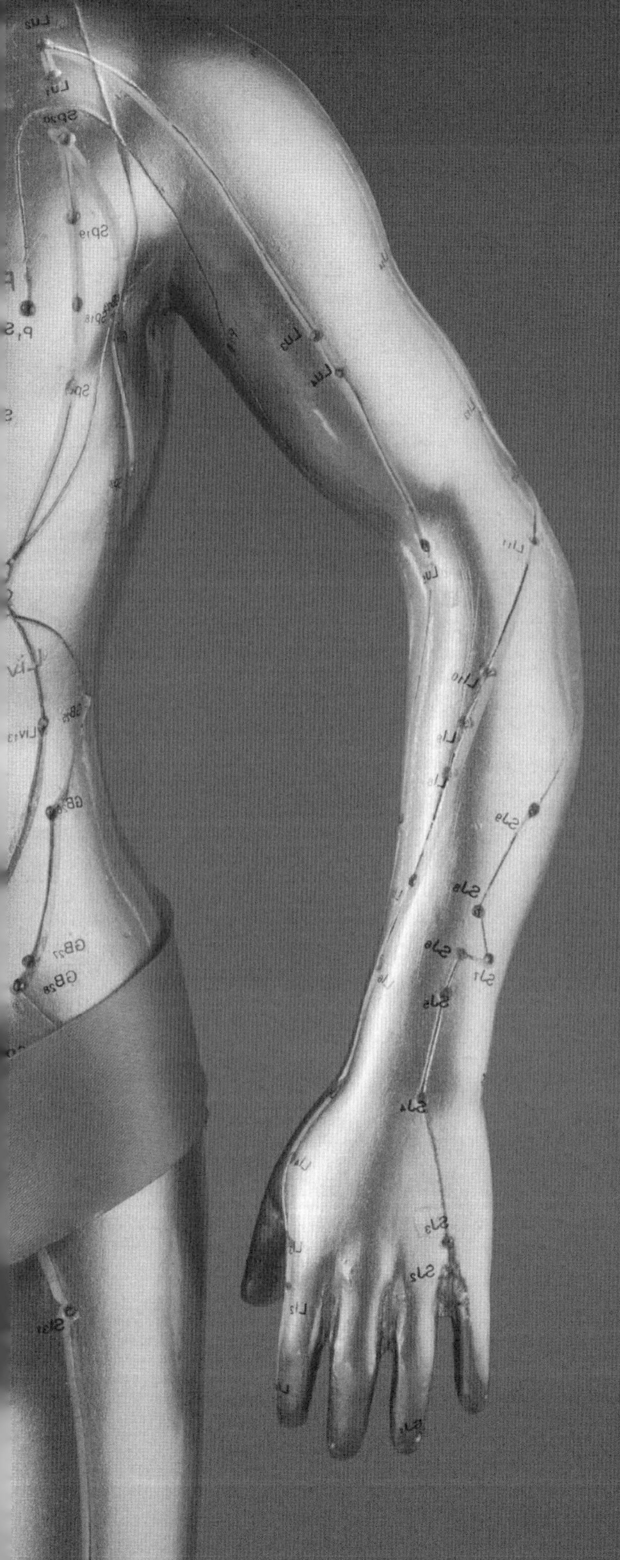

第三章 經絡對症施治

在人體疾病發生時，體表上相應的腧穴往往會出現壓痛、痠楚、麻木、腫脹、丘疹、凹陷等各種反應，這些不同的病理反應其實是疾病過程中臟腑經絡氣血失調的結果。我們可以利用腧穴的這一病理反應特點幫助診斷疾病，還可以透過針灸、推拿等治療方法刺激相應的腧穴，以達到疏通經絡、激發經氣、調整氣血運行、扶正祛邪的目的。

所謂經絡對症施治就是根據人體所患疾病的部位和原因，尋找相應腧穴進行治療的方法。這是一種相比較來說簡單易行、省錢省力，而又不破壞身體自身平衡的新型「綠色」療法。

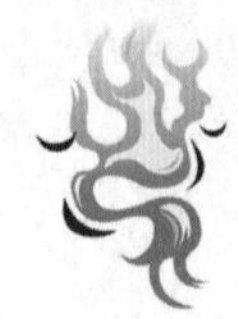

病與症

症現於四肢五官，病存於五臟六腑

在日常生活中，我們經常會看到這樣的治療或是藥品廣告：○○藥可治風濕、類風濕、關節炎、骨質增生、頸椎病、腰腿痛、坐骨神經痛、四肢麻木等。不論是醫治還是藥效，打出這樣的廣告語言只能叫人懷疑它的治療效果，這廣告似乎不是行家寫的，因為它概念不清、病症不分。

病和症是一個問題的兩個方面，病人自己說的是症狀，如頭痛、發熱、作嘔、肚子痛……這是症狀，一般症狀只能由病人自己表達，醫生代替不了，而病名是由醫生經過問詢、檢查、化驗、拍X光片……才能確定的，因此無論是病人或醫生都不應該把病和症混為一談，例如上面所舉的廣告語言，錯就錯在病症不分。風濕、類風濕、骨質增生，這是病，而且是三類不同的病，其病理不同，治療方法和用藥也決然不同。一種藥同治三類不同的病是難以叫人信服的，那些說一種藥可以包治百病最終可能什麼也不能治。

廣告上說的腰腿痛、坐骨神經痛、四肢麻木都是某種病的症狀，這些症狀仔細分析又是同一個現象的不同說法，且這個症狀可能是甲病引起的，也可能是乙病或丙病引起的，描述很模糊。例如肚子痛只是一個症狀，而引起肚子痛的病卻有很多，胃炎、胰腺炎、腸梗阻、腹瀉等皆可出現肚子痛。醫生絕不可只去止痛（治症），而是要弄明到底是什麼原因的病引起的症，只有找到病因，才能真正治好病，消除症。所以病人和醫生都應該弄清病和症的關係。

病和症狀常常不同在一個部位，例如肺結核病人的症狀易反映在臉上（發熱、臉色發紅），肝病病人的症狀易反映在皮膚上（發黃），骨質增生在腰部則反映在腿上（下肢痠痛）。可以看出，很多病發在臟腑或骨骼，但它們都有很多症狀表現在外表皮膚，且不見得能一一對症。所謂「症現於四肢五官，病存於五臟六腑」，是中醫最基本的道理。因此，「頭痛醫頭，腳痛醫腳」這樣的觀念要不得。醫生常說「對症下藥」，其實細想起來也不確切，叫「對病施治」方算完美，因為「治症」只是治標，「治病」才是治本。

病與症的關係

症，往往呈現在表面，而病卻大都隱藏在身體內，症只是病的表現形式，一種病可以有多種症，而一種症，又可作為多種病的表現。

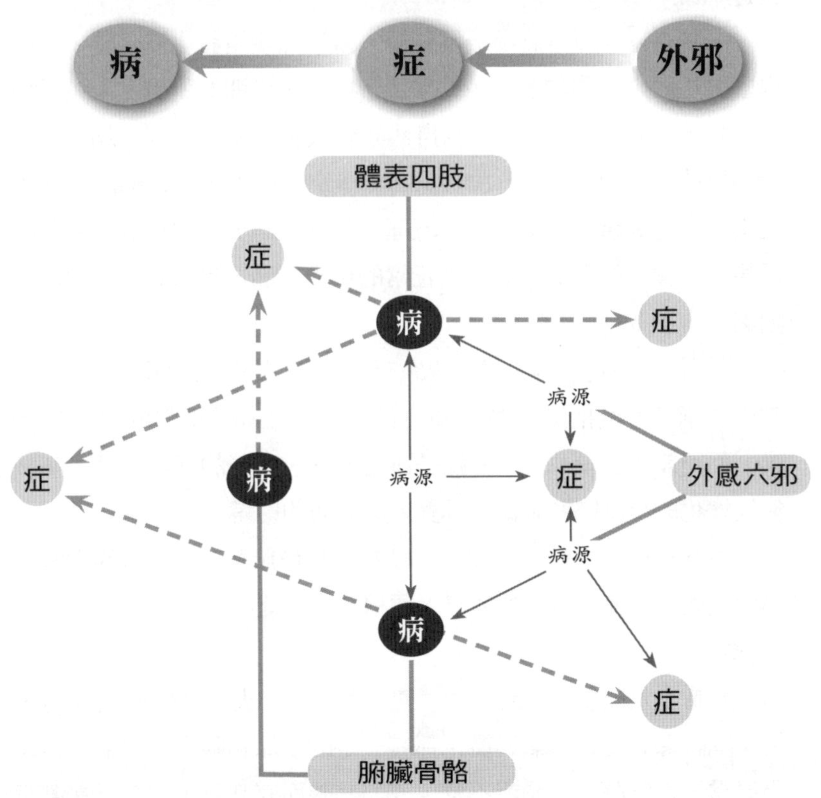

實際上人體內臟的疾病，在外表都存在著各種症狀，一個好的醫生必須具備從患者的各種細微症狀中讀出其臟腑健康狀況的能力，否則是很難將患者治好的。

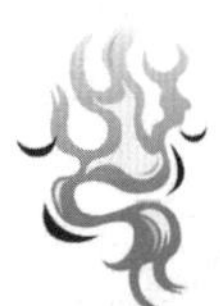

人體疾病的病因

外感六淫是百病之源

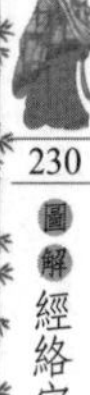

五運六氣

中醫認為人與自然是一個整體，當自然環境發生變化時，人體也會發生與之相應的變化，即《黃帝內經・素問》所謂「人以天地之氣生，四時之法成」。談到自然界對人體健康的影響，就不得不提中醫的「五運六氣」。古人認為氣是宇宙的本源，是構成萬物的元素，氣運動產生各種變化，五運六氣就是研究自然界氣候變化的規律及其與人的關係，既包括正常的生理方面，也探討病理致病等因素。

所謂「五運」，是指木、火、土、金、水五行的運行規律。所謂「六氣」，是指風、寒、暑、濕、燥、火六種正常的自然界氣候。而所謂「五運六氣」，就是運用五運、六氣的基本原理，解釋氣候變化的年度時間規律及其對人體發病的影響。

六氣是萬物生長的條件，一般對人體是無害的。正常的六氣不易使人致病，使人致病的六氣，便稱為「六淫」。

六淫

所謂「六淫」，是風、寒、暑、濕、燥、火六種外感病邪的統稱。陰陽寒暑更替，氣候變化都有一定的規律和限度。如果氣候變化異常，六氣發生太過或不及，或非其時而有其氣（如春天當溫而反寒，冬季當涼而反熱），以及氣候變化過於急驟，如暴寒暴暖，超過了一定的限度，使機體不能與之相適應，就會導致人體疾病的發生。但是異常的氣候變化，並非使所有的人都能發病。有的人能適應這種異常變化就不發病，而有的人不能適應就發生疾病。

六淫無論是在氣候異常還是正常的情況下，都是客觀存在的，而導致人體疾病的因素是人們體質的差異、正氣的強弱。只有在人體的正氣不足、抵抗力下降時，六氣才能成為致病因素，侵犯人體而發病。

六淫致病與季節有關，故容易形成季節性多發病，如春季多風病，夏季多暑病，長夏初秋多濕病，深秋多燥病，冬季多寒病等。

若工作或居處環境失宜，也能導致六淫侵襲而發病，如久處潮濕環境多有濕邪為病，高溫環境作業又常有暑邪、燥熱或火邪為害等。

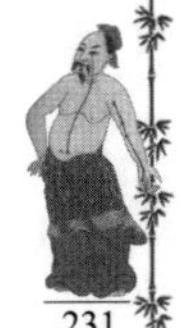

六淫致病以後，還可互相影響，其病理性質可向不同於病因性質的方向轉化，如寒邪可鬱而化熱，暑濕日久又可以化燥傷陰，六淫又皆可化火等。

在外感六淫邪氣當中，風為六淫之首。因為風善動而不居，具有升發、向上、向外的特性，其性開泄，易使人體皮膚腠理疏鬆開張而津氣外泄，進而使人體的防護功能減弱，外邪乘虛而入。寒、濕、燥、熱等外邪，多依附於風邪而侵犯人體，如外感風寒、風熱、風濕等。風為百病之長，它常為外邪致病的先導，平時我們把六淫邪氣引起的外感病，叫做傷風或冒風。

寒邪以寒冷、凝滯、收引為基本特徵，寒邪最易損傷人體陽氣、陽氣受損，人體失於溫煦之功，故全身或局部可出現明顯的寒象，如身體惡寒、發熱、無汗等，稱之為傷寒。寒邪侵襲人體，可使氣機收斂、毛竅收縮、經絡筋脈收縮而攣急。

暑為火熱之邪，易於上犯頭目，內擾心神，導致人體腠理開泄而大汗出，汗多傷津，使人氣短乏力，四肢厥冷，還可擾動心神，

六邪致病

六邪致病，是指自然界中的風、寒、暑、濕、燥、火六氣侵犯人體，致使人體出現不良反應，如風寒感冒、風熱感冒、風濕、濕熱等症。

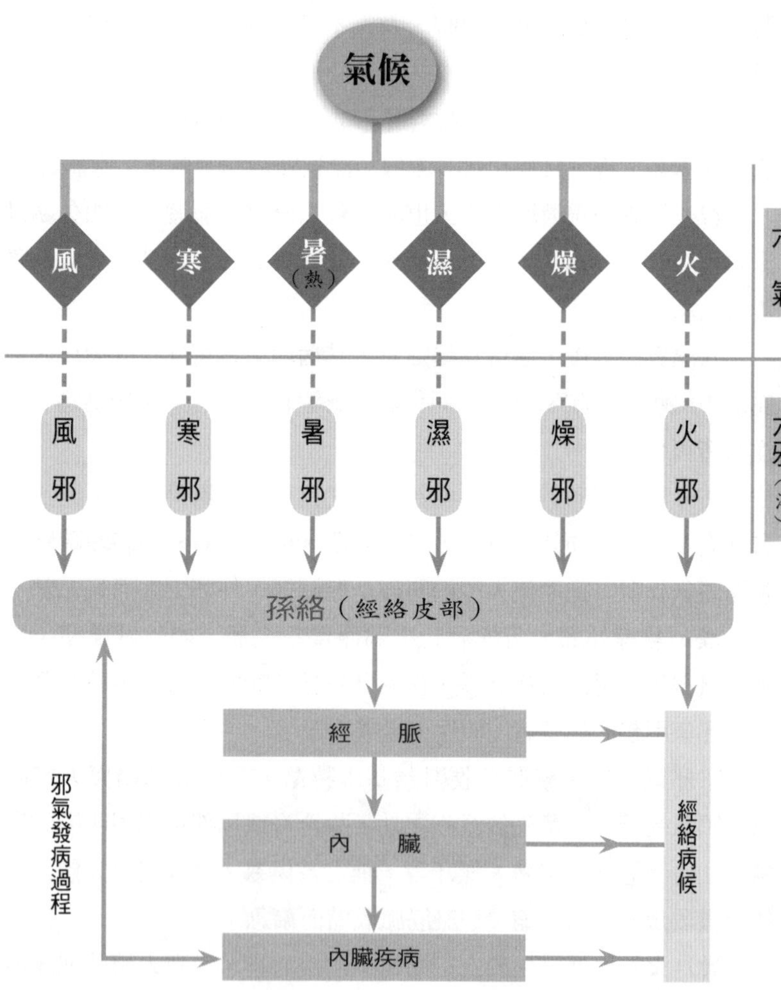

引起心煩悶亂而不寧。

濕邪具有重濁、黏滯、濕性趨下特性，濕邪侵及人體，留滯於臟腑經絡，最易阻滯氣機，從而使人體氣機升降失常。濕困脾胃，使脾胃納運失職，出現不思飲食、脘痞腹脹、便溏不爽等症。濕邪還可阻滯經絡關節，使人出現關節疼痛之症。

燥具有乾燥、收斂、清肅特性，易於傷肺，耗傷人體津液，形成陰津虧損，表現出各種乾澀的症狀和體徵，諸如皮膚乾澀皸裂、鼻乾咽燥，口唇燥裂、毛髮乾枯不榮等。

火邪具有燔灼、炎上、耗氣傷津、生風動血等特性，導致人體陽氣過剩、陰陽失調，表現出高熱、惡熱之症。火性炎上，其病多表現於上部，如舌尖紅赤疼痛，口舌糜爛生瘡等。火邪往往燔灼肝經，損耗津血，使筋脈失於濡養，而致肝風內動，稱為熱極生風，出現高熱、神昏譫語、四肢抽搐之症，火邪還可灼傷脈絡，並使血行加速，易於引起各種出血症。火與心氣相應，心主血脈而藏神。故火之邪傷於人體，最易擾亂神明，出現心煩失眠、狂躁妄動，甚至神昏譫語等症。

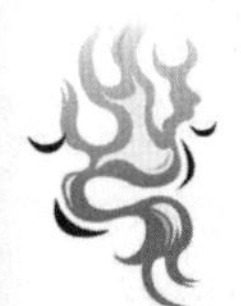

情志致病

情緒也是導致疾病的一大禍首

情志是人類的正常情感活動，人對任何人、事、物，都不是無動於衷、冷酷無情的，而總是表現出某種相應的情感，如高興或悲傷、喜愛或厭惡、愉快或憂愁、振奮或恐懼等。喜、怒、憂、思、悲、恐、驚七種情感，在正常範圍內，對健康影響不大，也不會引起什麼病變。但是，內外刺激引起的七情太過，則能導致人發生多種疾病，這就是七情致病。

喜，指狂喜。舊時有所謂「四喜」：久旱逢甘露，他鄉遇故知，洞房花燭夜，金榜題名時。這種突然的狂喜，可導致「氣緩」，即心氣渙散，血運無力而瘀滯，從而出現心悸、心痛、失眠、健忘等一類病症。

憂，是指憂愁、苦悶、擔心。輕者愁眉苦臉，憂鬱寡歡，意志消沉；重者難以入眠、精神委頓，心中煩躁，並會導致咳喘、失眠、便祕、陽痿、癲癇等症，甚至誘發癌症或其他疑難重症。

怒，指暴怒或怒氣太盛。輕者會肝氣鬱滯，食欲減退；重者便會出現面色蒼白、四肢發抖，甚至昏厥死亡。當然，若是輕度的發怒，則有利於壓抑情緒的抒發，有益於健康。

思，思慮過度最易傷脾，導致脾胃運化失職，則食欲大減，飲食不化。長期從事腦力勞動、大腦高度緊張的文人，易患心腦血管疾病和消化道潰瘍病。

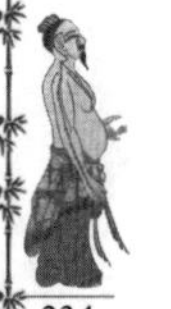

悲，是指悲傷、悲痛、悲哀，如幼年喪母、中年喪偶、老年喪子；或者是失戀、遭劫受災等，若悲哀太甚，可致心肺鬱結、意志消沉。容易悲傷的人，比其他人更容易得癌症或其他疑難重症。

驚，是指突然遇到意外、事變，心理上驟然緊張，如耳聞巨響、目睹怪物、夜做噩夢等都會受驚。輕者顏面失色、神飛魂蕩、目瞪口呆、冷汗滲出，肢體運動失靈；重者驚叫，神昏僵僕，二便失禁。

恐，是指恐懼不安、心中害怕、精神過分緊張。重者亦可導致神昏、二便失禁。恐與驚密切相關，略有不同，多先有驚而繼則生恐，故常驚恐並提。然驚多自外來，恐常由內生。

綜上所述，七情太過可致病。若情緒波動過大，如狂喜、盛怒、驟驚、大恐等突發性激烈情緒，往往很快致病傷人；若七情持續時間太長、過久，也會傷人致病，如久悲、過於思慮、時常處於不良的心境，皆可積而成病。

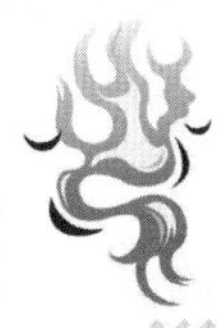

看面相，知病原

面部診療法

算命的有一類是專門看面相的。很長時間以來，面相一直被認為是唯心的、迂腐的、不科學的。其實這當中有許多科學的因素值得我們研究。所謂生命資訊科學就是透過各種體表的徵象來判斷個人的身體健康狀況。中醫有望、聞、問、切，其中望就是看相。

中醫學認為，五臟開竅於面，故人體內臟機能的好壞會在臉上反映出來。古人所謂看面相知病並不是無中生有，望診作為中醫四診之一，為醫生診病發揮了巨大的作用。

名醫扁鵲見蔡桓公的故事想必大家都知道，扁鵲是怎麼判斷桓公的病情的呢？其實他就是運用瞭望診，也即是看面相，從而作出正確的判斷。而蔡桓公不聽扁鵲的勸告，諱疾忌醫，最後終至無法挽救。因此，我們不要小看望診的作用，名家往往可以從一個人的面相上發現一些早期的病症，這對於治病預防都是非常有效的。

額頭皺紋突然增加，出現這種情況表明自己的肝臟負擔過重。要少吃動物脂肪，如豬肉之類，而應多吃一些清淡的食物。

鼻子發紅，鼻尖代表了心臟的情況，鼻尖呈紅色或紫色可能是血壓偏高，或鹽和酒精攝取過多。一個人的鼻子很硬是不正常的，可能是他的心動脈有硬化的跡象，或膽固醇太高，心臟脂肪積累太多。如果一個人的鼻子發生腫塊，表示他的胰臟和腎臟有病；如果一個人的鼻尖發腫，則表明他的心臟可能水腫；如果鼻子彎曲，可能有遺傳性疾病。

耳廓出現粗糙不平有棘突狀的結構，常見於腰椎、頸椎骨質增生等疾病。耳垂上有一條自前上至後下的明顯皺褶的斜紋線，常見冠心病、心肌梗塞、高血壓等疾病。耳垂肉薄，呈咖啡色，常見為腎臟病和糖尿病。耳朵瘦小，甚至枯萎，此種症狀多見於嚴重的體

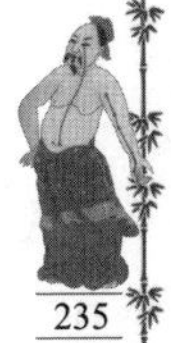

能消耗疾病以及病症的後期階段。中醫認為，這是由於精氣不足，其表像多為腎精虧損或者腎陽耗竭。

早上起來如果發現自己眼圈發黑、臉色晦暗，表明腎臟負擔太重。

古人總結了一些看面色知病症的說法，大家可以多留意一下：肺熱準頭（鼻頭）紅，肝盛雙眉赤，寒喘兩顴烏，痰濕眼中黃，胃寒口唇青，腎絕（這裏指腎極虛）耳黑枯，濕盛面皮黃，肝熱皮毛燥，血熱眼顴紅，遺泄（這裏指經常潰精）面青黃，氣虛面黃腫，多汗（指常流虛汗）唇面青，泄瀉（這裏指常拉肚子）面白黃，面色發赤血壓高，面色黃黑多胃病。

五型之人

據文獻記載，顱面形態可以推測人的氣質及壽夭。《黃帝內經》說：小頭、長面、青色之人屬於木型之人，有才多疑，勞心少力，能春夏不能秋冬。面形尖而色赤之人，屬火型人，精力充沛，氣質外向，思維敏捷，性急，不壽暴死。圓面大頭者，屬土型人，穩重，敦厚，勤懇實幹。而方面白色者，屬金型之人，氣質內向，精明沉著，善為官吏，能秋冬不能春夏。面不平色黑，大頭者，為水型之人，藏而不露，性格奸狡，能秋冬不能春夏。

木型人

小頭、長面、色青
有才多疑、勞心少力
肝膽主之，易患肝病

水型人

面不平、色黑、大頭
藏而不露、性格奸狡
腎主之，患腎和膀胱病

金型人

面方、色白　內向、
精明沉著、善為官吏
肺主之，易患肺部病

火型人

面尖、色赤　外向　精力充沛
思維敏捷、性急　心主之，
易患心臟病

土型人

面圓、大頭
穩重、敦厚、勤懇實幹
脾主之，易患脾胃和風濕病

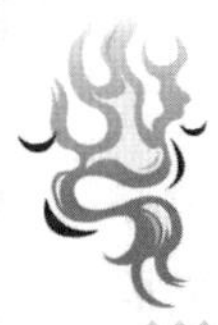

經絡療病法一

經絡推拿

推拿古稱按摩、按蹻等，通常是指醫者運用自己的雙手作用於病患的體表、受傷的部位、不適的所在、特定的腧穴、疼痛的地方，運用推、拿、按、摩、揉、捏、點、拍等多種手法，以期達到疏通經絡、推行氣血、扶傷止痛、祛邪扶正、調和陰陽的療效。

推拿，作為一種非藥物的自然療法、物理療法，在我國由來已久，它「以人療人」，屬於現在所崇尚的「綠色」療法的一種。由於它簡便無副作用，治療效果良好，所以幾千年來在我國不斷得到發展、充實和提高。

推拿能改善肌肉、筋腱的機能，使肢體伸縮活動功能恢復，如骨折、脫臼整復後期及痿躄的患者，經常進行推拿，有利於患肢功能的逐漸恢復而使動作轉為靈活。

推拿的禁忌症：病程已久，患者體弱，經不起最輕微的推拿、按壓，如不注意這些情況，過於大意地進行推拿操作，就會出現眩暈、休克的症狀；湯火傷員部不宜推拿；患部周圍忌重力推拿；懷孕五個月以下，或有懷孕徵象的，經期、產後惡漏未淨時（子宮尚未復原），小腹部不得推拿，以免發生流血或大出血；小兒體質嫩弱，5歲以下的，除四肢、腹、背可輕按摩外，其他部位均忌重按或擰、拿；急性傳染病（如傷寒、白喉等）、各種腫瘤以及其他病情嚴重的患者，都不要推拿；極度疲勞和酒醉的患者，不宜推拿。

推拿注意事項：身心放鬆，心平氣和，全身不要緊張；取穴準確，需掌握常用穴位的取穴方法和操作手法，以求取穴準確，手法正確；用力恰當，因為過小達不到應有的刺激作用，過大易產生疲勞，且易損傷皮膚；循序漸進，推拿手法的次數要由少到多，推拿力量由輕逐漸加重，推拿穴位可逐漸增加；持之以恆，用推拿按摩

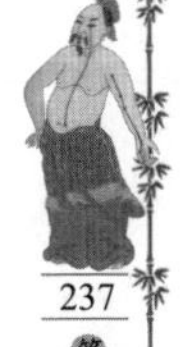

來保健或治療慢性病，都不是一兩天就有效的，需要假以時日，才能逐漸顯出效果來，所以應有信心、耐心和恒心。

推拿療法經濟簡便，因為它不需要特殊醫療設備，也不受時間地點氣候條件的限制，隨時隨地都可實行；且平穩可靠，易學易

推拿十術

推拿十術是我國古代養生保健方法之一，是透過對身體各處的輕柔按摩，來達到行氣活血、祛病強身的目的。

	名稱	做法
一術	運元	右手按囟門，左手按枕骨，各做旋轉按摩36次。然後兩手搓熱，環摩兩眼角36次。
二術	補腦	兩手掌放在腦門（前額）處，做旋轉環摩55次。
三術	拭目	用手指腹按摩兩眼眶四周各36次，再用手指在眼球上輕輕按壓36次，按摩至微有淚出為度。久久行之，則古稀之年眼仍不花，可以在燈下看書。
四術	駐顏	兩手掌心在顴骨處環摩36次。再從前額向下輕推至下巴處36次。
五術	明堂	從胸骨劍突下胃脘部到臍上為明堂。兩手掌一上一下，旋轉按揉心胃部36次。再兩手於胸前交叉，按摩兩乳36次，然後用手按揉後背脊柱兩側由上至下36次。最後，兩手回到明堂處，再按摩36次。
六術	扶脊（脊柱）	兩手掌先在兩後腰處環摩55次，然後空拳叩打腰臀部，將兩手在胸前交叉，點按雙側肩井穴，再點大椎以及由上至下的督脈經穴，如身柱、命門等，一直做到尾骨尖下的長強穴，每個椎體下都要點按，要默默記數。
七術	舒臂	將兩臂向前伸直，做旋轉手臂36次，然後兩手交叉，互抱肩部，按揉肩部36次，最後兩手互抱肘部，做按揉活動36次。
八術	息踵	兩手掌分別按揉膝部36次，再互搓足心、膕窩、內外踝等處各55次，最後輕搓會陰部36次。
九術	啟耳	兩手掌輕壓外耳道36次，再以手掩耳，手指敲枕部，做鳴天鼓36次，同時上下齒相叩36次。
十術	嗽泉	兩手在臉上輕按上下牙齦按摩齒根36次，再用舌尖順、逆時針方向在口內旋轉攪動各36次。最後做叩齒36次，待津液滿口時緩緩嚥下，用意念導入丹田。

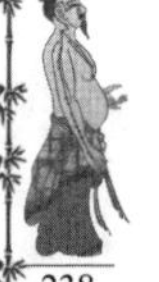

用，無任何副作用。正由於這些優點，按摩已成為深受廣大群眾喜愛的養生健身措施。對正常人來說，能增強人體的自然抗病能力，取得保健效果；對病人來說，既可使局部症狀消減，又可加速恢復患部的功能，從而收到良好的治療效果。何樂而不為呢？

頸部減肥推拿：用拇指按摩啞門、風池、風府穴各1分鐘。用拇指按揉第三、五頸椎旁開點各1分鐘。

肩部減肥推拿法：用拇指揉肩中俞穴，左右各1分鐘。

手臂減肥推拿：用拇指按揉臂臑穴1分鐘。用拇指按揉天泉穴1分鐘。用拇指和其餘四指提拿上肢肌肉3分鐘。用拇指按揉曲池、尺澤、太淵、少海穴各半分鐘。

腰腹部減肥推拿法：按轉按摩法：直立，雙足稍開，將毛刷靠攏腰腹部，在身體左右擰轉的同時擦刺激腰腹部，左右擰轉各20次以上。腹式呼吸舉腿法：平臥，雙腿併攏伸直，吸氣，使腹部脹滿。隨呼氣，雙腿伸直提升到45度角，雙足尖繃直。且保持此姿勢3～5秒鐘。隨吸氣，徐徐放下雙腿。隨呼氣，雙腿伸直提升到45度角，雙足尖繃直，且保持此姿勢3～5秒鐘。此法共反覆做8次，每日空腹時做。

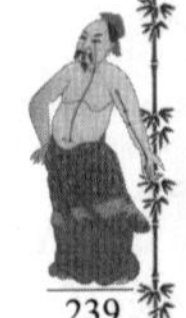

面部推拿美容：乾洗臉，將兩手搓熱，左右手掌分別按推左右臉部，雙手同時向外作環形按摩直到發熱為止；雙手食指、中指、無名指肚從前額正中按摩至太陽穴，從鼻翼兩側外展按摩至鬢角，從口角到耳廓，從下頜至耳垂，各按摩10多次；雙手中指或食指依次點睛明、攢竹、角腰、絲竹空、太陽、頭維、瞳子、球後、承泣、四白、健明、迎香、顴髎、下關、耳門、聽宮、聽會、角孫、翳風、頰車、大迎等穴，每穴點按5次。

消除眼部皺紋法：用食指按雙眼內眦睛明穴，每秒做強壓1次，共按5次；用食指垂直按壓眼眶下承泣穴，每秒按1次，共按5次；用食指按壓雙眼外眦角瞳子髎穴。每秒按1次，共按5次。指壓穴道時，注意利用容易使力的大拇指，或食指、中指用指腹按壓，可以加重壓力，而且長時間按壓也不覺得疲倦。按壓有補瀉之分，有慢性病或者長期營養不良的人往往體弱，這時要予以輕刺激，稱補法，可以補充能量，使器官恢復到正常水平。當絞痛較強時，要以重壓，捶打或用力壓，稱為瀉法，整體來說，每次壓3～5秒，休息2～3秒，再壓3～5秒，每個部位重複3～5次就可以了。

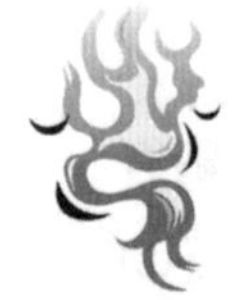

經絡療病法二
經絡針灸治療

針灸是一種中國特有的治療疾病的手段，它是一種「從外治內」的治療方法，是透過經絡、腧穴的作用來治療全身疾病的。

針灸由「針」和「灸」構成，主要包括以下幾種方法：

一、灸法：用艾絨或其他藥物放置在體表的穴位部位上燒灼、溫熨，藉灸火的溫和熱症以及藥物作用，透過經絡的傳導，發揮溫通氣血，扶正祛邪的效力，達到治療疾病和預防保健的目的。

二、針法：有三稜針刺法、皮膚針刺法、皮內針刺法、火針刺法、芒針刺法、電針刺法等。現代又添加了耳針法、頭針法、眼針法、手針法、足針法、腕踝針法、聲電波電針法、電火針法、微波針法等新型的治療手法。

上述兩者在臨床上經常配合使用，合稱為「針灸」。

針灸療法的特點是治病不靠吃藥，只是在病人身體的一定部位

<table>
<tr><td rowspan="8">灸法</td><td rowspan="6">艾炷灸
（將純淨的艾絨，放在平板上，用手搓捏成圓椎形的艾炷。灸時每燃完一個艾柱，叫作一壯。）</td><td rowspan="2">直接灸
（將艾炷放在腧穴上施灸。）</td><td>無瘢痕灸
先在施術部位塗以少量凡士林或溫水以增加黏附作用，再放上艾炷點燃，當病人感到灼痛時，即更換艾炷再灸。一般灸3～5次，以局部皮膚充血紅暈為度。本法灸後不化膿，不留瘢痕，病人易於接受，應用廣泛。</td></tr>
<tr><td>瘢痕灸
先在施術部位塗敷蒜汁，以增加黏附和刺激作用，然後放置艾炷施灸。每個艾炷需燃盡自熄後除去灰燼，方可另換艾炷施灸，一般灸5～10次。灸後一週左右施灸部位化膿，5～6週灸瘡自行痊癒、結痂脫落，留下瘢痕。</td></tr>
<tr><td rowspan="4">間接灸
（艾炷不直接放在皮膚上，而是用不同的藥物隔開，由於所用藥物不同，名稱也不相同。）</td><td>隔薑灸
用鮮薑切直徑2～3釐米、厚0.2～0.3釐米的薄片，中間以針刺數孔，然後將薑片置於應灸的腧穴部位或患處，再將艾炷放在薑片上點燃施灸，當艾炷燃盡，再易炷施灸。</td></tr>
<tr><td>隔蒜灸
用鮮大蒜頭，切成厚0.2～0.3釐米的薄片，中間以針刺數孔，置於應灸腧穴或患處，然後將艾炷放在蒜片上，點燃施灸。待艾炷燃盡，易炷再灸。</td></tr>
<tr><td>隔鹽灸
用純淨的食鹽填敷於臍部，或於鹽上再置一薄薑片，上置艾炷施灸。</td></tr>
<tr><td>隔附子餅灸
將附子研成粉末，用酒調和做成直徑約3釐米、厚約0.8釐米的附子餅，中間以針刺數孔，放在應灸腧穴或患處，上面再放艾炷施灸。</td></tr>
<tr><td>艾卷灸</td><td colspan="2">又稱艾條灸或懸灸，指將艾絨捲成條狀施灸。用艾絨24克，平鋪在26釐米長、20釐米寬的桑皮紙上，將其捲成圓柱形，越緊越好，封口而成。使用時將艾條的一端點燃，置於離皮膚1～2寸之上而灸之。由於艾條懸於穴位之上，並不接觸皮膚，故稱懸灸。此種方法不易燒灼皮膚，可以自己施灸，故被廣泛使用。</td></tr>
<tr><td>溫針灸</td><td colspan="2">是針刺與艾條結合使用的一種方法，針刺得氣後，將毫針固定在適當的深度，用艾絨捏在針柄上點燃，直到燃完為止。也可在針柄上穿置一段艾條（長1～2釐米）施灸。</td></tr>
</table>

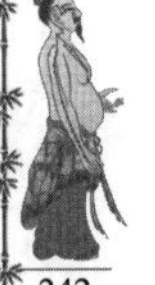

針法	毫針療法	用毫針（包括芒針）刺入體表的經絡腧穴或病變部位以治療疾病的方法，是常用的一種針刺療法。一般以針體長度在4寸以下者稱為毫針；針體長度在5寸以上者，稱為芒針（又稱長針）。
	皮膚針療法	是以多支短針淺刺人體一定位位（穴位）的一種針刺方法。
	皮內針療法	皮內針又稱「埋針」，是將針具刺入皮內，固定後留置一定時間，利用其持續刺激作用，來治療疾病的一種方法。
	火針療法	古稱「淬刺」、「燒針」，是將針在火上燒紅後，快速刺入人體，以治療疾病的方法。
	水針療法	又稱腧穴注射療法、穴位藥物注射法，是在經絡、腧穴、壓痛點，或皮下反應物上，注射適量的藥液，以治療疾病的方法。
	鍉針療針療法	又稱推針療法、淺針療法，是用針具推壓經穴以達到治病目的的一種方法。
	電針療法	即針刺結合電流刺激以治病的方法，以毫針刺入腧穴後，針柄通過電流，利用電流對經絡腧穴的刺激，代替手工機械刺激，以針和電的綜合作用，達到治療疾病目的的一種方法。
	刺絡療法	刺絡療法：又稱三稜針療法、放血療法、刺血療法，以三稜針為針具，根據病情刺破患者身上特定部位的血絡（淺表血管），放出適量的血液以治療疾病的方法。

用針刺入，或用火的溫熱刺激燒灼局部，以達到治病的目的。一般來說，針灸刺入人體後會產生痠、痲、脹、重、疼等感覺，這些都是針刺得氣的反應，是好的表現，如果針入人體後沒有任何感覺，那說明這次針刺是「不太合格」的。

針灸療法具有很多優點：第一，有廣泛的適應症，可用於內、外、婦、兒、五官等科多種疾病的治療和預防；第二，治療疾病的效果比較迅速和顯著，特別是具有良好的興奮身體機能，提高抗病能力和鎮靜、鎮痛等作用；第三，操作方法簡便易行；第四，醫療費用低；第五，沒有或極少有副作用，基本安全可靠，又可以同其他療法進行綜合治療。

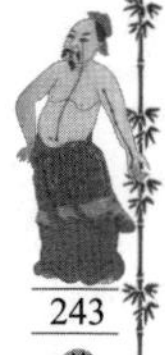

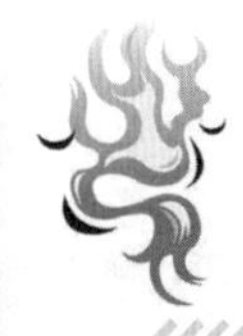

經絡療病法三
經絡拔罐與刮痧

拔罐法是應用各種方法排除罐筒內空氣以形成負壓，使其吸附體表以治療疾病的方法，又稱吸筒療法、拔筒法。透過吸拔，可引致局部組織充血或瘀血，促使經絡通暢、氣血旺盛，具有活血行氣、止痛消腫、散寒除濕、散結拔毒、退熱等作用。

拔罐要用罐具，罐具的種類很多，如竹罐、陶瓷罐、金屬罐（銅罐、鐵罐）、玻璃罐、抽吸罐等。現代，以玻璃罐和抽吸罐使用最廣。

一、火罐法：屬於傳統方法，它利用燃燒時的熱力，排去空氣，使罐內形成負壓，將罐具吸著於皮膚上。分為投火法、閃火法、貼棉法及架火法四種。

二、抽氣罐法：這是現代發展起來的方法。它由兩部分組成。

一為抽吸器，一為不同型號的帶有活塞的塑膠罐具。操作方法為：先將罐具放在所拔穴區，抽吸器插入罐頂部的調節活塞，以手指反覆拉動的方式，將罐內氣體排出，至所需的負壓後，取下抽吸器。取罐時，只要將罐頂的塑膠芯向上一拔即可。抽氣罐法不用火力而

拔　罐

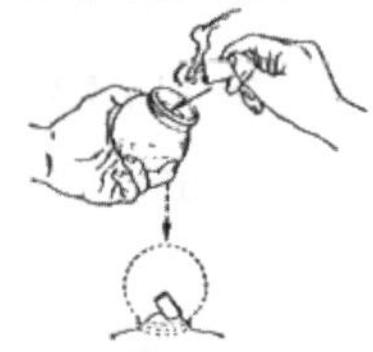
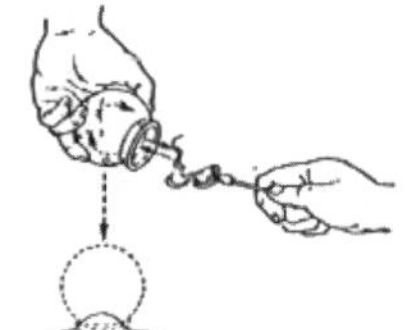
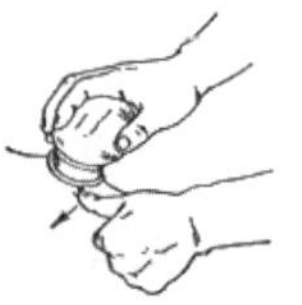
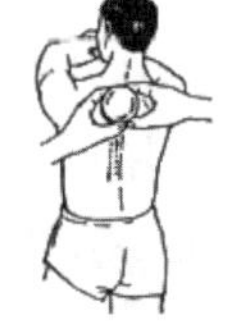

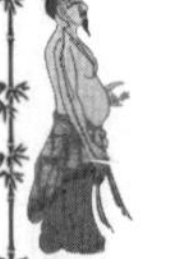

工具	罐	玻璃罐、陶瓷罐、竹罐、橡膠罐、金屬罐（銅罐、鐵罐）等。
	探子／火把	用來蘸酒精、點火。
方法	拔罐	點火，選取穴位，嘬罐。
	閃罐	反覆拔罐、取罐。
	走罐	在罐子拔上以後，用手抓住罐子，微微上提，推拉罐體在患者的皮膚上移動。
	放血拔罐	在選定的穴位上或膿腫處，用三稜針扎上幾針，再在上面拔罐。體內的瘀血、膿血會沿著針眼流出。
體位	仰臥位、俯臥位、坐位等。	
禁忌症	心臟病、血液病、皮膚病及皮膚損傷者、精神病、肺結核及各種傳染病、各種骨折、極度衰弱、過度疲勞、孕婦、婦女月經期、過飽、過飢、過渴、醉酒等，均應慎用或禁用拔罐療法。	
注意事項	保暖	拔罐時均要在脱衣服後，才能治療，所以治療時應避免有風直吹，防止受涼，保持室內的溫度。
	避免燙傷	不要將燃燒的酒精落在病人的身上，過熱的罐子勤更換。
	不宜拔的部位	心前區、皮膚細嫩處、皮膚破損處、皮膚瘢痕處、乳頭、骨突出處均不宜拔罐。
	同一部位不能天天拔	在拔罐的舊痕未消退前，不可再拔罐。
	緊急情況及時處理	在給患者拔罐時，應密切觀察病人的情況，如有暈罐等情況，應及時處理。

用機械力，不僅不會造成燙傷等意外事故，而且還可根據病人體質、病情及部位調節吸拔的程度，很有推廣價值。

拔罐法適用於風濕痛、扭挫傷、感冒、胃痛、腹痛、頭痛及瘡癰初起等。而高熱、抽搐、痙攣等病症，以及肌肉瘦削、有毛髮及骨骼凹凸不平的部位，都不宜拔罐。

刮痧，是用刮痧板蘸刮痧油反覆刮動，摩擦患者某處皮膚，以治療疾病的一種方法。刮痧，就是利用刮痧器具，刮試經絡穴位，透過良性刺激，充分發揮營衛之氣的作用，使經絡穴位處充血，改善局部微循環，袪除邪氣，疏通經絡，舒筋理氣，袪風散寒，清熱除濕，活血化瘀，消腫止痛，以增強機體自身潛在的抗病能力和免疫機能，從而達到扶正袪邪、防病治病的作用。

刮痧是根據中醫十二經脈及奇經八脈、遵循「急則治其標」的原則，運用手法強刺激經絡，使局部皮膚發紅充血，從而起到醒神救厥、解毒袪邪、清熱解表、行氣止痛、健脾和胃的效用。

刮痧適應症：感冒、發燒、中暑、頭痛、腸胃病、落枕、肩周炎、腰肌勞損、肌肉痙攣、風濕性關節炎等病症。

刮痧禁忌證：孕婦的腹部、腰部，婦女的乳頭禁刮；白血病，血小板少慎刮；心臟病出現心力衰竭者、腎功能衰竭者，肝硬化腹水，全身重度浮腫者禁刮；下肢靜脈曲張，刮拭方向應從下向上刮，用輕手法。

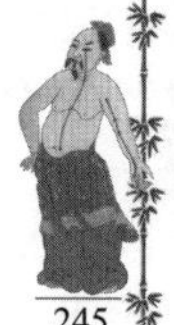

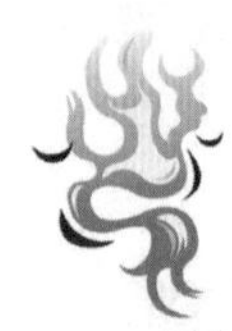

頸椎病
手三陽經、胸大椎

頸椎病是一種常見疾病，頸椎、腰椎發病的最本質因素是年齡的增長使椎間盤自然老化。隨著生活節奏的加快，長時間伏案工作以及使用電腦、駕車、用高枕、睡軟床等諸多因素，都使人長時間保持單一姿勢，肌肉韌帶疲勞，從而加速了頸椎、腰椎疾病的發生；同時，飲食結構的改變及體重的增加，也會促使疾病發生。

頸椎病容易誤診，如果身體有以下表現，就要想到是不是頸椎出了問題：久治不癒的頭痛或偏頭痛；久治不癒的頭暈；非耳部原因的持續耳鳴或聽力下降；不明原因的心律不整、類似心絞痛的症狀等；久治不癒的低血壓；「莫名其妙」的高血壓；久治不癒又「找不到原因」的內臟功能紊亂，如呼吸系統、消化系統、內分泌系統功能紊亂等；髮油較多、毛髮較細的頭部脂溢性皮炎、脫髮；總是將頭歪向一側；不明原因的反覆「落枕」。另外，某些兒童視力改變，如近視眼等也可能與頸椎移位有關。

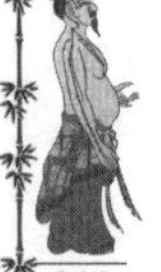

此病可找手三陽經進行療治，因為手三陽經都是從手走頭，循行路線都經過頸部，所以按摩此處穴位有舒經活絡的功效。還可以按摩幾個有效穴，如曲池穴、天宗穴、肩井穴等。

另外，大椎穴還是治療頸部疾病的特效穴，大椎穴是手足三陽經及督脈的會穴，穴內會聚人體的各條陽經上行的氣血，大椎穴的氣血如果不能順暢上行頭部，其結果是可以

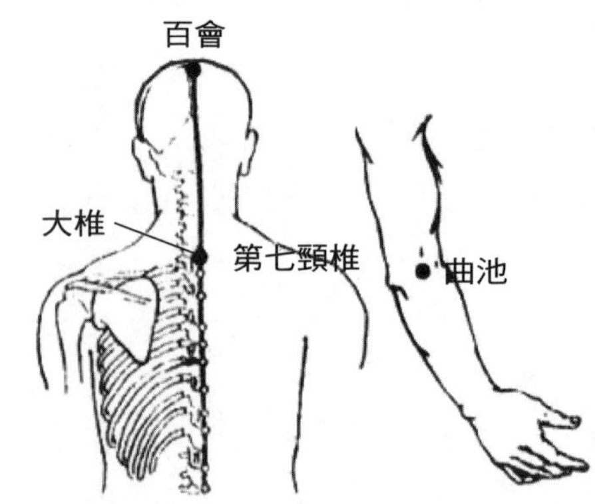

想見的。患頸椎病的人往往長時間保持一種體態，頸椎會因局部長期壓迫而影響氣血流通，造成頸椎經絡阻塞。所以，當自己的頸椎出現梗塞，需看看是不是自己的大椎穴出了問題。常常按摩大椎穴，也能保持頸椎的暢通。

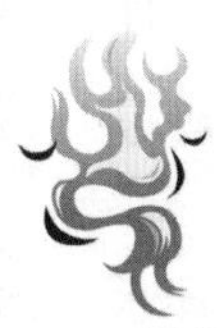

骨質增生
環跳、尺澤

骨質增生是骨科的一種常見病和多發病，又稱骨刺。人體中的某些骨骼關節，由於經常處於各種運動狀態，被一些強有力的肌腱、韌帶所牽拉，不斷受到力的刺激，因此在關節軟骨的周圍血液循環比較旺盛，以供給骨骼營養，這樣慢慢出現了代償性軟骨增長，此即為骨質增生的前身，時間久了，增生的軟骨又被鈣化，這就是骨質增生。正如我們經常用手使用工具的人容易長出老趼一樣，骨質增生也總是出現在人體運動最多或受力最大的部位，如頸椎、腰椎、膝關節及跟骨等。

此病發生後多數人可無任何症狀，但若壓迫了周圍的組織，如神經、脊髓、肌腱、肌肉時，常出現局部痠痛、關節活動受限、肢體疼痛麻木、無力等症狀。一般認為除極少數骨刺壓迫神經、血管或重要臟器需要手術切除外，絕大多數病人都應採取非手術治療。在症狀發作時要適當休息，同時進行熱療、推拿、按摩或局部疼點封閉等治療，以減輕疼痛。

骨質增生屬中醫的「痹證」範疇，亦稱「骨痹」。中醫認為本病與外傷、勞損、瘀血阻絡、感受風寒濕邪、痰濕內阻、肝腎虧虛等有關。

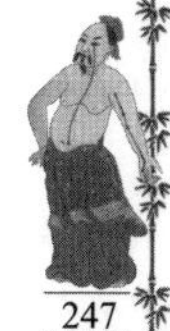

肝腎虧虛：中醫認為「腎主藏精，主骨生髓」，而「肝主藏血，主筋束骨利關節」，若腎精虧虛，肝血不足，則骨髓發育異常，更兼筋肉不堅，榮養乏源，既無力保護骨髓、充養骨髓，又不能約束諸骨，防止脫位。久之關節在反覆的活動過程中，可漸漸地受到損害而過早過快地出現蛻變。

外傷與勞損：一時性承受超強度的外力，包括扭、挫、撞、跌等，或長時間承受超強度的外力勞損，都可造成關節的急性或慢性損傷，以發生在頸、腰、脊柱及髖、膝、踝等負重關節較多，嚴重的導致筋損骨傷、關節骨骼結構受損，失去滋養。

外感風寒濕邪：感受風寒、著涼、久居潮濕之地、冒雨涉水等，外邪乘隙侵犯肌表經絡，客於關節、筋骨，導致機體全部或某一局部性生氣血運行阻滯，經脈痹阻，筋骨失養，漸成骨痹。

痰濕內阻：「肥人多痰濕」，故體胖之人易患本病。肥胖之體，多陽虛濕盛，濕聚成痰，隨經脈流注於關節部位，又體胖之人可加重關節之負重。二者均可造成關節局部血運不暢，筋骨失養，久則成痹。

環跳穴和尺澤穴都是治療人體骨骼疾病的良穴，兩穴配合進行按摩，或者針灸都能取得極好的效果。

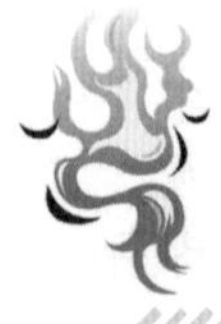

高血壓

百會、湧泉

高血壓是當今世界的流行病，具有患病率高、致殘率高、死亡率高和自我知曉率低、合理用藥率低、有效控制率低的「三高三低」特點。

下列八種人特別易患高血壓：中、老年人；情緒激動、過於焦慮、精神緊張的人；超重和肥胖的人；飲食過鹹的人；嗜好吸菸的人；長期過量飲酒的人；生活懶散，缺少運動的人，晚間不睡，早晨不起或通宵達旦無節制娛樂的人；血糖、血脂升高的人。

高血壓對人類的危害很大，輕者可以影響病人的生活和工作品質，重者可以導致病人出現嚴重的併發症，乃至死亡。

高血壓是心腦血管疾病的罪魁禍首，得了高血壓以後，可能會引起腦栓塞或腦溢血、心絞痛、心肌梗塞或一系列的心臟疾患。更有甚者，還可以侵犯腎臟，使得病人的腎臟出現腎功能不全，乃至病人幾乎完全喪失排尿能力。

得了高血壓，就要立即治療，降低、控制自己的血壓才會防止上述疾病的發生。但是在傳統的治療方法上，西醫的建議是終生治療，而且每天都要吃藥，但就是藉由這種方法治療，依然不能有效地控制與治療高血壓，而且還給家庭帶來醫療、醫藥費上的沉重負擔，給個人帶來疾病上的痛苦。那麼有沒有不用終生服藥，而且自我主動進行治療呢？答案是：有，這就是不用吃藥的經絡療法。

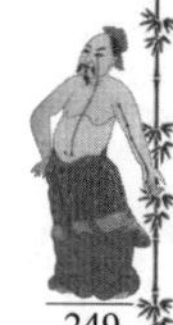

治療高血壓的特效穴位有百會穴與湧泉穴。百會穴是人體督脈經絡上的重要穴道之一，是治療多種疾病的首選穴，而湧泉穴更是常見大穴。

下面介紹一下高血壓的經絡治療：

一、推頭：用兩手大小魚際按住頭部兩側揉動，由太陽穴揉到風池穴，然後改用兩手拇指揉風池穴，以達到痠脹感為度。

二、乾梳頭：取坐式，雙手十指從關髮際梳至後髮際，次數不限，但至少10遍。

三、抹前額：取坐式，雙手食指彎曲，用食指的側面，從兩眉間「印堂」穴沿眉外抹到「太陽」穴外，至少10遍。

四、按揉上肢：用右手從左肩部按揉至左手背，從上向下按揉大腿兩側肌肉，向小腿推按，重複操作4次。然後用同樣的操作方法，

高血壓

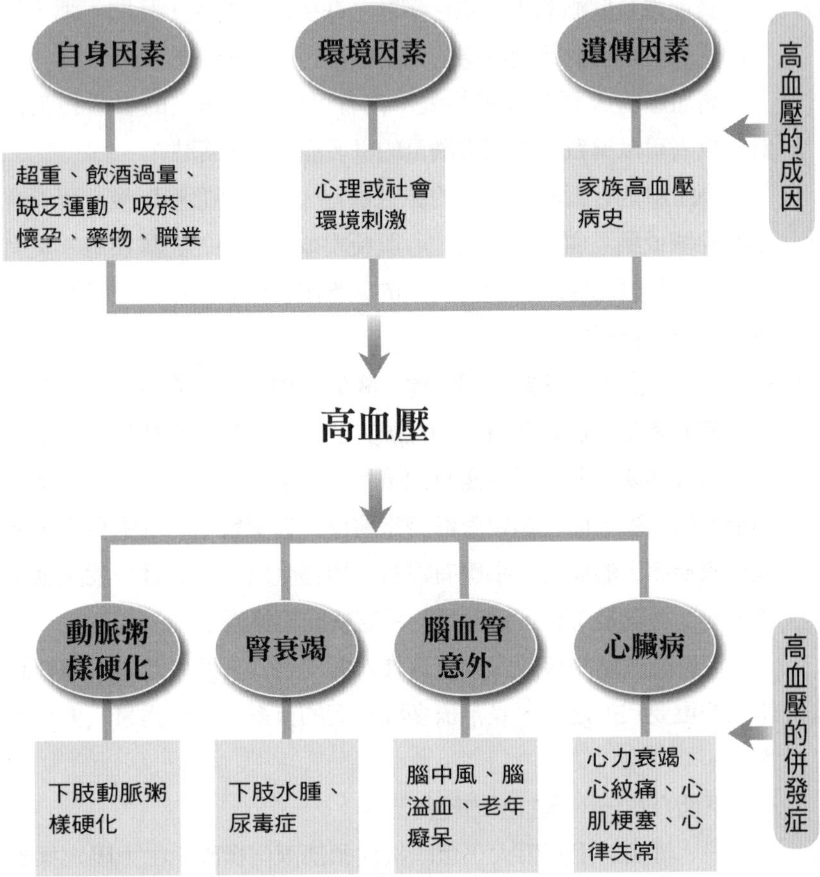

高血壓的成因

自身因素	環境因素	遺傳因素
超重、飲酒過量、缺乏運動、吸菸、懷孕、藥物、職業	心理或社會環境刺激	家族高血壓病史

↓

高血壓

↓

高血壓的併發症

動脈粥樣硬化	腎衰竭	腦血管意外	心臟病
下肢動脈粥樣硬化	下肢水腫、尿毒症	腦中風、腦溢血、老年癡呆	心力衰竭、心絞痛、心肌梗塞、心律失常

按揉右腿4次。

五、揉腹：將掌心放在肚臍上，另一手掌生迭按壓，先按順時針緩慢平穩地按揉腹部3分鐘，然後逆時針揉腹3分鐘。也可適當延長揉腹時間，以腹部暖熱微鳴為佳。

六、按腰：兩掌手指併攏，並按腰背脊柱兩側，從上往下擠壓至臀部尾骨處，每次20遍。

七、按摩湧泉穴：晚上睡前，端坐，用兩手拇指分別按摩兩足底中心的湧泉穴，或者用左足跟搓右足的湧泉穴，用右足跟搓左足的湧泉穴，各按摩100次，按摩時只能搓向足趾方向，不可回搓。

以上數種按摩方法，患者只要選擇運用，持之以恆地堅持下去就會發揮防治高血壓的作用。

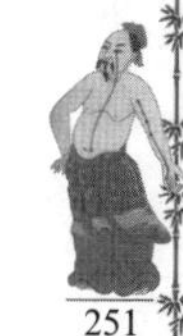

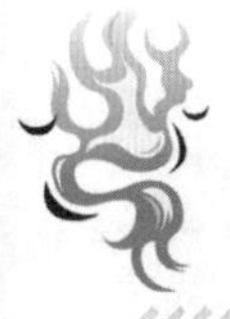

胃腸病及消化不良

足三里、上巨虛、下巨虛

胃腸病是一種常見的多發性疾病，隨著生活節奏加快，飲食、七情勞累、脾胃失和，胃納食減退而導致胃病患者越來越多。如飲食不當、不潔可直接損傷脾胃氣機，使脾胃氣機阻滯而發病。情緒波動可導致肝鬱氣滯，橫逆克犯脾胃，導致胃腸疾病。外感寒邪，凝聚於中焦、使中焦脾胃功能受阻而發病等，均足以證明脾胃病的發生、發展的具體原因。

胃腸病早期的表現是上腹飽脹、消化不良、食後腹痛、墜脹、人體消瘦等症狀。如不及時治療，就會導致人體營養不良，免疫力、抵抗力下降。臨床上查出胃病患者一般有多種胃病，如中慢性胃炎、淺表性胃炎、萎縮性胃炎、胃潰瘍、十二指腸潰瘍、結腸炎、便祕，如果治療不當，久治不癒會導致胃出血、穿孔，嚴重者甚至會發生癌變。

若自身胃腸不好，可嘗試經常按摩胃經，因為胃經是調節胃腸功能的經脈，重點按摩小腿部分，特點是幾個重點穴位，如足三里，循經推按，然後在足三里點按3分鐘，可收良效。上巨虛是大腸的下合穴，下巨虛是小腸的下合穴，數穴同用，能調理腸胃，祛風辟邪。

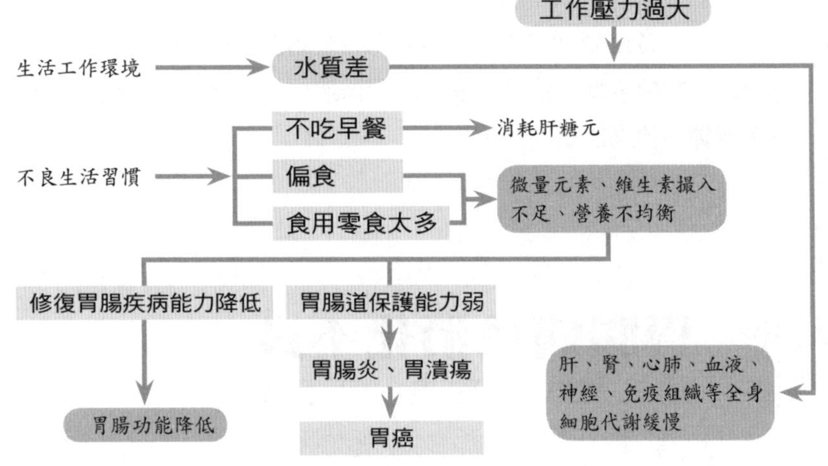

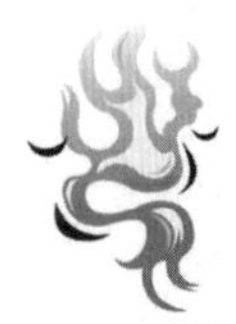

近視與疲勞
風池、睛明、四白、承泣

現代社會青少年的近視問題很嚴重。近視也易於引發視疲勞，視疲勞是由於持續近距離視物之後出現的視茫、眼脹、眼部乾澀、灼痛、眼及眼眶痠痛等症狀以及頭痛、噁心、乏力等周身不適的一組綜合症。中醫認為，視疲勞多為肝血不足，肝腎陰虛，治療應以養肝益腎為主。

按摩眼部可養血安神、醒腦明目、鎮靜止暈、促進眼部血液循環，可以預防視力下降、近視、遠視及過早老花等。

眼部穴位按摩：

一、端坐，按揉兩側風池，翳明穴各半分鐘，以痠脹得氣為準，再從風池開始沿頸椎兩側用拿法、直上而下往復7～8次後，再取仰臥位用一指推法從睛明到攢竹沿眼眶做環形治療，在眉上緣和眶上緣同時配合按揉太陽。每天1次，10次為一個療程。

二、端坐閉目，取天應穴按摩300圈，四白穴按摩120圈，睛明、瞳子各按摩60圈，攢竹，魚腰、絲竹空各按摩20圈，以痠脹不痛為度，每天1～2次，一個月為一個療程。

三、點揉攢竹、魚腰、承泣、四白、睛明穴，各1分鐘，分推額部，至太陽穴處揉撚1～2分鐘，閉眼後輕輕地以食、中指撫摩眼球，1～2分鐘；按揉合谷、風池穴，各1分鐘。拇、食指相對揉捏耳垂，至發熱後，持續揉捻1分鐘。

四、指壓攢竹、睛明、太陽等穴，至有脹痛流淚等感覺與症狀後，從上瞼往下按摩眼球角膜數十次；再輕揉頸部兩側肌肉，按摩完畢，遠眺10分鐘，每日1次，8天為一個療程。

本法對近視眼病和視力減退、用眼疲勞有一定預防和治療作用，尤其適用於青少年假性近視，因工作性質而長時間用眼（如電腦操作人員、文字工作者），以及看電視後眼睛感到疲勞者的眼睛保健治療。

古代很早就有了益視操，從馬王堆出土《導引圖》來看，這是一種目珠運動與按摩相結合的體操，有怒目、瞪目、虎視、張眸、轉睛等眼部運動。

頭痛
天池、膻中、極泉

幾乎人人都有過頭痛的經驗。普通頭痛症狀幾小時後會自行消失，也不留痕跡，這類頭痛大都是由於緊張、疲倦、酒後或在空氣不流通的地方待得太久所引起的，不是什麼毛病。如果一次頭痛持續了二十四小時以上，或者一星期之中頭痛了幾次，或者還有其他症狀，就要去看醫生。有很多頭痛是因為內臟出現嚴重問題而給我們的警告，頭痛的原因很多，頭痛程度與病情嚴重程度不一定相關，有的頭痛並不劇烈，卻可能是腦腫瘤的早期表現；有的頭痛欲裂，卻僅是暫時性的神經性頭痛。因此大家最好不要對頭痛掉以輕心。

有人常年罹患偏頭痛，生活過得很不舒服，其實解決起來雖然費事，但卻並不難，你可以直接用你自己的手指甲反覆掐頭痛的地方及周圍讓那兒的積水出去；或者壓心包經的天池穴，膻中穴或心經的極泉穴，每穴壓兩分鐘，同樣可以讓頭不痛。但這只是一種權

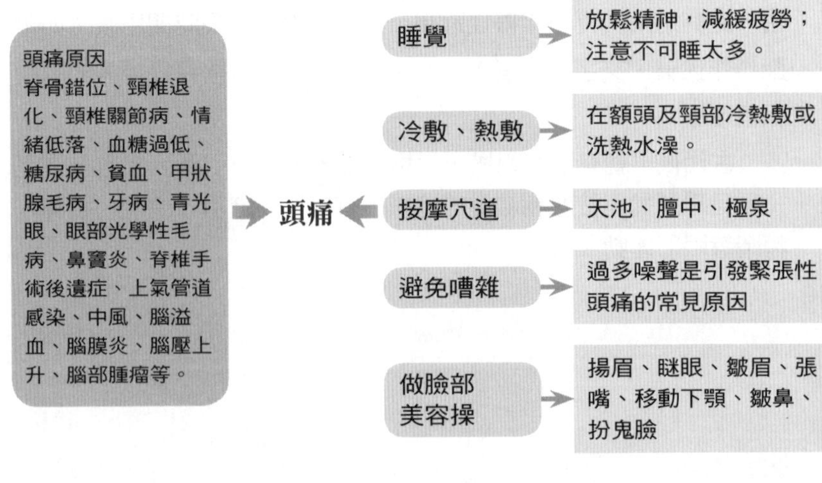

宜之計，暫緩痛苦而已。要徹底解決頭痛問題，還需弄清頭痛的原因，有針對性地治療。

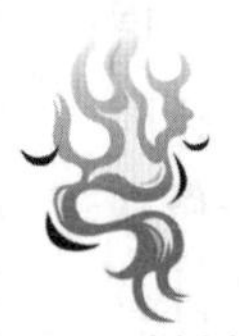

感冒

曲澤、太陽、迎香

感冒可算是世界上得病次數最多範圍最大的一種疾病了，基本上沒有人沒得過感冒，而且有些感冒還有傳染性，往往一個還沒好，另一個也開始被傳染引發。而且雖然感冒不算大病，一般很快就能好，但它的症狀卻讓人很難受，流鼻涕、打噴嚏、發燒、咳嗽、頭痛等，都是很讓人討厭的。

感冒，中醫稱傷風，認為主要由風邪所致，常由風寒、風熱引起。風寒感冒：主要表現為發熱怕冷、惡風、鼻塞、流清涕、咳嗽、痰白色、身痛無汗、苔薄白滑、脈浮緊有力。宜選用散寒祛風解表法進行治療。風熱感冒：主要表現為發熱、怕風、咽乾或痛、咳嗽、痰黏、鼻塞、流濃涕、出汗、苔薄黃舌尖紅、脈浮數。治療宜祛風清熱解表。

感冒按摩療法：一、端坐，用大魚際揉整個前額部，上下左右3～5分鐘；接著用分法、合法施於前額，抹眼眶上下緣各5～10次；再以雙手拇指螺紋面按揉左右太陽穴、迎香穴各30～50次；

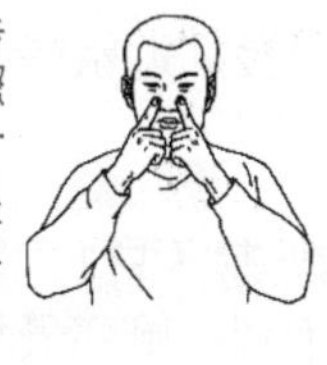

步驟一 搓鼻

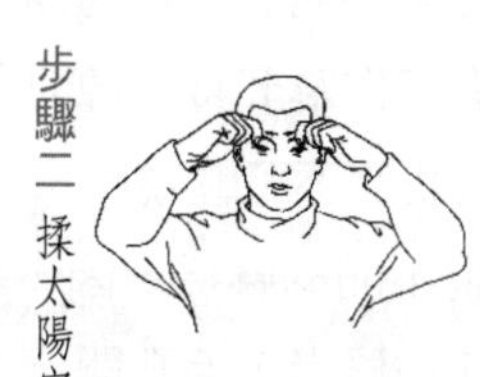

步驟二 揉太陽穴

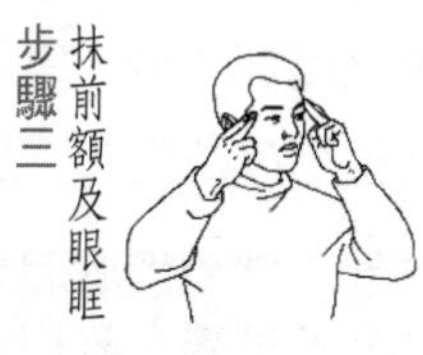

步驟三 抹前額及眼眶

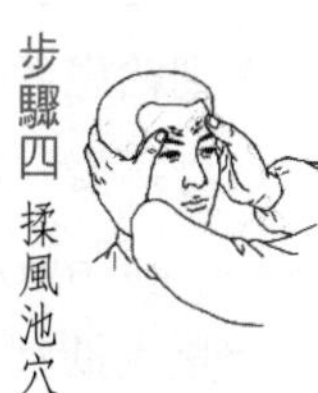

步驟四 揉風池穴

二、辨證治療：如伴有頭痛，加百會按揉；咽喉痛，加按揉天突、魚際；發熱，加按揉曲池；伴有消化道症狀者，加按揉中脘、足三里。

自我保健預防法：一、搓鼻，每天持續用食指撓側或指端上下搓擦鼻根至鼻翼兩側，2～3分鐘，或以熱力度；二、用雙手中指或拇指指端分別按揉兩側太陽穴、迎香穴各1～2分鐘；三、抹前額及眼眶，用雙手食指（略屈曲）撓側分別在前額及上下眼眶做抹法2～3分鐘；四、用雙手拇指螺紋面分別按揉左右風池穴約1分鐘；堅持每天早、晚用冷水洗臉1次。這套保健操既可用於普通感冒，又能起預防感冒的作用，特別對體弱易感冒的患者更為適用。

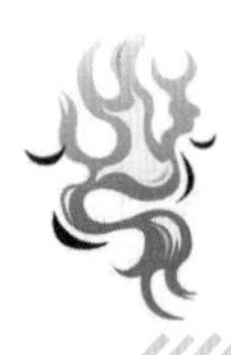

鼻炎
上星、迎香

鼻被稱為臉部「廚房」的抽油煙機，它不僅是人嗅氣味的重要器官，也是肺吸入空氣和呼出二氧化碳的管道，它通不通直接影響人們的生活品質，關係到人們的健康。若得了鼻炎，鼻道不通，實在是非常鬱悶的事。

在我國古代醫書記載中稱鼻炎為鼻淵、腦漏、腦崩，主要症狀為鼻流濁涕、通氣受礙、嗅覺失靈、頭脹頭痛等。這是臨床上的一種常見、多發病，雖然看起來是個小毛病，但它卻很難根除，而且輕則給患者帶來局部不適，重者可作為邪毒之源而引發鄰近組織及全身病變，甚至可危及生命，故我們不可輕視。

肺開竅於鼻，鼻病與肺有脫不開的關係，因「肺主皮毛」，皮膚是人抵禦外邪的屏障，易出汗怕風者，毛孔開合不利，風寒最易乘虛而入。

病因：一、風邪外襲。因遭受風寒、風熱侵襲，肺經鬱熱，清肅失常，氣道不清，津液壅滯，日久化為濁涕，滋流如淵而成病；二、腸胃積熱。由於飲食不節，過食葷腥辛辣之食使脾胃受傷，濕熱內生，胃中生發之氣由清變濁，薰蒸鼻竅，清濁相雜，停聚鼻竇內，濁涕如淵而為本病；三、膽熱移腦。膽為剛臟，其氣通腦。若情志不暢，喜怒失節，膽失疏泄，氣鬱化火，循經上犯，移熱於

上星迎香治鼻炎

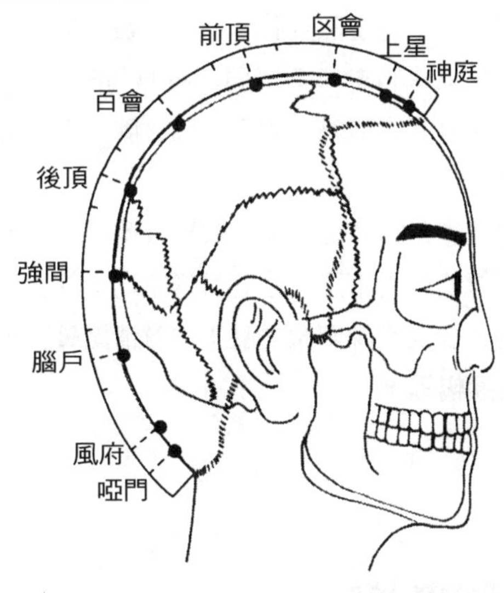

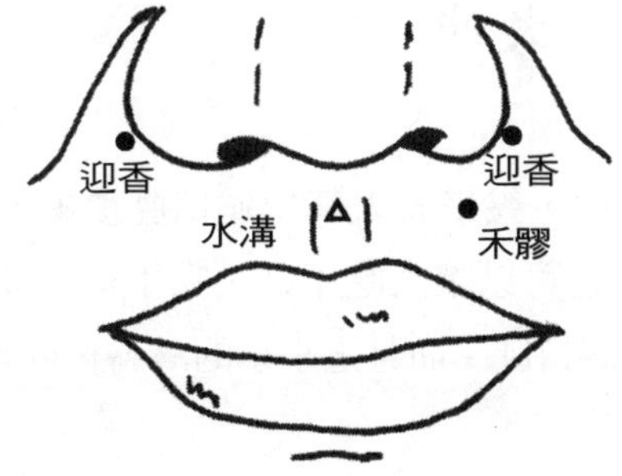

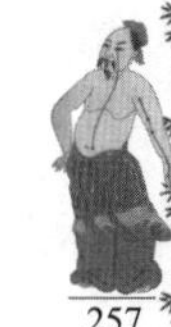

腦，則傷及鼻竇，熱煉津液下滲於鼻而為濁涕；四、心腎不足。心腎不足、腎水虧損，陰精大傷，均可導致虛火內生，上犯肺金，氣道不清，濁涕時下而為本病。

下面說一下鼻炎的經絡療法，由於循行至鼻部的經脈多以陽經為主，尤其是陽明經與鼻竅的連屬關係最為密切，故臨床上多選取這三條經上的穴位來治療鼻炎，即迎香、印堂、合谷、上星、足三里等，既可以改變鼻炎的局部症狀，又可以從整體上來調整患者的機能狀態。

具體作法：一、針刺迎香、上星、合谷三穴，頭痛加配風池、太陽、印堂，用瀉法。有清熱宣肺，通利鼻竅之功效。二、艾灸：取人中、迎香、風府、百會，灸至局部發熱為度，隔日1次，疏風散寒通鼻竅。三、耳穴：取鼻、內鼻、肺、脾、內分泌、腎上腺、皮質下，針刺或壓穴。

平時我們要注意預防鼻炎，積極鍛鍊身體，增強體質；不要過度勞累而使身體抗病能力下降，注意勞逸平均；飲食宜清淡而富於營養，戒除菸酒，少食辛辣刺激之品；注意清潔鼻腔，去除積留的鼻涕，保持鼻道通暢等。

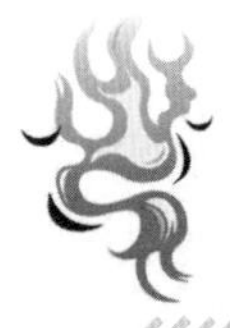

口腔潰瘍

列缺、太沖

在日常生活中，幾乎人人都犯過口腔潰瘍，雖然看起來這不是什麼大病，但它可以讓人吃不好、喝不得，輕輕一碰又痛得鑽心，整天為其牽腸掛肚。而且這小小的潰瘍有可能正預示著某種疾病……

口腔潰瘍看似小病，但口腔連接臟腑，關聯全身，能及時準確反映出全身各部位的病變，該病的特點是反覆發作，灼痛難忍，逐年加重，如果口腔黏膜大面積潰爛，可殃及咽喉甚至腸胃，有的甚至出現高燒，少數患者可發生癌變而危及生命。

據統計，大約每10萬人群當中，有30%的人有輕重不一的口臭、口腔潰瘍疾病，由於這類疾病對人的社交及心理具有不可忽視的負面影響，世界衛生組織也正在逐漸重視與加強對口臭、口腔潰瘍等疾病的宣傳與防治工作，並告誡公眾如果不早做治療，則身體罹患胃腸病變等併發症的機會將大大增加。

中醫將口腔潰瘍稱為「口瘡」，是一種淺而小、圓形或卵形的潰瘍。通常生在嘴唇、舌頭上或口腔的其他部位，而且會經常復發。中醫認為口腔潰瘍病因較複雜，與自身免疫機能低下、內分泌功能紊亂、遺傳因素、精神過度緊張、疲勞等有關。大致可分為三類：一、血虛性口腔潰瘍，潰瘍面常呈灰白色，周圍輕微紅腫，系由於身體血虛，血不能濡養頭腦而產生。二、肝火旺型口腔潰瘍，潰瘍呈黃白色，周圍紅腫，數量多時甚至融合成片，疼痛劇烈，屬人體素質肝陽偏亢，使陰血虧虛而不能上抑肝陽而致頭痛及口腔潰瘍。三、血瘀型口腔潰瘍，潰瘍面色澤呈淡灰白色，有發展快、癒合慢之特點。女性往往在月經前及月經期間，口腔黏膜中突然發生數枚潰瘍，局部劇烈疼痛。

這種口腔潰瘍首先與免疫有著密切關係，此外，貧血、偏食、消化不良、腹瀉、發熱、睡眠不足、過度疲勞、精神緊張、工作壓力大、月經周期改變等現象的頻繁出現，也會造成機體免疫力下降，從而導致口腔潰瘍的頻繁發作。

治療此病，可取列缺、太沖，施以針灸，疏肝取太沖、宣肺取列缺，列缺是手太陰肺經絡穴，而太沖則是手厥陰肝經原穴，兩穴相配，可疏肝利膽，去火消炎。

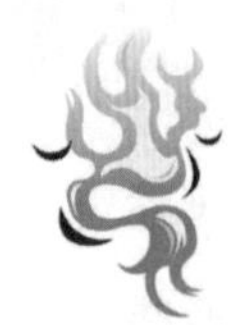

痛經

關元、足三里、地機、三陰交

痛經是女性經期前後或行經期間出現下腹劇烈疼痛、腰痠、甚至噁心、嘔吐的現象，它是婦女的常見病。痛經給女性帶來許多煩惱，嚴重的會直接影響正常工作和生活。

中醫亦稱經行腹痛，分五種證型：氣滯血瘀、寒濕凝滯、濕熱瘀阻、氣血虛弱、肝腎虧損。中醫治療多採用活血化瘀、溫經止痛法加以治療。

一、痛經實證：經行不暢，少腹疼痛，經色紫而夾有血塊，下血塊後痛即緩解。取中級、次髎、地機、三陰交諸穴，毫針刺用瀉法，酌量用灸。

二、痛經虛證：腹痛多在經淨後，痛勢綿綿不休，少腹柔軟喜

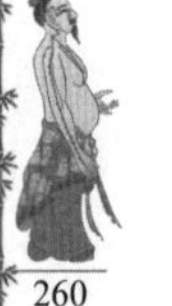

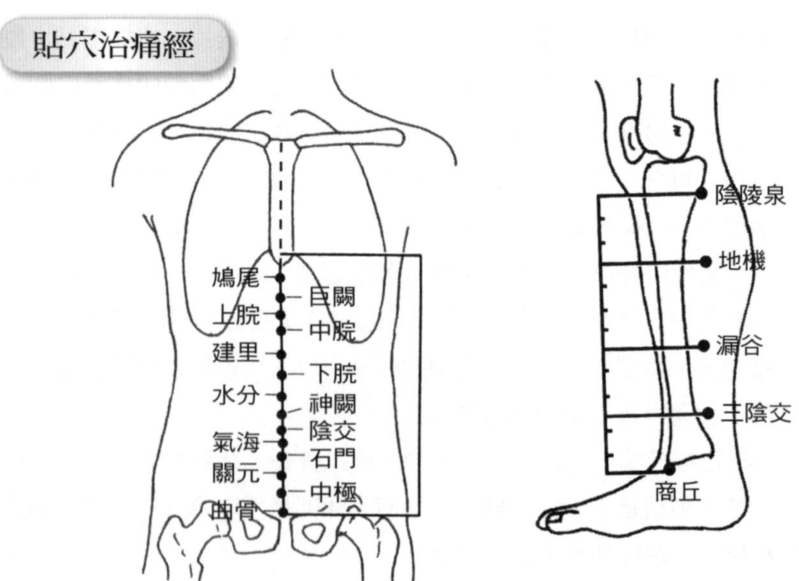

按，經量減少，每伴腰痠肢倦、頭暈、心悸、脈細弱、舌淡。取命門、腎俞、關元、足三里、大赫諸穴，毫針刺用補法，並灸。

還可試試貼穴療法，取關元穴、三陰交穴，用半張傷濕止痛膏分別貼於以上二穴，並用拇、食指按壓，每天3～5次，藥膏3～5天更換1次。

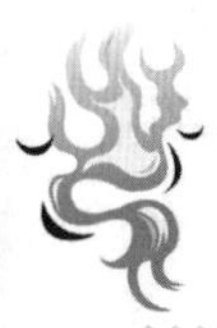

失眠
神闕、湧泉

失眠，中醫稱為「不寐」，多因七情所傷，思慮太過或飽受驚恐，也有稟賦不足、年邁體虛所致，其病機為氣血、陰陽失和，臟腑功能失調，以致心神被擾，神不守舍而不得寐。失眠患者的主要表現：入睡困難；不能熟睡；早醒、醒後無法再入睡；頻頻從噩夢中驚醒，自感整夜都在做噩夢；睡過之後精力沒有恢復，不解乏。失眠會引起人的疲勞感、不安、全身不適、無精打采、反應遲緩、頭痛、記憶力不集中，它的影響是多方面的，嚴重者則有可能會導致精神分裂。對失眠患者應著重調治臟腑及氣血陰陽，如補益心肺、滋陰降火、疏肝養血、益氣鎮驚、化痰清熱等。

下面介紹幾種非藥物療法：

一、仰臥揉腹：每晚入睡前，仰臥床上，意守丹田（肚臍），先用右手按順時針方向繞臍稍加用力揉腹120次；再換用左手逆時針方向同樣繞臍揉120次。由於揉腹能使胃腸蠕動，特別是年歲大的人，消化功能減弱，胃腸道的氣體會成倍增加，常把大腸膨得脹脹的。一經揉腹，大腸受到刺激，就把氣體變成屁擠了出來，這樣便於安然入睡。

二、踏豆按摩：用綠豆500克，置鐵鍋中文火炒熱，倒入臉盆中，同時將雙腳洗淨擦乾，藉盆中綠豆餘溫，用雙腳踩踏綠豆，邊踩邊揉，每天睡前一小時開始踩踏，每次30分鐘左右。

三、拍打湧泉穴：每晚睡前洗腳後，端坐床上，先用右手掌拍打左腳湧泉穴120次，再用左手掌拍打右腳湧泉穴120次，每次力度均以感到微微脹痛為宜，即可驅除失眠，安然入睡。

四、臥位氣功法：取右側臥位，枕頭適中，全身輕鬆自然，雙目閉合，舌尖頂上齶，意守丹田。由鼻孔慢慢吸氣，使整個腹部膨脹，再從鼻孔徐徐呼出，至全腹收縮。連續堅持兩週，一般失眠即癒。

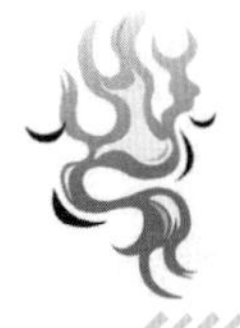

憂鬱症

極泉、昆崙、膻中、天池

在當今社會，人們學習、生活的壓力逐漸加重，一些性格內向、內心脆弱的人常常因為某種心理社會因素，如夫妻爭吵、工作困難、人際關係緊張等而誘發一種持久的心境低落狀態，並常伴有焦慮、軀體不適感和睡眠障礙，這便是我們並不陌生的憂鬱症。

中醫稱之為鬱症。有人說：「鬱症多緣於志慮不伸，而氣先受病。」可見思想情志不正常是一個重要的致病因素。中醫對憂鬱症首先辨明虛實，然後分別選用不同的方法進行治療。

憂鬱症的實證常見有肝氣鬱結、氣鬱化火和痰氣鬱結數種：一、肝氣鬱結者，證見精神抑鬱，胸悶脇痛，腹脹噯氣，不思飲食，脈多弦細，其治宜以疏肝理氣為主；二、氣鬱化火上逆者，證見頭痛頭暈，胸悶脇脹，口苦咽乾，苔黃舌紅，脈多弦數，治宜清肝瀉火；三、痰氣鬱結者，證見咽中似有物梗阻，咯之不出，咽之不下，治宜利氣化痰。

憂鬱症的虛證通常可分為久鬱傷神和陰虛火旺兩大類：一、久鬱傷神者，證見精神恍惚，悲憂善哭，疲乏無力，治宜養心安神；二、陰虛火旺者，證見眩暈心悸，心煩易怒，失眠，其治宜滋陰清火，養血柔肝。

中醫治療，宜取用可疏肝理氣、清心提神的經穴，如極泉、昆崙、天池、膻中等進行按壓，同時儘量避免單獨一個人待著，而不去參加任何社交活動，這樣只會使自己的症狀加重。

憂鬱七徵兆

1.感到悲傷和空虛。
2.對各種活動提不起興趣。
3.沒有食欲，體重減輕。
4.失眠或嗜睡。
5.容易疲勞。
6.無法集中注意力。
7.有死亡或自殺的念頭。

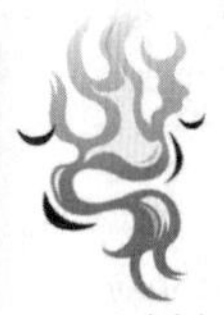

肥胖症

髀關、伏兔、梁丘、足三里

當今社會，肥胖已成為世界四大醫學社會問題之一，是人類健康長壽的大敵。

肥胖，是指人體外在體型特徵表現，它與人體的體質及有關疾病的性質息息相關。中醫對人體體型自古以來就十分重視，文獻記載頗多。

肥胖症的中醫病因病機：

一、飲食因素：由於喜吃油膩飲食，久而久之則使脾失健運，脾胃受損，水穀不化，蓄積體內，則為肥胖之人。

二、年齡因素：人體在過四十多歲後，各種機能下降，脾胃轉運不靈，水濕運化不利，再加運動減少，飲食不節，所以易生肥胖之症。

三、情志因素：情志失調，可以損傷臟腑，怒氣傷肝，肝失之疏泄，憂思傷脾，脾難以運化水濕及水穀精微，亦多肥胖之人。

四、性別因素：男女之比，女性肥胖多於男性，這與腎氣有關，女子中年後腎氣衰，難於化氣行水，可使痰濁濕氣停在體內，導致肥胖。

五、勞逸因素：因工作環境所致，久坐，久臥，缺少勞作調養，使氣機不暢，運化失調，精微轉為脂肪則可發肥胖之症。

六、體質因素：人生而有剛有柔，有弱有強，有人因遺傳於父母的某種疾病變得肥胖就與飲食等因素無關了。

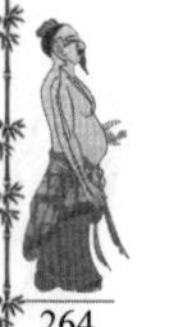

七、疾病因素：肥胖本身就是一種疾病，它可以是獨立的疾病，亦可作為其他疾病的誘因。

總之，肥胖主要是因為人體正氣的虛衰，以脾胃機能失調、陽氣虛損為本，涉及肝腎功能失調，在此基礎上產生痰濁、水濕、氣滯血瘀的一個綜合症，中醫治療肥胖多從益氣健脾、化痰利濕著手。

用經絡治療肥胖症，可選主穴為足三里、中脘。若肥胖原因為痰濕阻滯，診斷要點為嗜睡，易疲倦，納差，口淡無味，女子月經少或閉經，男子陽痿，舌胖有齒痕，脈沉緩或滑，可配以脾俞、胃俞、陰陵泉、豐隆諸穴進行治療；若肥胖原因為胃火熾盛，診斷要點為胃納亢進，消穀多饑，面赤聲揚，舌質赤，苔膩，脈滑數，則配以天樞、合谷、曲池諸穴進行治療，可收良好效果。

其他療法：可取髀關、伏兔、梁丘、足三里等穴，做針灸按摩，增加人身血氣，增強脾胃的運化能力，以免在體內留下大量垃圾，變成脂肪。

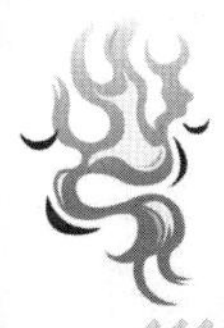

哮喘

膻中、肺俞、定喘

哮喘，泛指呼吸系統的一類疾病，喘是指呼吸急促，哮是指呼吸氣喘之間喉嚨有吼聲，病人發作輕時是喘，而發作加重時則成哮。

哮喘的主要病理原因是宿痰內伏、感受外邪而誘發，如寒邪傷肺痰濁壅塞氣道，或飲食葷腥甘肥太過，痰濁上頂於肺，或脾腎陽虛，氣不化津，痰濁壅肺等原因，但造成哮喘發病必定兼有各種誘因，如風寒、飲食、情感、勞倦等引發其痰，以致痰氣交阻，阻塞氣道。肺管因而狹窄。肺氣升降不利。而致呼吸困難，氣息喘促。

哮喘根據發病原理可分為：重寒，其主要特徵是喘咳、惡寒、無汗、肩凝、多嚏，或頭痛鼻塞、痰白稀薄，治宜溫肺散寒；寒包火證，其症見畏風惡熱、喘咳、痰黏稠色黃，治宜清金降火；肺實症，喘咳，咽喉緊窒，咯痰不利，胸脇脹痛，舌苔黃膩，治宜清肺理痰；瘀塞證，胸脘痞悶，怯寒神疲，氣短喘促，痰吐不利，治宜開胸利膈。

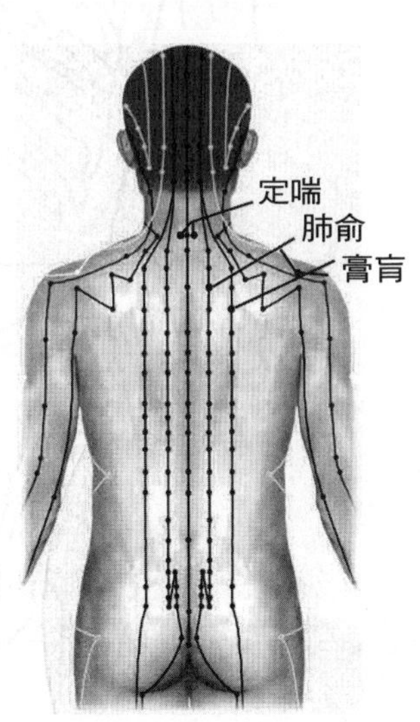

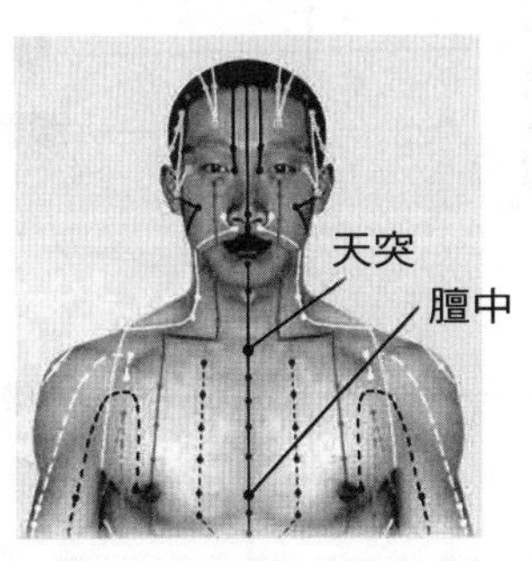

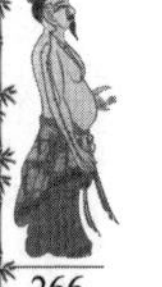

定喘穴

定喘穴位於後正中在線，第7頸椎棘突下，旁開0.5寸，有止咳平喘，通宣理肺之效，主治哮喘、咳嗽、落枕、肩背痛等。

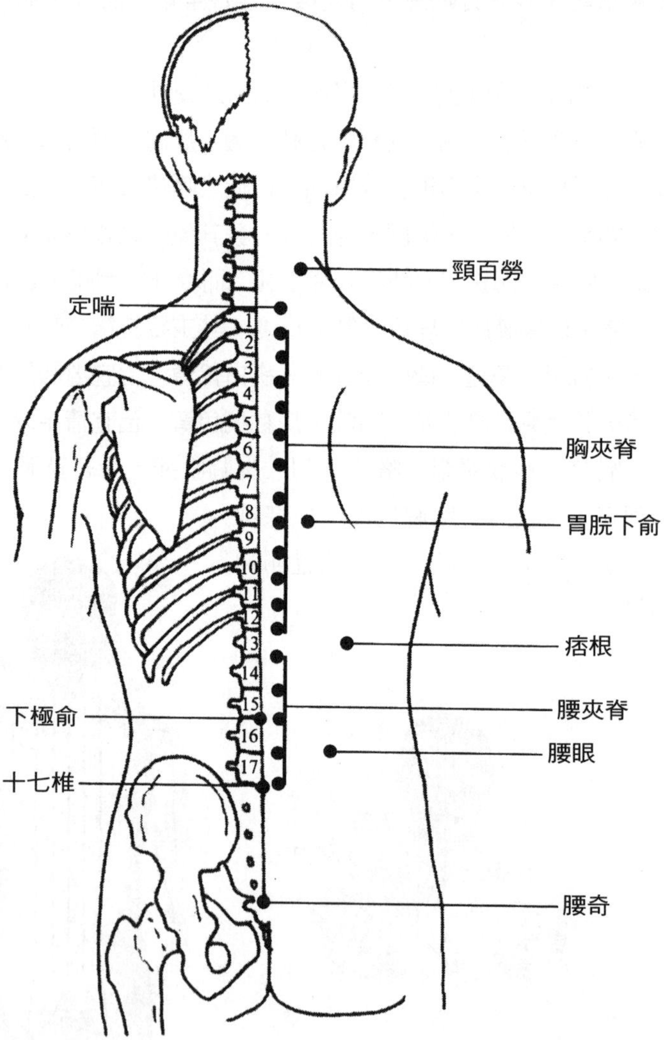

頸百勞
定喘
胸夾脊
胃脘下俞
痞根
下極俞
腰夾脊
腰眼
十七椎
腰奇
1
2
3
4
5
6
7
8
9
10
11
12
13
14
15
16
17

取穴：膻中、肺俞、定喘，還可再加上膏肓、天突、內關、足三里。

針灸以上穴位2～5分鐘，中、強刺激，有助於在急性期控制症狀，緩解期扶助正氣，提高發病能力，進而控制病情。

或採用中藥外敷穴位，選用白芥子、延胡索各30g，甘遂、細辛各15g，製成藥餅，納入丁香、肉桂，貼於以上穴位，每次貼敷2小時，發病期間，隔5天貼一次，共3次，可溫肺散寒、化痰平喘。

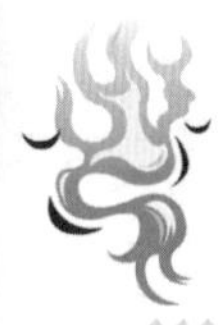

耳鳴耳聾

翳風、聽會、聽宮

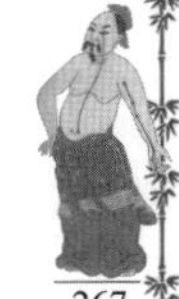

眼睛是心靈的窗戶，耳朵則是思維的大門，耳聾、耳鳴，會使人慢慢隔斷與世界的交流，由聾而致啞、由聾而致智力下降……。

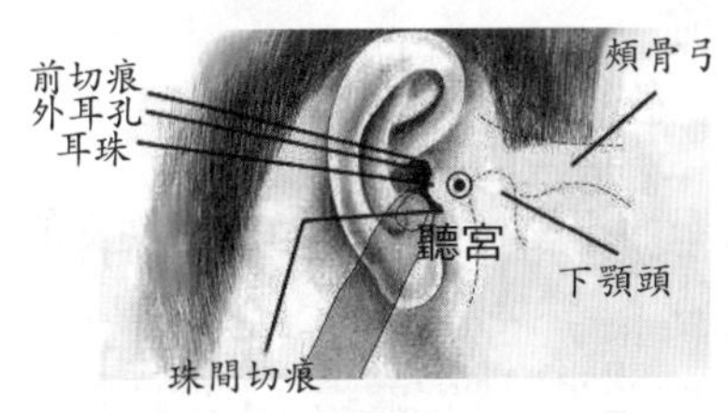

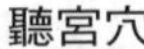

聽宮穴

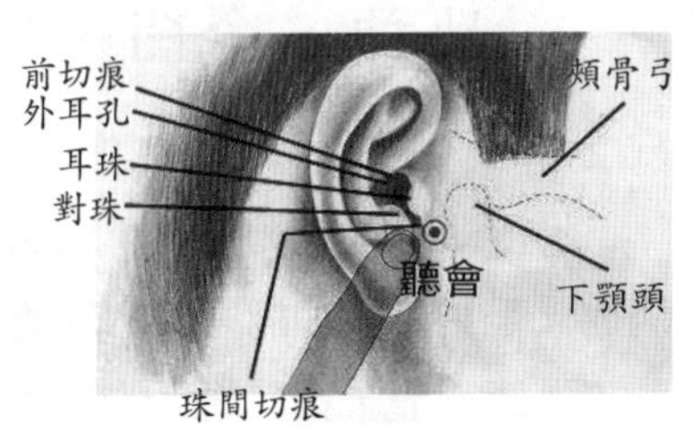

聽會穴

耳鳴、耳聾一般病程長，可採取針刺為主配合其他療法綜合治療，平時注意保持心情舒暢，避免憂鬱惱怒，注意飲食調理，實症忌肥甘飲食，虛忌辛辣刺激性食品。耳鳴夜間甚者，睡前忌飲濃茶、咖啡、酒類等飲料，戒除吸菸習慣。

耳鳴指耳內有異常鳴響聲；耳聾指聽力下降或喪失，耳聾、耳鳴有虛有實，一般來說虛是由腎虛引起的，可分腎精虧虛型和心腎不交型，主要表現為耳鳴時作時止，勞累加劇，按之頭暈，腰痠痛，遺精，白帶多；而突發性耳聾耳鳴多為實症，一般是因為氣滯血瘀，耳部經絡被瘀血所阻塞，清陽之氣不能上達於耳竅，使得耳部的正常生理功能減退，從而發生了耳鳴、耳聾等表現。

經絡治療耳鳴耳聾，主要選取手足少陽經穴位，實則瀉之，虛則補之，也可加灸。

定穴：翳風、聽會、聽宮、俠溪、中渚、足臨泣。

實症：肝膽火盛加針外關、合谷；虛證：加腎俞、命門、太溪。

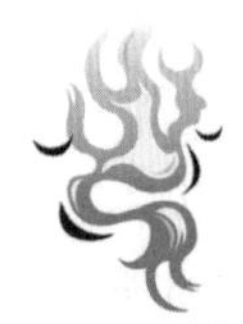

陽痿
地神、命門、腎俞

陽痿即陰莖痿弱不舉，或臨房舉而不堅，夫妻不能進行性交的病症，是男性性功能障礙常見病之一。

陽痿一症，與「腎」有著密切的關係，「腎藏精」，男性腎精虧耗，常見原因有：一、房事太過或久犯手淫；二、精神緊張思慮過度；三、大病久病之後。

治療此病，需補腎經和膀胱經，因為腎與膀胱相表裏，可透過補充元陽，達到陰陽平衡，最終疾病康復。

治療此病可在平時注意多敲打按摩腎經和膀胱經，使其經絡通暢。此外，還有一個特效穴可供使用，那就是地神穴，此穴位於手腕橫線上0.5～1間分，大拇指根部處，每天按摩數次，持續治療15天左右即有收效。

在肚臍正後方，脊椎的突起處，有一個穴位稱為命門，它是主宰生命泉源及活力的穴道，此穴對於增強男性的精力是非常有效的，按摩時，要用拇指有韻律地壓揉，或是把手掌合起，利用體重壓迫。此種刺激，也會影響從腰部延伸出來的神經，對於因腰部疲勞而精力減退的原因，也有治療效用。要用覺得既痛且舒服的力道按摩，如果過度用力會有反效果。

由於腰為腎之府，所以我們可以按摩擊打腰部，以促進經絡疏通，此種方法稱為「擦精門」，具有健腎壯腰益精的作用。雙手掌放於同側腰部，從上向下往返摩擦，約2分鐘，以深部微熱為度，或雙手握拳，用雙手背平面交替擊打腰部，力度適中，每例擊打100次左右為宜。

下面我們根據陽痿的類型選取經穴進行治療：

1.命門火衰型：取穴腎俞、腰陽關、命門、關元、會陰；採用點按法、摩法、揉搓法，每穴1分鐘，以溫補下元，固攝精氣，補益腎陽之效。

2.心脾兩虛型：取穴心俞、脾俞、關元、氣海、足三里；採用點按法、揉法，均用補法，每穴1分鐘，以調和營血、補中益氣。

3.驚恐傷腎型：取穴腎俞、內關、大陵、少府、神門、太沖、太溪；採用點按法、揉法、一指托天法，每穴1分鐘，以寧心安神定志，滋補腎陽。

4.濕熱下注型：取穴大腸俞、膀胱俞、膽俞、天樞、中極、關元、豐隆、足三里；採用點按法、揉法、提拿法，每穴1分鐘，以通調臟腑，瀉熱除濕，健脾養胃。

5.瘀血阻竅型：取穴內關、合谷、後溪、膻中、氣海、足三里、三陰交、太沖；病人取坐位或仰臥位，採用點、按、揉、捏、

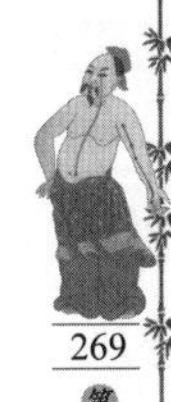

掐等法，益氣活血，行瘀疏肝。

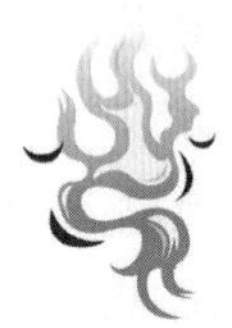

便祕
支溝、關元、天樞

便祕是一個常見多發病，是指大便祕結不通，排便間隔時間延長，或雖有便意而排出困難的一種病症。多由體內大腸積熱、氣滯、寒凝或陰陽氣血虧虛，使大腸的傳導功能失調所致。人體陽虛氣弱，大腸推動無力，或陰虛血少，大腸燥結，以及實熱壅結，氣滯不行是便祕的病因。

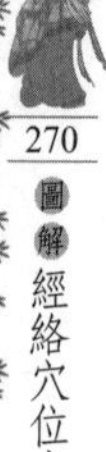

你可以伸開你的五指試試，用力撐五指，也許會感到中指和食指間脹痛吧，脹痛部位是第二二間穴，該穴利於通便，伸五指這裏出現脹痛，就是反映便祕的症狀。按壓第二二間穴，能促進通便，在按壓揉搓該穴的同時，加揉食指的大腸穴和手腕的神門穴。只要揉到好處，即使是頑固的便祕，也能很快治癒。

或者取穴：天樞、足三里、支溝、關元、照海。以肚臍為中心，天樞穴為左右角，以右手掌由右下腹往上按揉，經右天樞穴橫向肚臍，經左天樞穴而下，以順時針方向按揉。此法亦能緩解便祕症狀。

對於中老年人的習慣性便祕，下面的方法不妨一試：取牙籤5根，用膠布捆緊，使其尖部呈梅花狀，點壓大腸穴（在食指上節橫紋中點）、小腸穴（食指中節橫紋中點），並可與三焦穴（中指中節橫紋中點）、腎穴（小指上節橫紋中點）、肝穴（無名指中節橫紋中點）相配伍，雙手交替治療。每次3～5分鐘，每日2次，連續2～3天。一般按壓兩天即可感覺腸蠕動增強，第三天即可見大便排出。為鞏固療效，防止便祕，可堅持每日點按各穴，連續數日。

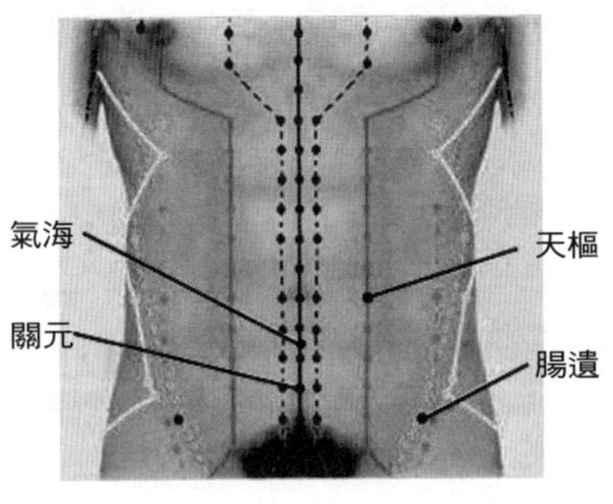

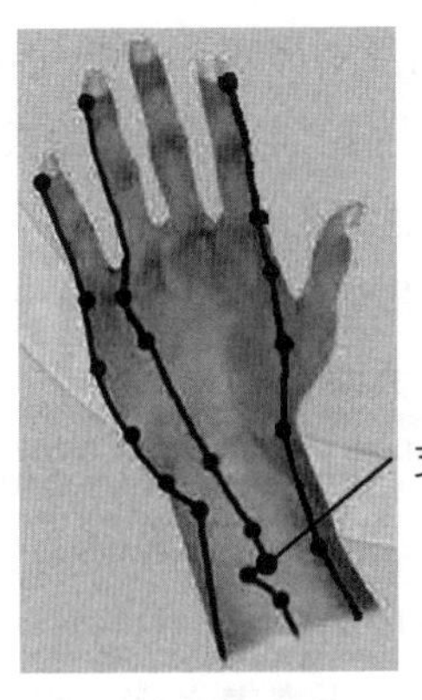

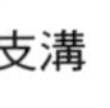

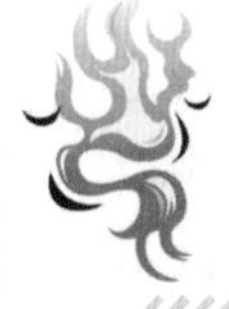

面斑、痘痘

曲池、合谷、魚際

女性長暗斑、痘痘是件很令人苦惱的事，若青春漸逝，長面斑更如雪上加霜。許多人把大量的錢花在臉的保養上。可是，往往錢花了不少，面斑卻沒有得到根治。這是因為面斑屬內分泌失調，是體內臟腑失調的外部顯示，是氣血不能潤養面部皮膚所致，若只是在表面上塗塗抹抹，只能是治表面不治根本，非但不能美容，相反會引起皮膚過早地老化。

中醫學中十二正經和任督二脈都直接或間接地與面部相關，尤其足陽明胃經、手陽明大腸經和督脈大體覆蓋於整個面部，故有「頭（面）為諸陽（經）之會」的說法，透過對面部的觀察可以知道人體自身血氣的盛衰盈虧。

消除面斑關鍵要調脾、肺、腎。脾統血，主肌肉，脾氣足，面部肌肉有充足的氣血供應；肺主皮毛，肺功能正常，可使人體上部水分向下循環；腎主水，腎氣足，可使人之精華上循於頭部。我們在調養中發現，一些女性腎氣足時，面斑即淺；腎氣衰時面斑即重。因此，我們切勿治表不治本。

面斑的針灸療法：

取穴：曲池、合谷、魚際；配穴：足三里、三陰交、血海、肺俞、大腸俞。

「面口合谷收」，合谷是治療面、口、鼻的要穴，曲池、合谷都是手陽明大腸經俞穴，大腸經脈直接行於面部，又和肺為表裏，肺主皮毛，因此用曲池、合谷作為主穴。對魚際進行刺激可以調整經氣，治療青春痘。刺激足三里可以增強免疫功能和促進氣血生成；三陰交為脾肝腎三條陰絡的交會，可調整內分泌功能；肺俞、大腸俞用瀉法，可以疏散肺經風熱，減緩皮膚紅腫症狀。

還可採用面部微針進行治療：用極細的針沿著臉上痤瘡痘痘比較嚴重的區域邊緣淺淺刺入，無痛感，這叫作「圍刺」。此後，根據痤瘡的位置在臉上選取魚腰、太陽、陽白、顴髎、地倉、下關、承漿等穴，每次選3～4穴，針刺略深，停留約20分鐘，以增加針刺的效果。

或者採用懸灸療法，取穴：命門、肝俞、中脘、腎俞、神闕、足三里、三陰交、太沖、湧泉等穴位，可先連續做3～5次的保健灸，讓經絡通暢後再進行對症灸，一個療程為15次，之後可以將此作為保健和預防療法，一週或數週進行一次。

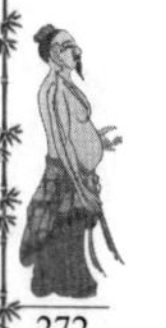

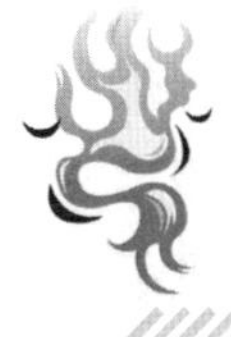

婦科炎症

帶脈

帶脈是人體奇經八脈之一。這條經脈不同於其他經脈的是，其循行途徑不是上下周流，而是在腰部繞纏一圈，就像箍在人身上的一個圓環一樣。由於帶脈圍腰一周，身上所有上下循行的經脈都要經過此脈，受它的約束，因此帶脈能總束諸脈，足之三陰、三陽以及陰陽二蹻脈皆受帶脈之約束，受此脈的提繫才能維持其正常的生理功能。

帶脈是一條與婦科疾病關係密切的經脈，它總司婦科各病，固護胎兒，真可以看做婦女的良師益友，諸如月經不調、閉經、赤白帶下、腹痛、疝氣、腰脇痛、子宮內膜炎、附件炎、盆腔炎、帶狀皰疹等都可以選取此經脈進行治療。

帶　脈

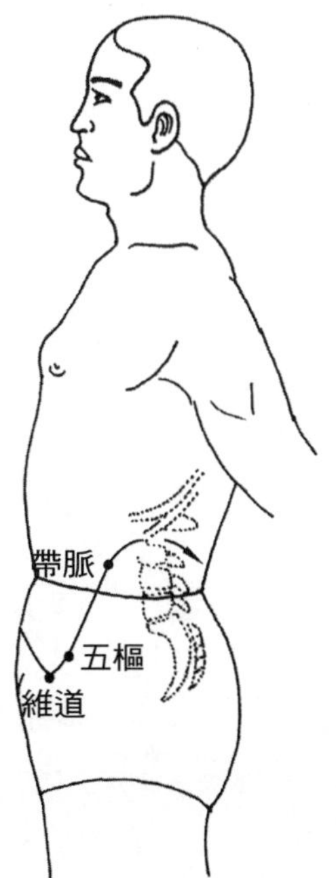

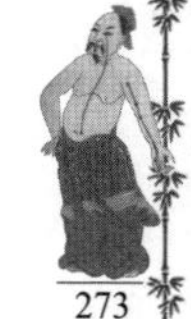

配白環俞、陰陵泉、三陰交，有健脾滲濕止帶的作用，主治帶下病；配中極、地機、三陰交，有行氣活血、去瘀止痛的作用，主治痛經，閉經；配血海、膈俞，有通經活血的作用，主治月經不調。

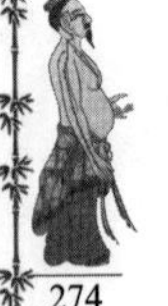

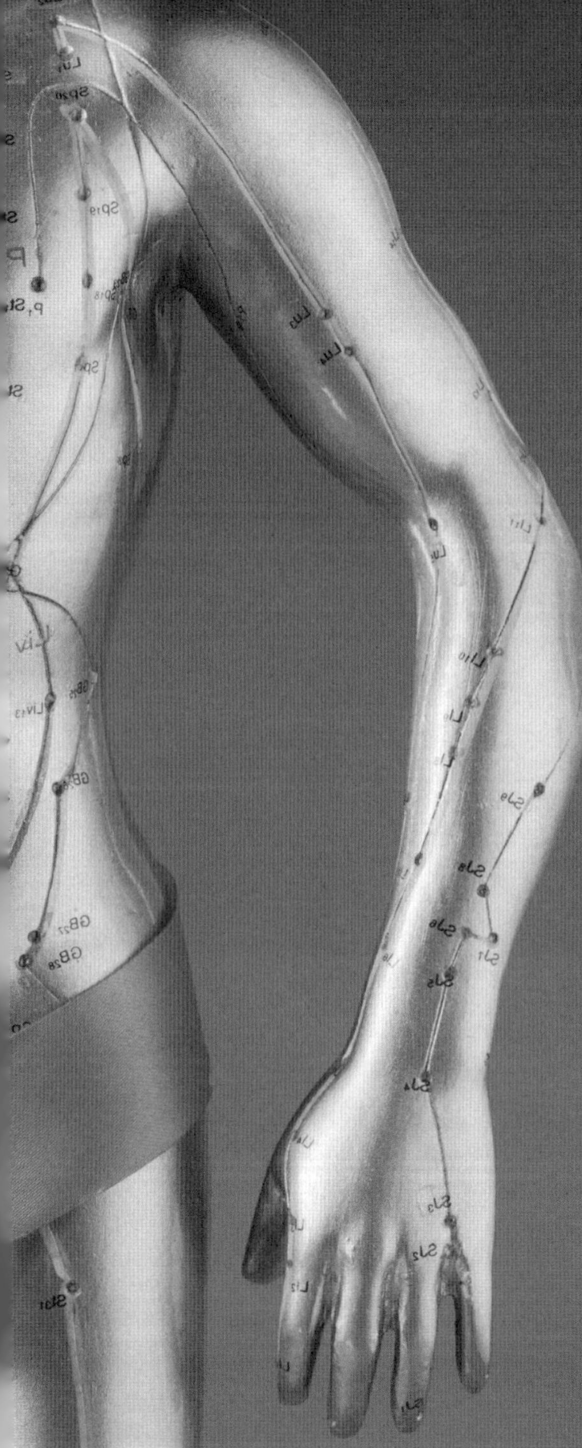

第四章 經絡養生

圖解經絡穴位小百科

為什麼現代醫療科技如此發達，而各種新的無法克服的疑難雜病卻越來越多？為什麼人到中年就開始腰痠腿痛、四肢無力、大腹便便、血脂升高？

現代人最大的渴望是什麼？

健康長壽！也許可以說，這是每個人最大的希望和夢想。

很多人都知道中醫非常講究養生方面的知識，但是一提起中醫養生我們總是想到什麼膠囊，什麼口服液，反而忽視了我們身上就有，隨身帶著的保健醫生——經絡。人想要長壽，不能僅僅依靠藥物的作用，經絡養生是最符合現代社會無毒害、無副作用的新型養生方法，值得我們學習和推廣。

中醫與天人合一學說

經絡養生的基礎

天人合一是中醫學整體觀念的重要組成部分，「天」指的是宇宙天地，也就是大自然，而人是宇宙間的萬物之一，與自然界息息相通，休戚相關。自然界的各種運動變化，如季節的更替、地域的差異等，都會直接或間接地影響到人體，而人體對這些影響，也必然相應地反映出各種不同的生理活動或病理變化，這就叫天人合一。舉例說：夏暑季節，天氣炎熱，自然界的陽氣發洩，人體的氣血也向外流注，趨向於體表，表現為皮膚鬆弛，疏泄多汗；冬季天氣寒冷，自然界的陽氣收藏，人體的氣血回流，趨向於體內，表現為皮膚緻密，血管收縮，所以汗少而小便多。

天地人本源於一氣，天人合一最重要的體現也是合於「氣」，人氣從之則生長壯老已，萬物從之則生長化收藏，人與天地萬物是相同、相通的。就一年四時而言，「春生、夏長、秋收、冬藏，是氣之常也，人亦應之」。(《靈樞》) 人的生理功能活動隨春夏秋冬四季的變更而發生生長收藏的相應變化。

不僅四季如此，就是一日之中晝夜晨昏的變化，對人體的生理活動也有不同影響，人體也要與之相適應。例如早晨陽氣初生，人之氣也趨向體表，到紅日西斜，人體的陽氣也開始潛入內裏，這種變化反映了人體隨著晝夜陰陽二氣的變化而出現的適應性調節。

天人相通的總原則就是：同氣相求，同類相應，順則為利，逆則為害。

這種「天人合一」的思想構成了中醫理論體系的整體觀，它是中醫學的最基本的指導思想，研究中醫的人必須「上知天文，下知地理，中知人事」，中醫無論是在觀察人體、診斷疾病，還是在用藥治療、輔助調理等諸方面，始終呈現出「天人合一」的思維方式和綜合諧調的整體觀念。

這一理論，具體來說就是人體的健康，受節氣變化、地理環境、以及時間運轉的影響，比如經脈配子午流注的規律應用。子午

子午流注

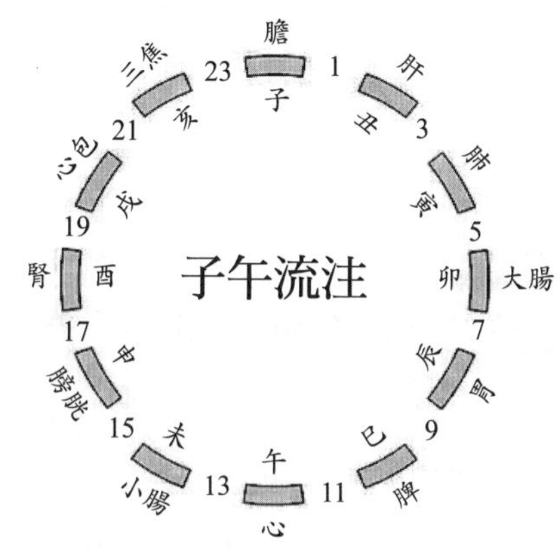

十二時辰臟腑經絡流注圖

時辰	時間	經絡	備註
卯時	5至7點	大腸經旺	有利於排洩
辰時	7至9點	胃經旺	有利於消化
巳時	9至11點	脾經旺	有利於吸收營養、生血
午時	11至13點	心經旺	有利於周身血液循環心生胃土有利於消化
未時	13至15點	小腸經旺	有利於吸收營養
申時	15至17點	膀胱經旺	有利於瀉掉小腸下注的水液及周身的火氣
酉時	17至19點	腎經旺	有利於貯藏一日的臟腑之精華
戌時	19至21點	心包經旺	再一次增強心的力量心火生胃土有利於消化
亥時	21至23點	三焦通百脈	人進入睡眠，百脈休養生息
子時	23至1點	膽經旺	膽汁推陳出新
丑時	1至3點	肝經旺	肝血推陳出新
寅時	3至5點	肺經旺	將肝貯藏的新鮮血液輸送百脈，迎接新的一天到來

流注是中醫先賢發現的一條規律，即每日的十二個時辰是對應人體十二條經脈的，而經脈又與人體的五臟六腑相配，故人的臟腑在這十二個時辰中亦有興衰起落，環環相扣，十分有序。掌握子午流注的規律，對養生和用藥都有很大的益處。

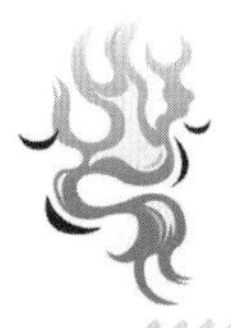

元氣
人體生命活動的原動力

氣，是中國哲學中的一個重要概念，是古人用以解釋世界本源的一種論述。其後道家發揮並豐富了「氣」的理論，認為人與萬物都是由陰陽二氣生成的，陰陽不和則會生病。人體之氣是人的生命運動的根本和動力，生命活動的維持，必須依靠氣，《難經・八難》說：「氣者，人之根本也。」

「氣」的概念在中醫學理論中被廣泛運用，如人體構成上有陰精與陽氣的概念；病因有正氣和邪氣的概念；人體正氣又有元氣、真氣、營氣、衛氣、宗氣、臟腑之氣、經絡之氣等概念；對於中藥的解釋有寒熱溫涼之氣的概念；對於自然界有天氣與地氣的概念；對於四季氣候變化及人體發病的外在因素有六氣和六淫之氣及戾氣的概念。

中醫裏所說的元氣，指的是腎臟所藏的真元之氣，是人體最重要、最基本的物質，是人體生命活動的原動力。元氣秉受於先天，由先天之精氣所化生。「精氣」指人生之初，在胎中孕育之基礎，來自於父母，藏於腎中。元氣包括「元陽」、「元陰」之氣。元陰即腎陰，與元陽相對而言，是指腎臟的陰液，是腎陽功能活動的基礎，是生命的本元，故稱元陰。元陽即腎陽，又稱真陽、命門之

氣的功能

推動作用	溫煦作用	防禦作用	固攝作用	營養作用	氣化作用
激發推動 運行體液	溫煦人體 維持體溫	保衛肌表 捍衛外邪	固攝全液 不使溢洩	營養全身 濡養臟腑	氣機運行 相互化生
人體的生長發育，各臟腑、經絡的生理活動，血的循行，津液的輸布，都要依靠氣的激發和推動。	氣是體內產生熱量的物質基礎，激發和推動各臟腑組織的生理功能，促進機體的新陳代謝來實現。	護衛體表，防禦外邪的侵入，驅邪外出。自我修復，恢復健康。	對血、津液、精液等液態物質的穩固、統攝，以防止無故流失。	水穀精微為化生氣血的主要物質基礎，是維持全身臟腑經絡機能的基本物質，溫養臟腑、肌肉、筋骨、皮膚、腠理。	在氣的作用下，臟腑的功能動，精氣血津液等不同物質之間相互化生。

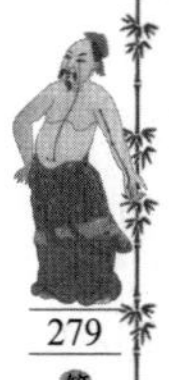

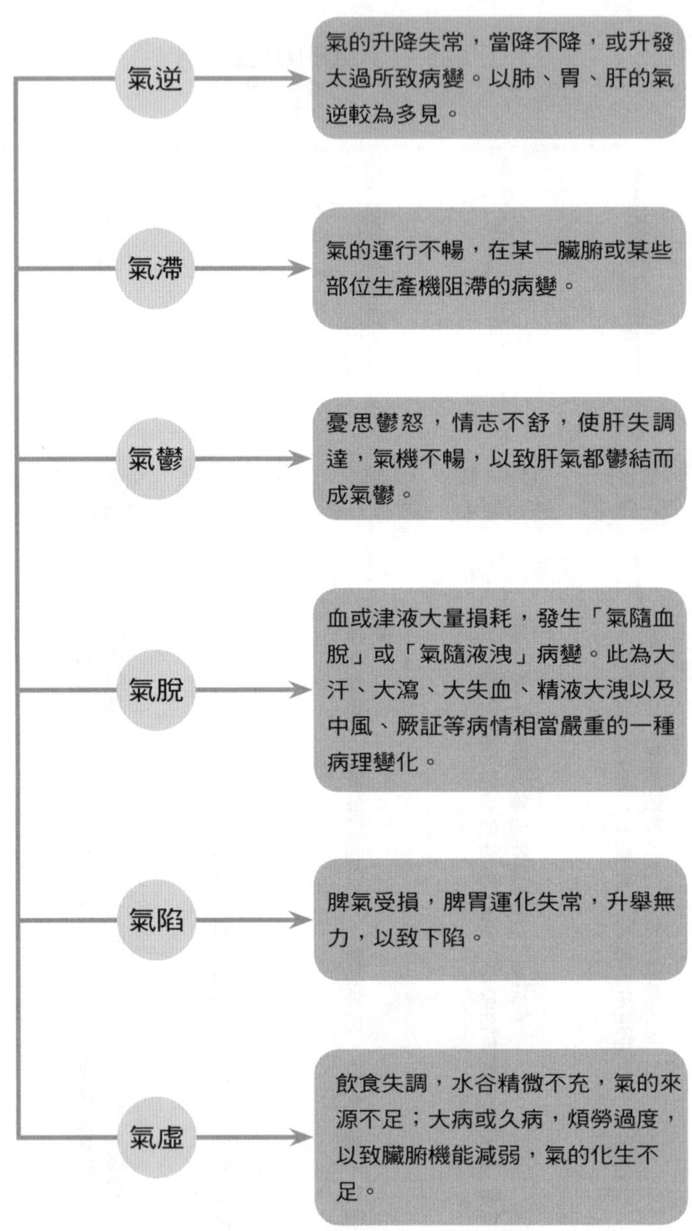
氣病症治
氣逆
氣的升降失常，當降不降，或升發太過所致病變。以肺、胃、肝的氣逆較為多見。
氣滯
氣的運行不暢，在某一臟腑或某些部位生產機阻滯的病變。
氣鬱
憂思鬱怒，情志不舒，使肝失調達，氣機不暢，以致肝氣都鬱結而成氣鬱。
氣脫
血或津液大量損耗，發生「氣隨血脫」或「氣隨液洩」病變。此為大汗、大瀉、大失血、精液大洩以及中風、厥証等病情相當嚴重的一種病理變化。
氣陷
脾氣受損，脾胃運化失常，升舉無力，以致下陷。
氣虛
飲食失調，水谷精微不充，氣的來源不足；大病或久病，煩勞過度，以致臟腑機能減弱，氣的化生不足。

火，是腎生理功能的動力，也是人體生命活動的泉源。腎所藏之精，有賴於命門之火的溫養，才能發揮其滋養體內各部分器官和繁殖後代的作用，比如脾胃，如果命門之火不溫煦，那麼就完不成正常的腐熟水穀和運化精微的任務，故需固本培元，固的「本」培的「元」，就是指元氣而言。

元氣分陰陽，《素問》說：「人生有形，不離陰陽。」陰氣主物質，陽氣主功能，陰陽二氣相互對立、相互作用而又相互轉化。

元氣是生命之本，元氣充沛，臟腑功能就強盛，身體健康就少得病。若因先天稟賦不足，或久病損傷元氣，就會導致臟腑氣衰，人體免疫力下降，抗邪無力，體弱多病，出現了這種情況，首要的不是急切治什麼病，而是以滋補養氣為主，使人體內元氣流注規律平衡，陰陽諧調。

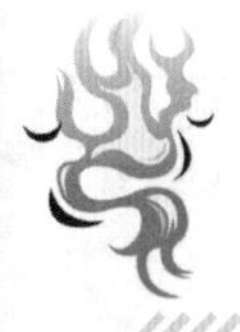

經絡・陰陽
陰陽平衡是健康之本

陰陽，是中國古代哲學的範疇。陰陽的最初涵義是很樸素的，表示陽光的向背，向日為陽，背日為陰，後來引申為氣候的寒暖，方位的上下、左右、內外，運動狀態的躁動和寧靜等。中國古代的哲學家們進而體會到自然界中的一切現象都存在著相互對立而又相互作用的關係，就用陰陽這個概念來解釋自然界兩種對立和相互消長的物質勢力，並認為陰陽的對立和消長是事物本身所固有的，進而認為陰陽的對立和消長是世界萬物的基本規律。凡劇烈運動的、外向的、上升的、溫熱的、明亮的、均屬陽；相對靜止的、內守的、下降的、寒冷的、晦暗的，均屬陰。對人體來說，凡對人體有推動、溫煦、興奮等作用的物質和功能，屬於陽；凡對人體有凝聚、滋潤、抑制等作用的物質和功能，屬於陰。

引申來說，人體的上部與下部，體表與體內，背與腹，五臟與六腑，四肢外側與內側等，都可以用陰陽來分類。《素問》總結說，外為陽，內為陰，背為陽，腹為陰，腑者為陽，臟者為陰，肝、心、脾、肺、腎五臟為陰，膽、胃、大腸、小腸、膀胱、三焦

陰陽虛實

陰虛和陽虛是寒、熱與虛（實）兩方面要素的組合。

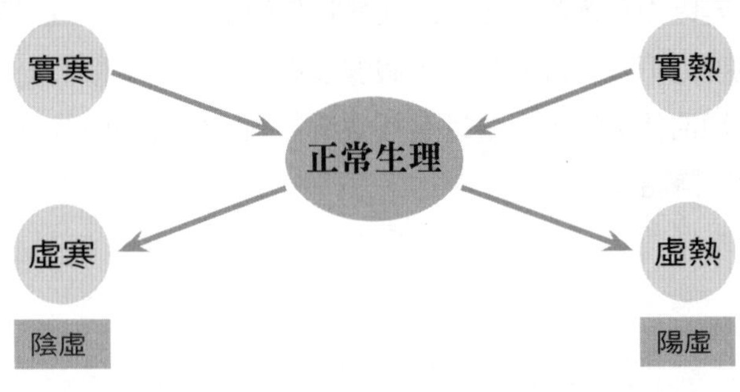

陰	病位的陰陽	是臟、陰經、裡、血 所謂陰虛，就是這些的虛症，所謂陰實，就是這些的實症。
	病症的陰陽	指體溫低、脈沉，或者無力、遲鈍、臉色蒼白、沒有精神、疼痛不嚴重、喜歡溫暖、消極、寒性的症狀。
陽	病位的陰陽	是腑、陽經、表、氣 所謂陽虛，就是這些的虛症，所謂陽實就是這些的實症。
	病症的陰陽	指發燒、脈浮、有力、敏捷、臉色紅潤、疼痛程度嚴重、痛的地方會抽動、喜歡陰冷、外因熱性症狀。
虛	虛是欠缺正氣	氣弱、沒有正氣、作用減退，因某臟腑、經絡元氣衰弱，循行該處的三焦之氣衰弱，使得對抗病邪的身體抵抗力減弱而致病，其病狀通常是脈無力。
實	實是邪氣充實	病邪之氣旺盛而充實。屬於外因性的風、寒、暑、濕等邪氣，或喜、怒、憂、思、悲、恐、驚等內傷性的邪氣充實，其症狀通常是脈有力。

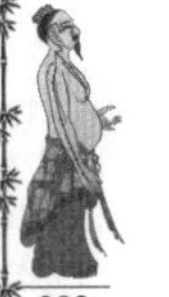

陰陽八綱

陰陽八綱是根據人體正氣的盛衰，病邪的性質，疾病所在的部位深淺等情況，進行綜合分析得出的八種疾病症候，即陰、陽、表、裡、寒、熱、虛、實，是中醫辨證論治的理論基礎之一。八綱辯論中，陰陽兩證又是概括其他六證的總綱。

陰證 → 面色暗淡，精神委靡，身倦肢冷，氣短懶言，口不渴，尿清便溏，舌淡，脈沉細無力。

- **陰虛** → 低熱顴紅，手足心熱，盜汗，口燥咽乾，尿少而黃，大便祕結，舌紅無苔。
- **陽虛** → 畏寒肢冷，疲倦乏力，自汗，小便清長，大便溏薄，舌苔白，脈細無力。
- **亡陰** → 汗多而黏，口乾喜冷飲，煩躁，面色潮紅，畏熱，舌紅而乾，脈虛數而無力。多見於大失血或脫水的病人。
- **亡陽** → 冷汗出，惡寒，手足厥冷，氣息微弱，喜熱飲，舌淡，脈微欲絕。多見於休克的病人。

陽證 → 面紅身熱，神煩氣粗，聲大多言，口渴，尿赤便乾，苔黃，脈數有力。

表證 → 六淫之邪從皮毛、口鼻侵入人體所致，病在肌膚、經絡部位，以發熱、惡風寒、身痛、頭痛、苔薄白、沛浮為主，兼有咳嗽、鼻寒等症狀。

- **表寒** → 惡寒重、頭痛身痛明顯，舌苔薄白。
- **表熱** → 惡寒輕、發熱、咽紅而痛、舌苔薄白黃、口渴。
- **表虛** → 惡風甚、汗出。
- **表實** → 惡寒重、無汗、頭身痛。

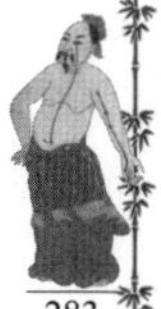

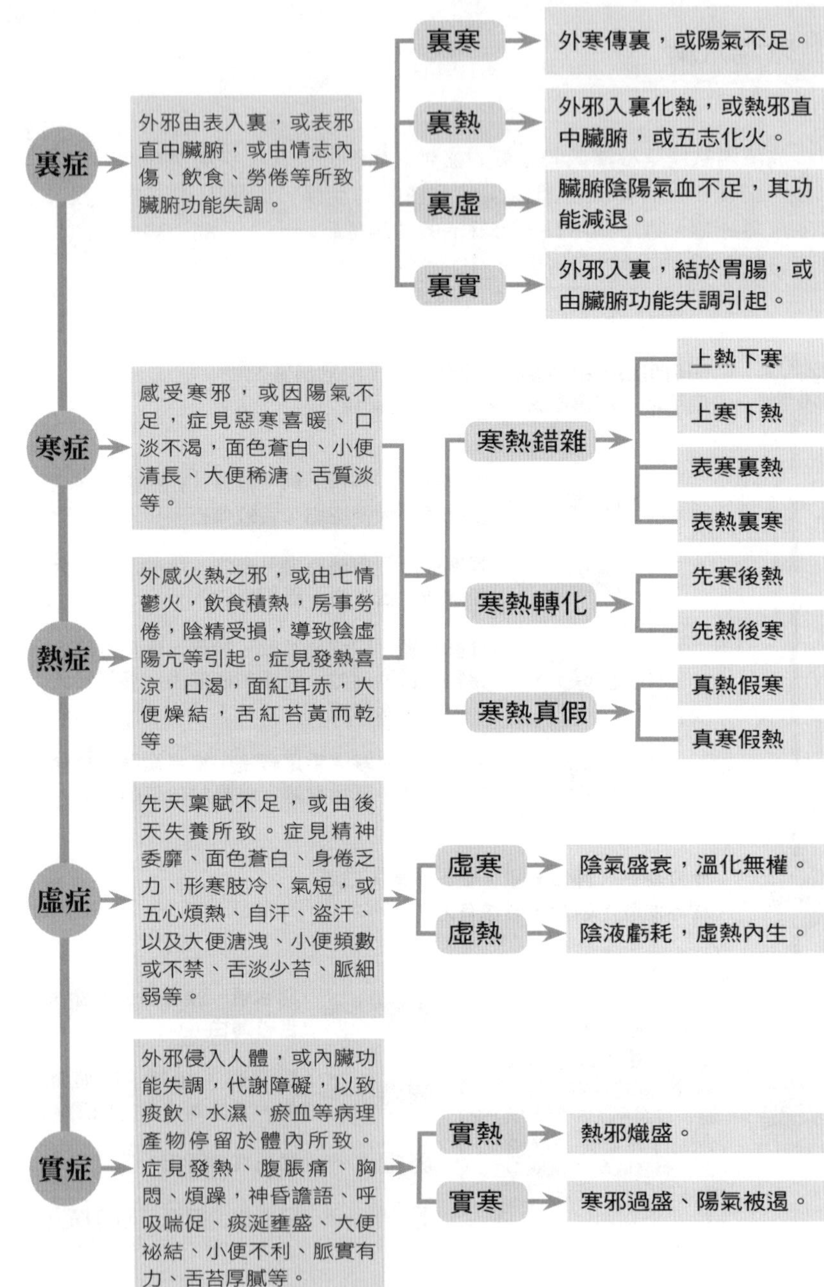
裏症
外邪由表入裏，或表邪直中臟腑，或由情志內傷、飲食、勞倦等所致臟腑功能失調。
裏寒
外寒傳裏，或陽氣不足。
裏熱
外邪入裏化熱，或熱邪直中臟腑，或五志化火。
裏虛
臟腑陰陽氣血不足，其功能減退。
裏實
外邪入裏，結於胃腸，或由臟腑功能失調引起。
寒症
感受寒邪，或因陽氣不足，症見惡寒喜暖、口淡不渴，面色蒼白、小便清長、大便稀溏、舌質淡等。
熱症
外感火熱之邪，或由七情鬱火，飲食積熱，房事勞倦，陰精受損，導致陰虛陽亢等引起。症見發熱喜涼，口渴，面紅耳赤，大便燥結，舌紅苔黃而乾等。
寒熱錯雜
上熱下寒
上寒下熱
表寒裏熱
表熱裏寒
寒熱轉化
先寒後熱
先熱後寒
寒熱真假
真熱假寒
真寒假熱
虛症
先天稟賦不足，或由後天失養所致。症見精神委靡、面色蒼白、身倦乏力、形寒肢冷、氣短，或五心煩熱、自汗、盜汗、以及大便溏洩、小便頻數或不禁、舌淡少苔、脈細弱等。
虛寒
陰氣盛衰，溫化無權。
虛熱
陰液虧耗，虛熱內生。
實症
外邪侵入人體，或內臟功能失調，代謝障礙，以致痰飲、水濕、瘀血等病理產物停留於體內所致。症見發熱、腹脹痛、胸悶、煩躁，神昏譫語、呼吸喘促、痰涎壅盛、大便祕結、小便不利、脈實有力、舌苔厚膩等。
實熱
熱邪熾盛。
實寒
寒邪過盛、陽氣被遏。

這六腑都屬陽。五臟屬陰，因其功能以靜為主，六腑屬陽，因其功能以動為主。

內屬於臟，與五臟直接相對應的經脈稱為陰經；內屬於腑，跟六腑直接相連、關係最緊密的經稱為陽經。

日常我們做保健都以敲陽經為主，陽代表那些向上、明亮、亢進、強壯的東西，陰則代表向下、黑暗、衰退、虛弱的東西，人們總嚮往陽的方面，比如人總希望自己精力充沛，思想活躍，身體強壯，也就是身體要有足夠的陽氣。但我們知道陰陽是相互依存、相互轉化的，如果人體缺少了陰氣的滋潤，則陽氣也不能持久，還會導致陰陽失衡，故我們必須養足自己的陰才能得到所嚮往的陽，也就是說，我們要想身體健康，必須保持陰陽平衡。

中醫認為，疾病的發生，是人體陰陽失衡所致，也就是陰或陽的偏盛偏衰，以及一方對另一方的累及等，這些統稱為陰陽不和。表裏、寒熱、虛實都是陰陽失調所表現的一組組既對立而又統一的正反現象，病位在表屬陽，實症屬陽，熱症屬陽；病位在裏屬陰，虛症屬陰，寒症屬陰。若要調理，需補泄陰陽，陰盛而陽虛，則先補其陽，後泄其陰；陰虛而陽盛，則先補其陰，後泄其陽，使之陰陽調和。

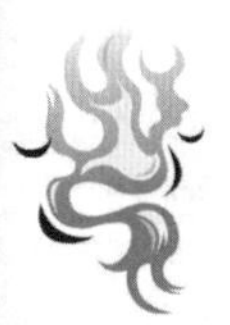

春季重護肝
發陳生長

醫學認為人的五臟與四季有相對應的關係。春應於肝。

春季，也就是農曆一、二、三這三個月，為一年之始，春天有「發陳」和「榮」的特點，萬物復蘇生長，陽氣生發，天地一派欣欣向榮、生機盎然景象。隨著春天的到來，人體四肢日漸活躍，新陳代謝也日趨旺盛。肝在五行中屬木，木在春天萌發枝葉，開花孕實，因此肝也性喜條達，不耐沉鬱，在肝功能上表現出象徵春天的發陳功能。

因此人們應在春天積極地去培育肝的生理功能，與天地之氣對應。

人應該減掉冬天沉眠的習慣，逐漸減少睡眠，晚睡早起，起來之後多做戶外活動，穿著也儘量寬鬆，以吸取天地正氣和陽氣。

肝屬木，喜條達，與春令升發之陽氣相應。如果不注意情志調攝，肝氣抑鬱，則會生出許多病來。如情志不遂，肝陽上亢，血壓升高，有心腦血管病者還容易發生中風。患有精神分裂症的人，到了春天易復發。因此，春天應順應陽氣升發的自然規律，方可使肝氣順暢條達，這就要求做到，學會自我調控和駕馭好情緒，遇到不快的事要戒怒，並及時進行宣洩，以防肝氣鬱結。要培養樂觀開朗的性格，多些興趣愛好，如澆花種竹、登城觀山、弈棋作畫等，對春天養肝大有裨益。

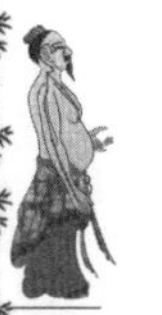

春天飲食應遵從「春夏養陽」的原則，適當多吃些溫補陽氣的食物，增強肝和脾胃的功能。飲食上宜甜少痠，忌吃油膩、生冷、黏硬食物，以免傷及肝脾。

中醫認為，肝主筋，堅持鍛鍊則能舒筋活絡，有益肝臟健康，因此春天正是採納自然陽氣養肝的好時機，而運動則是絕好的方法。各人可根據自身體質狀況，選擇適宜的鍛鍊項目，或舞劍，或踏青，或登高，或賞花，使身心融入大自然之中，人天合一，無形之中增強了心身健康。

這個時候無論對自己還是別人的願望，都應該儘量滿足，使生長、渴求、付出，都能得到相應的回報，使一切所求如願。這是春氣仁性好生的展現，屬於養生之道。如果逆春氣的舒展、發陳，就是逆損肝氣。

春季與肝對應，因此我們可以在春天多按摩敲打肝經，使其氣血運行暢通，肝臟得到保護。

春養肝

春季養肝三勢

1. 平臥床上，兩足自然分開，與肩同寬，全身放鬆，自然呼吸，呼氣時，兩手捂口（不能緊捂），取呼出之水津氣，輕摩面部。摩面時宜閉氣，待閉至欲吸氣時，暫停摩面，徐徐吸氣，如此反覆，摩3～5遍。
2. 平身正坐，兩腳前伸，自然呼吸，吸氣後閉氣，兩手慢慢上提，在胸前十指交叉，互相緊夾，兩手向兩邊用力，反覆3～5次後,十指交叉不鬆動，兩手一併上提，上頭，過頭頂，下項，按壓項後，頭部用力往後仰，使頭項與兩手間形成一股抗衡的力。吸氣，十指鬆開，兩手慢慢下移，輕按兩膝上，重覆3～5遍。
3. 吸氣後閉氣，兩手相疊，按壓左側大腿上，上身向右側傾，到達極點，然後向左傾，到想要呼氣時，恢復含胸正坐姿勢，反覆做3～5遍。

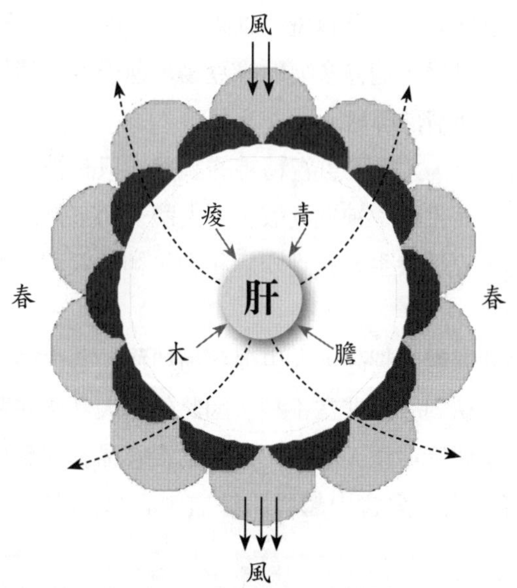

夏季重護心
蕃秀茂盛

《黃帝內經》在描述夏天的節氣特點時，這樣寫道：「夏三月，此謂蕃秀，天地氣交，萬物華實。」意思是說，在夏天的三個月，天陽下濟，地熱上蒸，天地之氣上下交合，各種植物大都開花結果了，所以是萬物繁榮秀麗的季節。

夏天與五臟中的心對應，心臟在五行中屬火，所以在夏天保養好心臟是最關鍵的。

夏季是人體心火旺、肺氣衰的季節，起居上應晚些睡覺，早些起床，因為夏季太陽升得早，清晨空氣新鮮，起床後到室外參加體育活動，這對增強體質是很有益處的。由於夏季中午氣溫特別高，為保持精力充沛，要適當午睡。夏天暑熱外蒸，汗液大泄，毛孔開放，機體容易受到風邪的侵襲，所以夏天不可在露天、涼臺或樹蔭下睡覺，也不宜開著電風扇睡覺，以防受風寒而生病。夏季還要注意保證人體水分供應，適當多喝點綠豆湯、蓮子湯等消暑飲料，既可補充水分，又能清熱解暑。

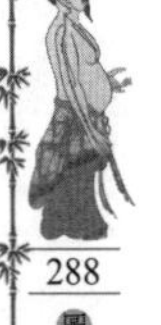

在炎熱的夏天，尤其要重視精神的調養，只有神氣充足，人體的機能才能旺盛而諧調；神氣渙散，則人體一切正常的機能都會遭到破壞。因此，夏季養生要做到安靜和調、神清氣和、胸懷開闊、樂觀愉快。

夏天外部氣溫越來越高，人也很容易煩躁，心火很旺，脾氣也會變得暴躁，這樣對心臟非常不利，因此建議人們要注意保持情緒上的穩定。醫學研究發現，心情起伏波動很容易影響到機體的免疫功能，例如老年人發火會引起心肌缺血、心律失常、血壓升高等症。

中醫養生與治病方面還有「冬病夏治」之說，那些每逢冬季發作的慢性疾病，如慢性支氣管炎、肺氣腫、支氣管炎、過敏性鼻炎、風濕痹症等，這時是最佳的治療時機，患有慢性疾病的朋友可以趁著夏天好好調養、治療身體的疾病。

夏季需護心，如在日常生活中，多注意按摩心經各腧穴，或敲打心經經絡，以保證心經暢通，氣血運行正常。

下面介紹一個護心方法：屈指通心絡，採取自然站立或坐姿，身體放鬆。一手握拳，小指伸直，其餘四指握攏，然後小指用力向掌心屈伸81次。兩手交替。經絡學說認為，小指乃手少陰心經循行之末端，心經與心、大腦的神經活動有密切關係，運動小指時，可刺激神經系統，強心健腦，防止視神經萎縮，故經常屈伸小指有循經強心之效。

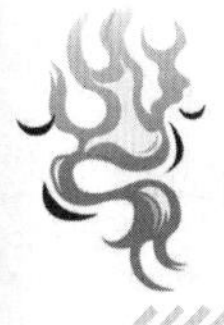

長夏重養脾
暑濕主化

中醫養生學上對四季的劃分與氣候學不一樣，除了春夏秋冬之外，立秋至白露前的一段時期則稱之為「長夏」。中醫向來有四季五補之分，養生學認為，春養肝、夏養心、秋養肺、冬養腎，而長夏則養脾。因為在農曆七月暑氣餘威尚盛，又兼雨水甚多，所以中醫學將農曆七月視為長夏，同時又認為長夏主濕，脾主長夏，故長夏需防濕養脾，因為此時人體犯病以脾胃病居多，而脾喜燥惡濕，若濕邪留滯，最易困脾。亦因濕為陰邪，易阻遏氣機，損傷陽氣，致脾陽不振，水濕停聚，表現為水腫或腹瀉。

脾濕會引發多種疾病，這是因為脾居中央，營養五臟，脾胃有疾，五臟失養而誘發或加重其他臟腑疾病的緣故。脾怕濕，故長夏濕氣太過會導致脾病。

有句俗話說：「長夏立秋前，養生先養脾。」故長夏是健脾、養脾、治脾的重要時期，只有加強脾的保健，才能使人體更好地從食物中吸收營養，擺脫「苦夏」的困擾，開胃增食，振作精神。長夏主化，包括熟化、消化，是人體脾胃消化、吸收營養的好時期，所以長夏期間應多吃一些健脾的食物。

長夏的飲食要稍熱一點，不要太寒涼；亦不要吃得太多，但在次數上可稍多一些，冰箱裏的食物拿出來不要立刻就吃，可以適當吃辣，促使人體排汗，在悶熱的環境裏增添涼爽舒適感。要避免暴飲暴食，傷及脾胃，避免飲食中過量油膩及大量肉類。

另外在居住環境上要切忌潮濕。中醫認為，「濕傷肉」，即濕邪侵襲，最易損傷人體肌肉，如常見的風濕關節炎等症，而且濕邪傷人往往從人體下部開始，這是因為濕邪的形成往往與地的濕氣上蒸有關。因此，在長夏居室一定要做到通風、防潮、隔熱。

晚上睡眠不要當風而臥，更不能整夜開冷氣或吹電扇，以免夜半之後陰寒漸重，寒濕傷脾引發夏季感冒或胃腸炎。有脾胃病或體虛之人，最當慎之又慎。

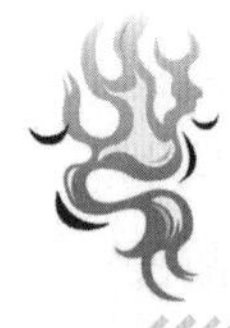

秋季需潤肺
榮平收斂

秋天的三個月，自然景象因萬物成熟而平定收斂。此時，天高風急，地氣清肅，陽氣收斂，陰氣上升，萬物欣榮之態，至此平定矣！故謂之「榮平」。

由於秋季氣候的作用，人體內肺氣相應旺盛。飲食方面，肺屬金，其味辛，過食辛味能使肺氣亢盛，克伐肝木。肝之味酸，多食酸能使肝氣健旺，不受邪侵。所以，秋季應減辛增酸以養肝氣，肝肺兩臟諧調，人體就會安寧。這就是適應秋令的特點保養人體收斂之氣的方法，所謂「順之則安，逆之則傷肺，冬為飧泄，奉藏者少。」

人應早睡早起，和雞的活動時間相仿，以保持神智的安寧，減緩秋季肅殺之氣對人體的影響；收斂神氣，以適應秋季榮平的特徵，不使神思外馳，以保持肺氣的清肅功能。

此時氣候乾燥，燥邪最易犯肺傷津，使人出現咽喉乾燥、唇乾開裂、鼻燥衄血和大便祕結等「秋燥綜合症」。

秋季既是「傷肺」之際，又是「養肺」之時，關鍵在於如何調理。肺為「嬌臟」，喜清肅濡潤，透過鼻與外界相通，故秋燥容易傷肺，由此導致全身疾病。秋季養生保健，首先應調理、輔養肺臟，從潤肺、養肺、補肺入手，當然，進補要遵循「缺啥補啥，不虛不補」的基本原則，注意營養均衡。

秋季飲食宜略清補，推薦養陰生津的粥。另外，肺在五行屬金，與五色中的白色相對應，故可多留意吃一些白色的帶苦味的食品，讓肺氣下行。若本身體弱，可多攝取酸味飲食，因為酸味收斂，可以將不足的肺氣整合。

日常生活中，可以隨時進行經絡鍛鍊，比如鼻部按摩，中醫認為，肺開竅於鼻，鼻部按摩有利於提高鼻黏膜的耐寒力，按摩方法

拍肺功

每晚臨睡前，坐在椅子上，身體直立，兩膝自然分開，雙手放在大腿上，頭正目閉，全身放鬆，意守丹田，吸氣於胸中，同時抬手用掌從兩側胸部由上至下輕拍，呼氣時從下向上輕拍，持續約10分鐘，最後用手背隨呼吸輕叩背部肺俞穴數10下。

肺與諸臟的關係

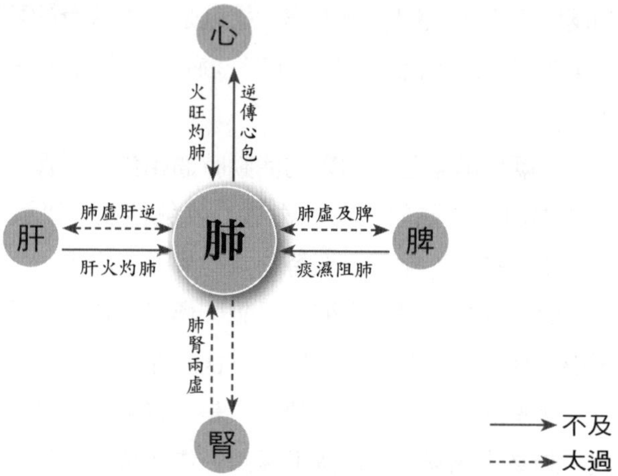

心
火旺灼肺
逆傳心包
肝
肺虛肝逆
肝火灼肺
肺
肺虛及脾
痰濕阻肺
脾
肺腎兩虛
腎
→ 不及
---→ 太過

肺病簡表

病名	主要臨床特點	治則	代表方劑
肺氣虛	咳嗽無力、氣短、喘促、痰多而清、倦怠、怕冷、面色白，舌質淡，舌苔白，脈無力。	補益肺氣	補肺湯
肺陰虛	咳嗽無痰、痰少而黏，面頰潮紅，夜間盜汗，舌質紅乾，脈細數。	滋陰潤肺	養陰清肺湯
肺燥咳嗽	乾咳少痰，不易咳出，鼻乾咽燥，咳甚胸痛，形寒身熱，苔黃，脈數。	清肺潤燥	清燥救肺湯
痰濁阻肺	咳嗽、氣喘，喉中痰鳴、胸滿不適、痰壅氣道、咳喘而不得平臥，脈象數、苔厚膩	瀉肺化痰	二陳湯（加減）三子養親湯
風寒束肺	咳嗽、痰多而清、鼻塞流涕、惡寒發熱，頭痛無汗、舌苔白，脈浮緊	宣肺止咳疏風散寒	止嗽散
肺實熱	高熱咳嗽，呼吸氣促，口渴，痰黃稠帶血，胸痛，舌質紅，苔黃膩，脈滑數。	清肺、化痰、定喘	清金化痰湯麻杏石甘湯

是將兩手拇指外側相互搓熱，沿鼻兩側按摩30次左右，再按摩迎香穴20次左右。除了鼻部按摩，最好秋季別急著用熱水洗臉，冷水洗臉同樣有助於提高鼻黏膜抗寒能力。

還可多做仰臥起坐，不一定要求動作做得多標準，關鍵是俯仰的姿勢可以疏通頸部及胸背部的經脈，促進血液循環，增進肺的生理機能。另一個動作：站立，把兩手相叉在頭上，腿不動，運動上半身左轉、右轉數次，這項運動可以去關節間風濕寒邪，增強肺臟功能。

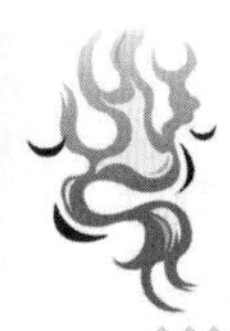

冬季重補腎
閉藏伏匿

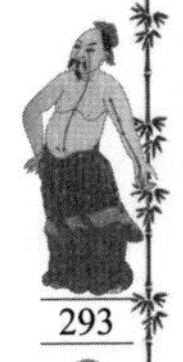

冬季三月，陽氣已伏，水冰地凍，萬物潛藏，故謂之「閉藏」。

春生，夏長，秋收，冬藏。冬季是匿藏精氣的時節，寒，為冬令之主氣。腎，主冬，腎屬水，《素問》裏說：「腎者，陰中之少陰，通於冬氣。」這就說明了腎臟與冬天的氣候息息相關並相互適應。冬天寒氣逼人，為了適應寒冷氣候，人體生理活動需要更多的熱能來維持，冬季是人體陽氣潛藏的時候，人體的生理活動也有所收斂。所以，腎臟既要為維持冬季熱能支出而準備足夠的能量，又要為來年「春溫春生」貯備一定的能量，以提高肌體的防疫功能和抗病能力，減少疾病的發生和發展。因此，冬季飲食調養應遵循「秋冬養陰」、「養腎防寒」的原則，飲食應以滋陰潛陽、增加熱量為主。

寒為六淫邪之一，故冬天應保暖避寒，起居宜早睡晚起，讓睡眠的時間長一點，這個時候可以養陰經，促進體力的恢復。最好是等到太陽出來以後再起床活動。運動前要做準備活動，運動量逐漸增加，避免在嚴寒、大雪中鍛鍊，切勿過度勞損，導致皮膚過度出汗，使陽氣頻頻耗損。在寒冷的冬季，防寒保暖是必不可少的，特別是老年人，一定要注意背部的保暖，因為背為陽腹為陰，後背有好多穴位，太陽經從這走，如果寒風吹後背的話，吹散陽氣，對整個機體不好。

腎屬水，水生木，故腎傷則肝木失其所生；肝主筋，故當春令時，易發筋骨病，冬藏乃春生之根，故冬天養藏之氣不足，則供給春天生發之氣就少了。

冬季的飲食調養要遵循「虛者補之，寒者溫之」的傳統，冬令進補，是數千年來人們的養生習俗。

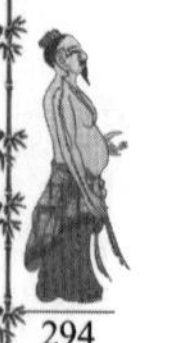

下面介紹兩個鍛鍊功法：

搓腎提水功：雙腿併攏站立，雙臂自然垂下，兩掌心貼近股骨外側，中指指尖緊貼風市穴；拔頂，舌抵上顎，去除心中雜念。兩手掌相搓64次。手熱後兩手繞胯貼於後背，兩手內勞宮對腎俞穴，兩手同時上下摩擦64次(一上一下為一次)。然後身體往前俯，兩臂伸直向下，兩手好像在井臺上往上提水，左手上提時，腰和胯隨著上提，右手上提時，右腰右胯也隨著上提。左右手各上提64次，每天早晚各做一遍。適應病症：腎虛腎寒。

補腎固虛功：自然站立，雙腳分開與肩同寬，雙臂自然下垂，掌心朝內側，中指指尖緊貼風市穴，拔頂，舌抵上顎，提肛，淨除心中雜念。全身自然放鬆，兩手心向下側平至肩平，掌心轉向前，兩手由側平向前合至身前向下45度，兩掌相合摩擦36次。然後兩手轉向背後，兩內勞宮貼腎俞穴上，兩手同時上下摩擦36次(一上一下為一次)。掌心翻轉向外，半握拳，指尖不接觸掌心，外勞宮貼腎俞穴，站20分鐘。適應病症：強腎，補虛。

四季與五臟

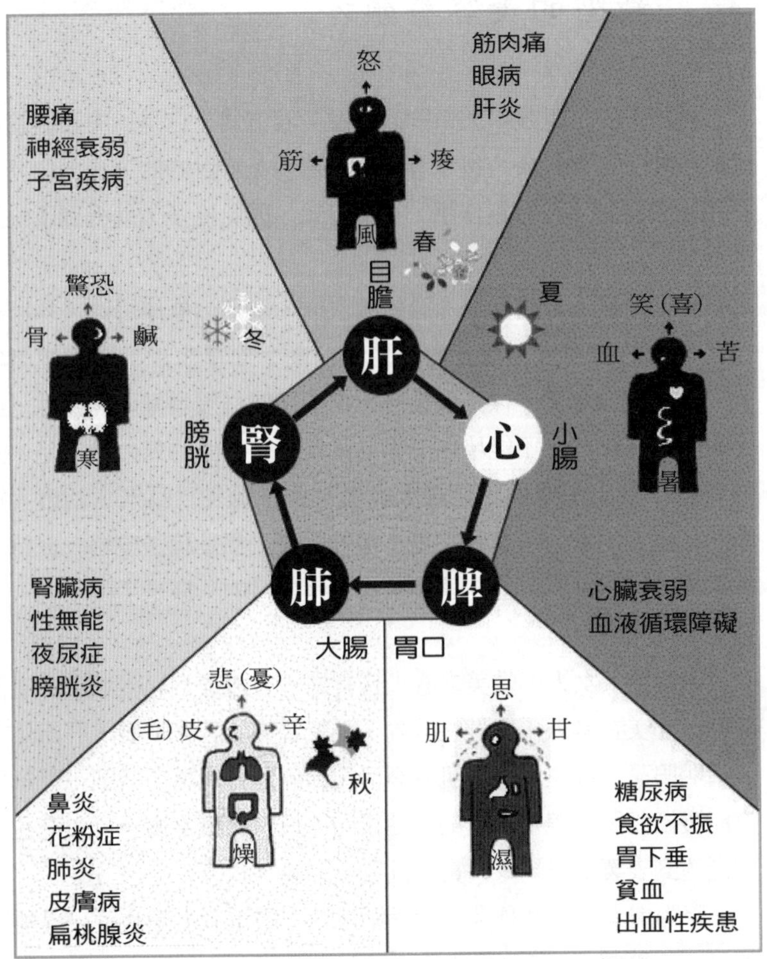

怒
筋肉痛
眼病
肝炎
筋
瘦
風
春
目
膽
肝
腰痛
神經衰弱
子宮疾病
驚恐
骨
鹹
冬
寒
膀
胱
腎
夏
笑（喜）
血
苦
心
小
腸
暑
腎臟病
性無能
夜尿症
膀胱炎
肺
脾
心臟衰弱
血液循環障礙
大腸
胃口
悲（憂）
（毛）皮
辛
秋
燥
鼻炎
花粉症
肺炎
皮膚病
扁桃腺炎
思
肌
甘
濕
糖尿病
食欲不振
胃下垂
貧血
出血性疾患

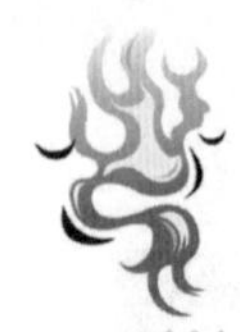

經絡美容
新型的美容養顏方

經絡美容是近幾年來新興的一種美容方式，它是以中醫經絡理論為依據，透過針灸、按摩等手段，達到美容目的的方法，由於它不用吃藥打針，沒有副作用，簡單有效，因此沒多久就得到了快速的發展。

經絡美容，一般都是透過刺激穴位，達到治療作用的。那麼經絡為什麼能美容或者說治療一些疾病呢？簡單來說，根據經絡理論，經絡就像水管一樣，要維持正常的功能必須具備兩個條件，第一是經絡要順暢，不能堵住；第二就是經絡裏面的氣血要充足。只要保持以上兩個條件才能讓人身體舒服。針灸，耳穴，刮痧、按摩、拔罐等治療方法其實都是一樣的原理，都是疏通經絡，保持經絡順暢，同時補養氣血，達到防病治病的目的。只是手段不同，側重點不同而已。

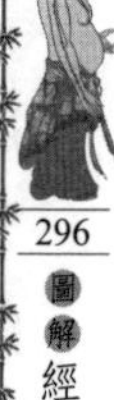

不管男人女人，愛美之心人皆有之，有道是：心平氣和，血清顏清，即美在其外，必健在其內，心氣足方能容光煥發，肝氣足方能睛明眼亮，脾氣足方能肌健膚活，肺氣足方能鼻巧膚細，腎氣足方能發濃齒固。美是真實的、健康的，只有內臟平衡，氣血充盈，才能達到表裏如一，令人賞心悅目。

腎陽虛者，多在秋冬季節手腳冰涼，嚴重者夏季也涼，這種狀況又叫「腎鏽」，有此症狀者，春節過後臉上會長斑，如果在進入秋冬季時，手腳溫熱，一直保持到夏季，一般情況下全年臉上不長斑。

「肝主筋，其華在爪」，肝的經氣充足方能養筋，筋壯則肢體靈活自如，面部光潔、透明、呈粉色，肝虛則筋發硬，活動遲鈍，缺少血色，肝氣調達順暢，才能心平氣和，身體輕鬆自如。

心主神明，心是精神、意識、思考等高級中樞神經活動的主宰，氣足血旺的人精神愉悅，神采奕奕，心氣虛者，面白無光，毛孔見粗。現代人由於緊張、壓力、心情抑鬱而暗耗心陰，而經絡養生的內在本質就是調養身心以達到心理健康。

下面介紹一個以經絡指壓的方式，來塑造和美化臀線的方法，也就是按摩膀胱經的「八膲」穴與膽經的「環跳」穴。

八膲穴位於背部腰椎以下尾骨以上的「薦穴」骨孔上，顧名思義共有八個穴道。環跳穴則左右各一，各位於兩側臀部的正中間，這兩個穴道針對大而扁的臀部特別有效。由於穴位位於人體背部，所以需要另一人來協助指壓按摩，按摩時以指力緩緩下壓，停3秒後再放鬆力量，每一個穴位重複8次左右，特別要注意指壓的同時必須達到痠、麻、脹、痛、熱的感覺，才會達到效果。

若想改善臀部下垂的問題，可按揉「承扶」穴。此穴道兩邊各有一個，位置在兩片臀部臀線底端橫紋的正中央。按摩承扶不但有疏經活絡的作用，且還能刺激臀大肌的收縮，指壓5分鐘後，就會有輕微抬高臀部的感覺，特別要注意的是指壓扶承時要分兩段出力，首先垂直壓到穴道點，接著指力往上勾起，才能充分達到效果。此穴道還可治療痔瘡、坐骨神經痛、便祕等疾病。

此外，還可採用一個非常容易又省錢的運動法，來使臀線更加迷人，也就是「踮腳尖走路」。採取放鬆腳踝的踮腳尖走路法，可以刺激腳底的湧泉穴，平日在家看電視時即可做。這個穴道攸關腎機能與女性荷爾蒙的分泌，對第二性徵的完整發育相當有幫助，剛練習時可從2到3分鐘開始，習慣的話，每次可做15分鐘。

古代人體部位名稱今釋

＊頭：是諸陽經之會，凡一切物體獨出之始都叫作頭。

＊腦：是指頭骨之內的腦髓，若髓海充足，則頭腦精明；若髓海空虛，則出現腦轉耳鳴、目眩、腿痠、倦怠嗜臥等症。

＊巔：是指頭頂。

＊囟：是指頭頂前面的頭骨。小兒初生未閉合時叫囟門，已閉合後叫囟骨，即天靈蓋之骨。（音：ㄒㄧㄣˋ）

＊頭角：是指額兩旁有稜的骨頭處。

＊額顱：是指額前髮際之下、兩眉之上的部位，叫作額，也叫作顙。

＊髮：由足少陰腎所主，又是血之餘。

＊面：前邊叫作面，後邊叫作背。五臟的精氣皆上營養於面部，所以面色白與肺相應，如氣虛、血虛和津液亡失都會因虛而出現面色白；面色紅赤與心相應，面色發黃與脾相應，面色發青與肝相應，面色發黑與腎相應。

＊顏：是指前額中央兩眉間，眉心以上叫闕，與咽喉相應。

＊眉：眉的部位屬肝，又與足太陽膀胱經相應，若是太陽經氣血充盛則眉濃有毫毛。

＊目：是主司視覺的。肝開竅於目，所以眼病疹治必須首先考慮到肝。

＊睛窠：指的是眼珠。血之精華供給眼珠所需的一切營養物質。

＊瞳神：是骨之精華，內應於腎。肝腎同源，腎水虛虧而不能養肝，或腎精過度散失者可以出現瞳神散大無光。

＊黑珠：是指瞳子之外的黑輪，屬肝。黑珠是筋之精，內連目系。目內廉深處是目系，肝火上衝則出現兩輪紅暈。

＊白珠：珠是氣之精，黑輪外四圍白色的部位都屬肺。若肺火上騰

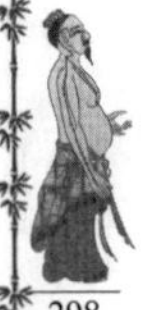

於目，則白珠出現紅色血絲。

＊兩眦：統稱目眦（眼睛）。靠顳側的稱銳眦、靠鼻側的稱內眦，在臟屬心。

＊眼皮：上下眼胞皆屬於脾，目網指的是上下眼胞的瞼邊，又叫目睫，主司眼的開合功能。

＊睫皮：屬脾。若脾胃氣虛，眼胞皮肉緊縮，胞楞拘急，目不能開，生長在胞楞的睫毛便會倒入眼中，這種情況叫倒睫毛，又叫睫毛倒插。

＊目淚：是肝之液，風行則水動，如肝風內動則常淚出。

＊目眵：俗稱眼屎，多屬肺氣結硬於此。

＊目眶骨：是指眼窩四周的骨頭。上邊的叫眉稜骨，下邊的叫琢骨，之外就是顴骨了。

＊琢骨：是指目下的眶骨，顴骨內側與上牙床部分相連。

＊頞：是指鼻梁，也就是常說的山根部。

＊鼻：是主司嗅覺的器官。

＊山根：足陽明經脈交山根處，可作望診中望心的參考。

＊鼻柱：在山根下。

＊面王：指鼻尖，又稱鼻準。

＊鼻孔：手陽明大腸經經脈夾鼻孔而行，手太陽小腸經經脈抵於鼻，足太陽膀胱的經筋結於鼻下兩旁。

＊顴：為顴骨，若病人兩顴現赤色多為腎有虛損。

＊人中：在鼻下方、唇上方的皮膚縱溝部，可作為望診時診斷膀胱、子宮病變時的參考。

＊琢：是指琢與鼻旁間近生門牙的骨部。

＊顑：俗稱之為腮，是指口旁頰前之軟組織處。

＊耳：是主司聽覺的器官。腎氣通於耳，腎元充足則聽覺聰敏，若耳的聽覺功能異常則應首先考慮到腎的原因。

＊蔽：是指耳門。

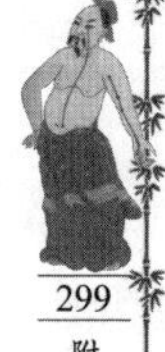

＊耳廓：是指耳輪。

＊頰：是指耳前顴部臉的兩側部位。

＊曲頰：是指頰之骨。因其曲而向前，形如環形，受下牙床骨尾之鉤而名。

＊頰車：是指下牙床骨。下牙床骨總載諸齒，能細嚼食物，故叫作頰車。

＊口：是主司言語和食物攝入的器官，屬脾，脾運化其精微物質以營養五臟，所以五臟的功能與脾關係密切，其功能旺盛與否皆驗之於口。

＊唇：是指口之外端，熱邪盛則唇深紅，寒邪盛則唇淡紅，邪氣實則唇紅活，經氣虛則唇黃白，脾燥則唇乾，脾熱則唇裂，肝風內盛則唇潤動不止，脾虛寒盛則唇現青色。

＊吻：是指口的四周，口上生有髫鬚，大腸所主。

＊頤：是指口角後面頰之下的部位，生有髫鬚，膽所主。

＊頦：是指口之下，唇至最下邊的部位，俗稱下巴頦。男性頦上生長有長鬚，胃所主。

＊頷：是指頦下與結喉之上兩側肌肉軟組織之處。

＊齒：指牙齦所生長的骨質部分。內床部分叫齒，在外整齊的部分叫牙。牙齒由腎所主，齒為骨之餘，故牙齒之病多歸腎論治。

◇◇

＊舌：心開竅於舌，舌為心之苗，是主司味覺的器官。

＊舌本：指舌根。

＊頏顙：是指口內直上咽喉壁上的後鼻道，主司人體與外界進行氣體交換的器官。

＊懸雍垂：是張口作「啊」音時所看到的喉部似乳頭樣的小舌，俗稱叫作礁嘴。

＊喉：是通聲音、氣息的通路。喉在咽前方，與肺相通，主司氣體

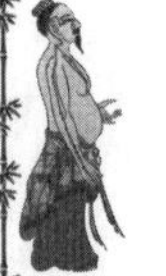

交換，故稱作肺系，也說作喉氣通天。

＊咽：是指飲食的通道，在喉腔的後方，與胃相通，主司飲食物的納入。胃口在膈膜以下，咽部至胃的長度是1.6尺，通稱之為咽門，咽門以下有膈膜，咽氣與地相通。

＊喉嚨：是肺所聯繫的器官。

＊嗌：是指咽的下端，食管的上口。

＊會厭：是喉管上竅似皮似膜的組織，上司開合，係聲音的門戶。若飲食下嚥時會厭不閉，則可能飲食物誤入氣道。

＊喉結：是指喉部正前方向前突起部分，相當於喉的管頭(喉頭的甲狀軟骨)部。

＊上橫骨：是指喉前凹陷中，天突穴之外小灣處，橫骨旁接鎖骨。

＊拄骨：是指膺部以上，缺盆之外的部位，俗稱鎖子骨，內接上橫骨，外與肩胛關節相接。

＊肩解：是指肩端的骨節縫處，即肩胛關節。

＊骨：是指肩端之骨，即肩胛骨頭臼之上稜骨，其臼接臑骨上端，俗稱肩頭。其上肢外展曲屈肩部高於表面之骨，其下稜骨在背部肌肉內。

＊肩胛：是指髃骨之末端成片狀的骨頭，亦名肩髆。

＊臂：是指人之上身的雙上肢通稱，一名叫肱，中節上下骨交接處叫肘，肘上之骨叫臑骨，肘下之骨叫臂骨，臂有正輔二骨，輔骨在上相對短細偏外，正骨居下相對長大偏內，正輔二骨都是下接腕骨。

＊腕：是指臂和掌骨連接之處，以其迴旋屈曲得名。在外側之骨叫作高骨，一名銳骨，也叫腕骨。

◇◇

＊魚際：指掌外側之上，手大指節後，肌肉隆起處，其形狀像魚而得名。

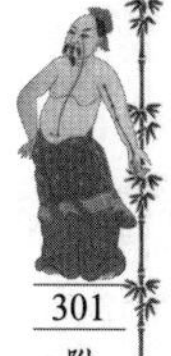

＊手：是指上肢能持物的部分。掌中叫手心，手心之對側叫手背。

＊掌骨：是指各手指本節後的骨頭。手掌中的各掌骨叫壅骨，會聚而成掌，並非是一塊骨頭。

＊手大指：屬肺經，手太陰肺經自腋下行，循臑內，至大指出其末端，其經筋也是起於大指之上的少商穴部位。

＊食指：屬大腸經，手陽明大腸經的經脈和經筋都是起於食指端商陽穴的部位。

＊中指：屬心包絡經。手厥陰心包經脈自腋下循臑內，入肘臂至中指出其端，其經筋也起於中指內廉之末端的中沖穴處。

＊無名指：屬三焦經，手少陽三焦經和經筋均起始於無名指外側的關沖穴處。

＊小指：內側屬心，外側屬小腸。

＊爪甲：是指人的指甲，足趾也是一樣。肝主筋，爪為筋之餘。

＊歧骨：凡是骨頭分叉的都叫歧骨，手足都一樣。

＊肺：在喉下，喉在咽的前面，主司呼吸。肺係堅空，與肺管相連接，呼吸出入之氣通於心肝之竅，是人身氣體交換的主要器官。

◇◇

＊膺：是指人體胸部兩旁高處。

＊胸：結喉以下叫缺盆，缺盆以下叫胸。

＊心：為神主，人的聰明智慧都來自於心。心居肺管之下，膈膜以上，附著於第五胸椎。

＊心包：位於心的周圍，以顧護心臟，即是兩乳之間的膻中穴部位。

＊曷骬：是指胸骨而言。

＊乳：是指胸部兩側隆起有頭的肌肉組織，婦女以乳汁來哺育嬰兒。

＊鳩尾：指蔽心骨，其質係脆骨，在胸部下的歧骨部位。

＊膈：是指胸部和腹部的分界處，心臟下面的膈膜，其前與臍平，後與第十一胸椎相平，四周與脊相連，所以能遮蔽隔離濁氣，使之不能上薰心肺。

＊肝：譬如為將軍，主司謀斷，在膈的下面，上面繫於第九胸椎之下面，其功能主藏魂，開竅於目。

＊膽：是清淨之腑，稱為中正之官，具決斷力。膽腑在肝臟短葉之間。

＊脾：受納水穀，附著在第十二胸椎下。脾的功能是主運化。

＊胃：是容納、消化水穀的臟腑，是各臟腑營養供給的泉源。咽係柔軟內有空腔，下與胃相接，是飲食物進入於胃的通路。胃的上口叫賁門，飲食水穀之精氣由此而上輸布於脾，肺將其宣布於諸經。胃的下口即小腸的上口，名叫幽門。

＊三焦：是指人體三部的功能，稱作中清之腑，總督人體五臟六腑、營衛經絡、內外左右上下各部功能，上焦的作用是升化蒸騰，以灌溉全身；中焦的作用是消化食物，吸收精微，透過脾的轉輸，以營養全身；下焦的作用是排泄，像溝渠一樣把水液糟粕送出體外。

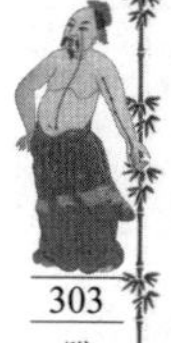

◇◇

＊腹：橫膈以下叫腹，俗稱之為肚，肚臍以下叫少腹，也稱之為小腹。

＊臍：是人初生臍帶所繫之處。臍上五寸的上脘穴處即上焦；臍上四寸的中脘穴處即中焦，臍上二寸的下脘穴處，也就是胃的下口屬於下焦，是幽門，傳入小腸。

＊腎：附著於第十四胸椎下，主藏精和志，是人體性命的根本。

＊命門：附著於脊骨，與臍相對。命門在中，各旁開一寸五分是左右兩腎，兩腎之間一點真陽是人類生身之根本，其中有相火而代心君行事。

＊小腸：主司受納消化，後附於脊，前附於臍，從左向右環繞堆疊共有十六個彎曲，小腸上口在臍上二寸近脊處，飲食水穀由此而入，臍上一寸外附於臍是水分穴，此正當小腸下口，水分內應小腸，小腸的功能是泌別清濁，使水液滲入膀胱，食物滓穢流入大腸。

＊大腸：主管食物的消化、吸收、排泄。迴腸在臍部開始向左環繞重疊有十六個彎曲。廣腸附著於脊部，接受迴腸的內容物，是食物糟粕排出的通路。迴腸是以其環繞重疊而名；廣腸是迴腸最廣大部分，直腸即是廣腸的末端又下與肛門相聯結。

＊膀胱：主司水液，經過氣化作用以把水液(尿)排出體外。當十九椎，在腎的下面，大腸的前面，有下口而無上口，在臍上一寸水分穴處為小腸的下口，是膀胱的上緣，水液由此而別迴腸，隨氣化泌滲而入膀胱。

＊宗筋：足厥陰肝經和經筋結聚於陰器，聯絡諸筋；足太陰脾和足陽明胃的經筋會聚於陰器；足少陰腎的經筋也結聚於陰器。尿道口即是前陰，督脈所起始之處。

＊毛際：是指宗筋（前陰或專指陰莖）以上，或小腹以下橫骨部位的陰毛處，下橫骨俗稱為蓋骨。任脈由會陰穴上行毛際處，沖脈起於氣街，氣街即氣沖穴，屬足陽明經，在毛際兩旁。

＊睪丸：指男子的外腎，陰莖下面陰囊中的兩個丸狀組織。

＊篡：是指橫骨以下，兩股之前相結合之凹陷處，前後兩陰之間叫下極穴，又叫屏翳穴、會陰穴，也就是指男性、女性陰器所在之處。

◇◇

＊腦後骨：俗稱腦勺。

＊枕骨：是指腦後骨隆起的部分。枕骨因人而異，有的有條狀突起，有的平，有的長，也有呈圓形的。

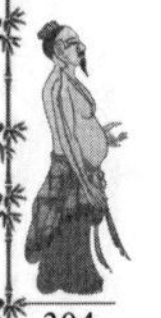

＊完骨：耳後的稜骨叫完骨，是指在枕骨之下，兩旁呈條狀的骨頭。

＊頸項：是指頸部的主幹部分。頸是頸部主幹部分的側面，項是指頸部主幹部分的後面，俗稱為脖項。頸前有缺盆穴，屬胃經，在上橫骨上左右各一，缺盆是十二經脈循行所過的主要通路。

＊頸骨：俗稱天柱骨，在肩骨上際。

＊項骨：指頭後主幹骨的上三節圓骨。

＊背：指後背部大椎穴部以下，腰部以上的通稱。

＊脊骨：也叫脊膂骨，俗名脊梁骨。

＊膂：是指脊骨兩旁隆起的肌肉組織。足少陰腎和與其相表裏的足太陽膀胱經脈循膂而行。

＊腋：是指肩之下，脅之上緣，俗稱胳肢窩。

＊脇肋：是指腋下到肋骨盡處的統稱，肋骨是指脇部的條狀骨，總稱為脇肋，又叫作胠。

＊季脇：是指脇下的小肋骨，俗稱軟肋。

＊䏚：是指脇下無有肋骨的空軟之處。

＊腰骨：是指脊骨第十四、十五、十六椎，即第二、三、四腰椎的合稱，是尾骨以上之骨。

＊胂：是指腰下兩旁，髖骨以上的肌肉群。

＊臀：是指胂下尾骨旁隆起肥滿的肌肉組織。

＊尻：在腰骨以下，指第一骶椎至第五骶椎的五節之骨。上四節紋之旁左右各有四孔，其骨的形狀是內凹如瓦，長四至五寸，上寬下窄，其最末一節更小，叫作尾閭，又名骶端、橛骨、窮骨。

＊肛：是指大腸的下口。肛門與直腸相接，直腸與大腸相接。

＊下橫骨、髁骨、楗骨：下橫骨在少腹的下面，其形如蓋，故叫蓋骨；在其骨左右兩個大孔上二分，出向後之骨首形狀尤似張開的扇子，下一寸左右附著於尻骨的上面，形狀像馬蹄狀的叫髁骨；下兩分出向前的骨頭末端似楗柱，其在臀內，叫作楗骨，與尻骨

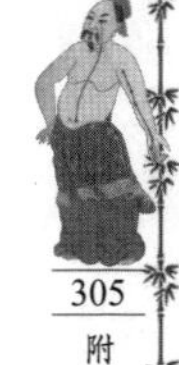

呈鼎足之勢，是坐姿時的主骨，女性稱交骨。骨面叫作髖，髖形狀如盆之凹陷處叫作機，又叫髀樞，與股之髀骨相接。

＊股：是雙下肢的通稱，俗稱大腿、小腿。其中節上下的交接處叫作膝，膝上面的大腿骨叫髀骨，膝以下的小腿骨叫胻骨。下肢的肌肉屬脾，其筋屬肝，其骨屬於腎。

＊陰股：下肢內側稱陰股。

＊髀骨：膝以上的大骨叫髀骨，其上端如杵接於髀樞，下端似錘，與胻骨相接。

＊胻骨：又叫臁、脛骨。胻骨有兩根，前面的叫成骨，又叫骭骨，其形粗，是膝部外突起的大骨。在後面的叫輔骨，其形細，是膝部內側的小骨。

＊伏兔：是在髀骨前面，膝關節以上，隆起如伏兔的肌肉組織處。

＊膝解：即膝關節縫處，膝屬於脾、腎、肝。

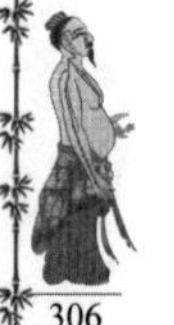

＊臏骨：是指膝蓋骨。

＊連骸：是指膝外側的二高骨。

＊膕：是指膝關節後彎曲處，俗稱腿窩。

＊腨：是指小腿肚，一名腓腸。

＊踝骨：是指胻骨下面與足背的上面兩旁突出的高骨。外側的叫外踝，內側的叫內踝。

＊足：指下肢走步的部分，俗稱腳。

＊跗骨：指足背，一名足趺（音：ㄈㄨ，腳背），俗稱腳面。跗骨是指足趾本節所有的骨。

＊腳心：指腳掌之中心部分。

＊三毛：足大趾爪甲後叫三毛部，三毛部之後橫紋叫聚毛部。

＊踵：足下走路時著地的部分，俗稱腳底板。

＊足趾：趾，是指腳趾，有五個。其稱作趾，是與手指相別，足大趾本節後內側圓骨形狀突出者，叫核骨。

經絡腧穴歌訣

玉龍歌

扁鵲授我玉龍歌，玉龍一試絕沉痾，玉龍之歌真罕得，流傳千載無差訛。
我今歌此玉龍訣，玉龍一百二十穴，醫者行針殊妙絕，但恐時人自差別。
補瀉分明指下施，金針一刺顯明醫，傴者立伸僂者起，從此名揚天下知。
中風不語最難醫，髮際頂門穴要知，更向百會明補瀉，即時甦醒免災危。
鼻流清涕名鼻淵，先瀉後補疾可痊，若是頭風並眼痛，上星穴內刺無偏。
頭風嘔吐眼昏花，穴取神庭始不差，孩子慢驚何可治，印堂刺入艾還加。
頭頸強痛難回顧，牙疼並作一般看，先向承漿明補瀉，後針風府即時安。
偏正頭風痛難醫，絲竹金針亦可施，沿皮向後透率谷，一針兩穴世間稀。
偏正頭風有兩般，有無痰飲細推觀，若然痰飲風池刺，倘無痰飲合谷安。
口眼喎斜最可嗟，地倉妙穴連頰車，喎左瀉右依師正，喎右瀉左莫令斜。
不聞香臭從何治？迎香兩穴可堪攻，先補後瀉分明效，一針未除氣先通。
耳聾氣閉痛難言，須刺翳風穴始痊，亦治頸上生瘰癧，下針瀉動即安然。
耳聾之症不聞聲，痛癢蟬鳴不快情，紅腫生瘡須用瀉，宜從聽會用針行。
偶爾失音言語難，啞門一穴兩筋間，若知淺針莫深刺，言語音和照舊安。
眉間疼痛苦難當，攢竹沿皮刺無妨，若是眼昏皆可治，更針頭維即安康。
兩睛紅腫痛難熬，怕日羞明心自焦，只刺睛明魚尾穴，太陽出血自然消。
眼痛忽然血貫睛，羞明更澀最難睜，須得太陽針出血，不用金刀疾自平。
心血炎上兩眼紅，迎香穴內刺為通，若將毒血搐出後，目內清涼始見功。
強痛脊背瀉人中，挫閃腰痠亦可攻，更有委中之一穴，腰間諸疾任君攻。
腎弱腰疼不可當，施為行止甚非常，若知腎俞二穴處，艾火頻加體自康。
環跳能治腿股風，居髎兩穴認真攻，委中毒血更出盡，愈見醫科神聖功。
膝腿無力身力難，原因風濕致傷殘，倘知二市穴能灸，步履悠悠漸自安。
髖骨能醫兩腿疼，膝風紅腫不能行，必針膝眼膝關穴，功效須臾病不生。
寒濕腳氣不可熬，先針三里及陰交，再將絕骨穴兼刺，腫痛登時立見消。

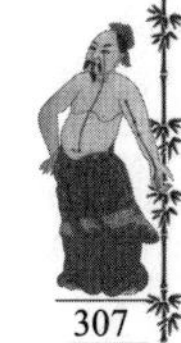

腫紅腿足草鞋風，須把昆崙二穴攻，申脈太溪如再刺，神醫妙訣起疲癃。
腳背疼起丘墟處，斜針出血即時輕，解溪再與商丘識，補瀉行針要辨明。
行步艱難疾轉加，太沖二穴效堪誇，更針三里中封穴，去病如同用手抓。
膝蓋紅腫鶴膝風，陽陵兩穴亦堪攻，陰陵針透尤收效，紅腫全消見異功。
腕中無力痛艱難，握物難移體不安，腕骨一針雖見效，莫將補瀉等閒看。
急疼兩臂氣攻胸，肩井分明穴可攻，此穴原來真氣聚，補多瀉少應其中。
肩背風氣連臂疼，背縫二穴用針明，五樞亦治腰間病，得穴方知疾頓輕。
兩肘拘攣筋骨連，艱難動作欠安然，只將曲池針瀉動，尺澤兼行見聖傳。
肩端紅腫痛難當，寒濕相爭氣血旺，若向肩顒明補瀉，管君多灸自安康。
筋急不開手難伸，尺澤從來要認真，頭面縱有諸樣症，一針合谷效通神。
腹中氣塊痛難當，大陵外關可消詳，若是肋痛並閉結，支溝奇妙效非常。
脾家之症最可憐，有寒有熱兩相煎，間使二穴針瀉動，熱瀉寒補病俱痊。
九種心痛及脾疼，上脘穴內用神針，若還脾敗中脘補，兩針神效免災侵。
痔漏之疾亦可憎，表裏急重最難禁，或痛或癢或下血，二白穴在掌中求。
三焦之氣壅上焦，口苦舌乾豈易調，針刺關沖出毒血，口生津液病俱消。
手臂紅腫連腕疼，液門穴內用針明，更將一穴名中渚，多瀉中間疾自輕。
中風之症症非輕，中沖二穴可安寧，先補後瀉如無應，再刺人中立便輕。
膽寒心虛病如何？少沖二穴最功多，刺入三分不著艾，金針用後自平和。
時行瘧疾最難禁，穴法由來未審明，若把後溪穴尋得，多加艾火即時輕。
牙疼陣陣苦相煎，穴在二間要得傳，若患翻胃並嘔吐，中魁奇穴莫教偏。
乳鵝之症少人醫，必用金針疾始除，如若少商出血後，即時安穩免災危。
如今癮疹疾多般，好手醫人治亦難，天井二穴多著艾，縱生瘰癧灸皆安。
寒痰咳嗽更兼風，列缺二穴最可攻，先把太淵一穴瀉，多加艾火即收功。
癡呆之症不堪親，不識尊卑枉罵人，神門獨治癡呆病，轉手骨開得穴真。
連日虛煩面赤妝，心中驚悸亦難當，若須通里穴尋得，一用金針體便康。
風眩目爛最堪憐，淚出汪汪不可言，大小骨空皆妙穴，多加艾火疾自痊。
婦人吹乳痛難消，吐血風痰稠似膠，少澤穴內明補瀉，應時神效氣能調。
滿身發熱痛為虛，盜汗淋淋漸損軀，須得百勞椎骨穴，金針一刺疾俱除。

忽然咳嗽腰背疼，身柱由來灸便輕，至陽亦治黃疸病，先補後瀉效分明。
腎敗腰虛小便頻，夜間起止苦勞神，命門若得金針助，腎俞艾灸起邅迍。
九般痔漏最傷人，必刺承山效如神，更有長強一穴是，呻吟大痛穴為真。
傷風不解嗽頻頻，久不醫時勞便成，咳嗽需針肺俞穴，痰多宜向豐隆尋。
膏肓二穴治病強，此穴原來難度量，斯穴禁針多著灸，二十一壯亦無妨。
腠理不密咳嗽頻，鼻流清涕氣昏沉，須知噴嚏風門穴，咳嗽宜加艾火灸。
膽寒尤是怕驚心，遺精白濁實難禁，夜夢鬼交心俞治，白環俞沾一般針。
肝家血少目昏花，宜補肝俞力便加，更把三里頻瀉動，還光益血自無差。
脾家之症有多般，致成翻胃吐食難，黃疸亦需尋腕骨，金針必定奪中脘。
大便閉結不能通，照海分明在足中，更把有水臨泣瀉，無水方能病不侵。
七般疝氣取大敦，穴法由來指側間，諸經具載三毛處，不遇師傳隔萬山。
傳屍勞病最難醫，湧泉出血免災危，痰多需向豐隆瀉，氣喘丹田也可施。
渾身疼痛疾非常，不定穴中細申辨，有筋有骨須淺刺，灼艾臨時要度量。
勞宮穴在掌中尋，滿手生瘡痛不禁，心胸之病大陵瀉，氣攻胸腹一般針。
哮喘之症最難當，夜間不睡氣遑遑，天突妙穴宜尋得，膻中著灸便安康。
鳩尾能治五般癇，此穴須當仔細觀，若然著艾宜七壯，多則傷人針亦難。
氣喘急急不可眠，何當日夜苦憂煎，若得璿璣針瀉動，更得氣海自安然。
腎強疝氣發甚頻，氣上攻心似死人，關元兼刺大敦穴，此法親傳始得真。
水病之疾最難熬，腹滿虛脹不肯消，先灸水分並水道，後針三里及陰交。
腎氣沖心得兒時，須用金針疾自除，若得關元並帶脈，四海誰不仰明醫。
赤白婦人帶下難，只因虛敗不能安，中極補多宜瀉少，灼艾還須著意看。
吼喘之症嗽痰多，若用金針疾自和，俞府乳根一樣刺，氣喘風痰漸漸磨。
傷寒過經猶未解，須向期門穴上針，忽然氣喘攻胸膈，三里瀉多須用心。
脾泄之症別無他，天樞兩穴刺休差，此是五臟脾虛疾，艾火多添病不加。
口臭之疾最可憎，勞心只為苦多情，大陵穴內人中瀉，心得清涼氣自平。
穴法深淺在指中，治病須臾顯妙功，勸君要治諸般疾，何不當初記玉龍。

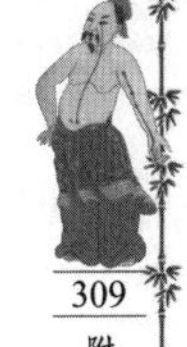

四總穴歌

肚腹三里留，腰背委中求，頭項尋列缺，面口合谷收。

回陽九針歌

啞門勞宮三陰交，湧泉太溪中脘接，環跳三里合谷並，此是回陽九針穴。

馬丹陽天星十二穴並治雜病歌

三里內庭穴，曲池合谷接，委中配承山，太沖昆崙穴，環跳與陽陵，

通里並列缺。合擔用法擔，合截用法截，三百六十穴，不出十二訣。

井滎輸原經合歌

少商魚際與太淵，經渠尺澤肺相連，商陽二三間合谷，陽溪曲池大腸牽。

隱白大都太白脾，商丘陰陵泉要知，歷兌內庭陷谷胃，沖陽解溪三里隨。

少沖少府屬於心，神門靈道少海尋，少澤前谷後溪腕，陽谷小海小腸經。

湧泉然谷與太溪，復溜陰谷腎所宜，至陰通谷束京骨，昆崙委中膀胱知。

中沖勞宮心包絡，大陵間使傳曲澤，關沖液門中渚焦，陽池支溝天井索。

大敦行間太沖看，中封曲泉屬於肝，竅陰俠溪臨泣膽，丘墟陽輔陽陵泉。

十五絡穴歌

人身絡穴一十五，我今逐一從頭舉，手太陰絡為列缺，手少陰絡即通里，

手厥陰絡為內關，手太陽絡支正是，手陽明絡偏歷當，手少陽絡外關位，

足太陽絡號飛揚，足陽明絡豐隆記，足少陽絡為光明，足太陰絡公孫寄，

足少陰絡名大鍾，足厥陰絡蠡溝配，陽督之絡號長強，陰任之絡號尾翳，

脾之大絡為大包，十五絡脈君須知。

八脈交會八穴歌

公孫沖脈胃心胸，內關陰維下總同，臨泣膽經連帶脈，陽維目銳外關逢，

後溪督脈內眦頸，申脈陽蹻絡亦通，列缺任脈行肺系，陰蹻照海膈喉嚨。

十二經治症主客原絡

肺之主大腸客

太陰多氣而少血，心胸氣脹掌發熱，喘咳缺盆痛莫禁，咽腫喉乾身汗越，肩內前廉兩乳疼，痰結膈中氣如缺，所生病者何穴求，太淵偏歷與君說。

大腸主肺客

陽明大腸夾鼻孔，面痛齒疼腮頰腫，生疾目黃口亦乾，鼻流清涕及血湧，喉痹肩前痛莫當，大指次指為一統，合谷列缺取為奇，二穴針之居病總。

脾主胃客

脾經為病舌本強，嘔吐胃翻疼腹臟，陰氣上沖噫難瘳，體重不搖心事妄，瘧生振粟兼體羸，祕結疸黃手執杖，股膝內腫厥而疼，太白豐隆取為尚。

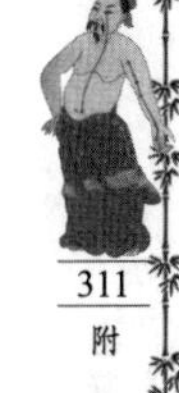

胃主脾客

腹心煩悶意悽愴，惡人惡火惡燈光，耳聞響動心中惕，鼻衄唇喎瘧又傷，棄衣驟步身中熱，痰多足痛與瘡瘍，氣蠱胸腿疼難止，沖陽公孫一刺康。

真心主小腸客

少陰心痛並乾嗌，渴欲飲兮為臂厥，生病目黃口亦乾，脇臂疼兮掌發熱，若人欲治勿差求，專在醫人心審察，驚悸嘔血及怔忡，神門支正何堪缺。

小腸主真心客

小腸之病豈為良，頰腫肩疼兩臂旁，項頸強疼難轉側，嗌頷腫痛甚非常，肩似拔兮臑似折，生病耳聾及目黃，臑肘臂外後廉痛，腕骨通里取為詳。

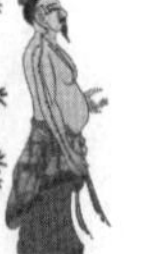

腎之主膀胱客

臉黑嗜臥不欲糧，目不明兮發熱狂，腰痛足疼步艱履，若人捕獲難躲藏，心膽戰兢氣不足，更兼胸結與身黃，若欲除之無更法，太溪飛揚取最良。

膀胱主腎之客

膀胱頸病目中疼，項腰足腿痛難行，痢瘧狂顛心膽熱，背弓反手額眉稜，鼻衄目黃筋骨縮，脫肛痔漏腹心膨，若要除之無別法，京骨大鍾任顯能。

三焦主包絡客

三焦為病耳中聾，喉痹咽乾目腫紅，耳後肘疼並出汗，脊間心後痛相從，肩背風生連膊肘，大便堅閉及遺癃，前病治之何穴癒，陽池內關法理同。

包絡主三焦客

包絡為病手攣急，臂不能伸痛如屈，胸膺脇滿腋腫平，心中淡淡面色赤，目黃善笑不肯休，心煩心痛掌熱極，良醫達士細推詳，大陵外關病消釋。

肝主膽客

氣少血多肝之經，丈夫疝苦腰脇疼，婦人腹膨小腹腫，甚則嗌乾面脫塵，所生病者胸滿嘔，腹中泄瀉痛無停，癃閉遺溺疝瘕痛，太、光二穴即安寧。

膽主肝客

膽經之穴何病主？胸脇肋疼足不舉，面體不澤頭目疼，缺盆腋腫汗如雨，頸項癭瘤堅似鐵，瘧生寒熱連骨髓，以上病症欲除之，須向丘墟蠡溝取。

八脈八穴治症歌

公孫

九種心疼延悶，結胸番胃難停，酒食積聚胃腸鳴，水食氣疾膈病。
臍痛腹痛脇脹，腸風瘧疾心疼，胎衣不下血迷心，泄瀉公孫立應。

內關

中滿心胸痞脹，腸鳴泄瀉脫肛，食難下膈酒來傷，積塊堅橫脇搶。
婦女脇疼心痛，結胸裏急難當，傷寒不解結胸膛，瘧疾內關獨當。

後溪

手足拘攣戰掉，中風不語癇癲，頭疼眼腫淚漣漣，腿膝背腰痛遍。
項強傷寒不解，牙齒腮腫喉咽，手麻足麻破傷牽，盜汗後溪先砭。

申脈

腰背屈強腿腫，惡風自汗頭疼，雷頭赤目痛眉稜，手足麻攣臂冷。
吹乳耳聾鼻衄，癇癲肢節煩憎，遍身腫滿汗頭淋，申脈先針有應。

臨泣

手足中風不舉，痛麻發熱拘攣，頭風痛腫項腮連，眼腫赤疼頭旋。
齒痛耳聾咽腫，浮風搔癢筋牽，腿疼脅脹肋肢偏，臨泣針時有驗。

外關

肢節腫疼膝冷，四肢不遂頭風，背胯內外骨筋攻，頭項眉稜皆痛。
手足熱麻盜汗，破傷眼腫睛紅，傷寒自汗表烘烘，獨會外關為重。

列缺

痔瘧變腫瀉痢，唾紅溺血咳痰，牙疼喉腫小便難，心胸腹疼噎咽。

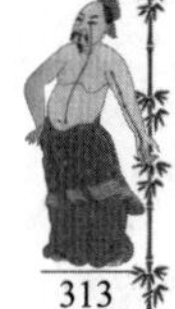

產後發強不語，腰痛血疾臍寒，死胎不下膈中寒，列缺乳癰多散。

照海

喉塞小便淋澀，膀胱氣痛腸鳴，食黃酒積腹臍並，嘔瀉胃番便緊。

難產昏迷積塊，腸風下血常頻，膈中快氣氣核侵，照海有功必定。

◇◇

十二原穴歌

肺淵包陵心神門，大腸合谷焦陽池，小腸之原腕骨穴，

足之三陰三原太，胃原沖陽膽丘墟，膀胱之原京骨取。

十二背俞穴歌

三椎肺俞厥陰四，心五肝九十膽俞，十一脾俞十二胃，十三三焦椎旁居，

腎俞卻與命門平，十四椎外穴是真，大腸十六小十八，膀胱俞與十九平。

十二募穴歌

天樞大腸肺中府，關元小腸巨闕心，中極膀胱京門腎，膽日月肝期門尋，

脾募章門為中脘，氣化三焦石門針，心包募穴何處取？胸前膻中覓淺深。

八會穴歌

腑會中脘臟章門，髓會絕骨筋陽陵，血會膈俞骨大杼，脈太淵氣膻中存。

下合穴歌

胃經下合三里鄉，上下巨虛大小腸，膀胱當合委中穴，三焦下合屬委陽，

膽經之合陽陵泉，腑病用之效必彰。

十六郄穴歌

郄義即孔隙，本屬氣血集。肺向孔最取，大腸溫溜別；

胃經是梁丘，脾屬地機穴；心則取陰郄，小腸養老列；

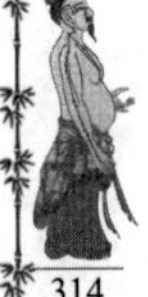

膀胱金門守，腎向水泉施；心包郄門刺，三焦會宗持；
膽郄在外丘，肝經中都是；陽蹻跗陽走，陰蹻交信期；
陽維陽交穴，陰維築賓知。

◇◇

行針總要歌

黃帝金針法最奇，短長肥瘦在臨時，但將他人橫紋處，分寸尋求審用之。
身體心胸或是短，身體心胸或是長，求穴看紋還有理，醫工此理要推詳，
定穴行針須細認，瘦肥短小豈同群，肥人針入三分半，瘦體須當用二分。
不肥不瘦不相同，如此之人但著中，只在二三分內取，用之無失且收功，
大饑大飽宜避忌，大風大雨宜須容。饑傷榮氣飽傷腑，更看人神俱避之。
妙針之法世間稀，多少醫工不得知，寸寸人身皆是穴，但開筋骨莫狐疑，
有筋有骨傍針去，無骨無筋須透之。見病行針須仔細，必明升降合開時，
邪入五臟須早遏，崇侵六脈浪翻飛，烏烏稷稷空中墜，靜意冥冥起發機，
先補真陽元氣足，次瀉餘邪九度噓，同身逐穴歌中取，捷法昭然徑不迷。
百會三陽頂之中，五會天滿名相同，前頂之上寸五取，百病能去理中風，
灸後火燥沖雙目，四畔刺血令宣通，井泉要洗原針穴，針刺無如灸有功。
前頂寸五三陽前，甄權曾雲一寸言，稜針出血頭風癒，鹽油楷根病自痊。
囟會頂前寸五深，八歲兒童不可針，囟門未合那堪灸，二者須當記在心。
上星會前一寸斟，神庭星前髮際尋，諸風灸庭為最妙，庭星宜灸不宜針。
印堂穴並兩眉攢，素髎面正身柱端，動脈之中定禁灸，若燃此穴鼻鼾瘘。
水溝鼻下名人中，兌端張口上唇宮，齦穴二齦中間取，承漿下唇宛內蹤，
炷灸分半懸漿灸，大則陽明脈不隆。廉泉宛上定結喉，一名舌本立重樓，
同身捷法須當記，他日聲名傳九州。

長桑君天星祕訣歌

徐氏《針灸大全》

天星祕訣少人知，此法專分前後施。若是胃中停宿食，後尋三里起璇璣。

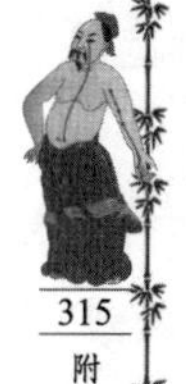

脾病血氣先合谷，後刺三陰交莫遲。如中鬼邪先間使，手臂攣痹取肩髃。

腳若轉筋並眼花，先針承山次內踝。腳氣痠疼肩井先，次尋三里陽陵泉。

如是小腸連臍痛，先刺陰陵後湧泉。耳鳴腰痛先五會，次針耳門三里內。

小腸氣痛先長強，後刺大敦不要忙。足緩難行先絕骨，次尋條口及沖陽。

牙疼頭痛兼喉痹，先刺二間後三里。胸膈痞滿先陰交，針到承山飲食喜。

肚腹浮腫脹膨膨，先針水分瀉建裏。傷寒過經不出汗，期門三里先後看。

寒瘧面腫及腸鳴，先取合谷後內庭。冷風濕痹針何處，先取環跳次陽陵。

指痛攣急少商好，依法施之無不靈。此是桑君真口訣，時醫莫作等閒輕。

千金十一穴歌

徐氏《針灸大全》

三里內庭穴，肚腹中妙訣。曲池與合谷。頭面病可徹。

腰背痛相連，委中昆崙穴。胸項如有痛，後溪並列缺。

環跳與陽陵，膝前兼腋脇。可補即留久，當瀉即疏泄。

三百六十名，十一千金穴。

勝玉歌

楊氏《針灸大全》

勝玉歌兮不虛言，此是楊家真祕傳，或針或灸依法語，補瀉迎隨隨手撚。

頭痛眩暈百會好，心疼脾痛上脘先，後溪鳩尾[①]及神門，治療五癇立便痊。

髀疼要針肩井穴，耳閉聽會莫遲延[②]。胃冷下脘卻為良，眼病須覓清冷淵。

霍亂心疼吐痰涎，巨闕著艾便安然。脾疼背痛中渚瀉，頭風眼痛上星專。

頭項強急承漿保，牙腮疼緊大迎全。行間可治膝腫病，尺澤能醫筋拘攣。

若人行步苦艱難，中封太沖針便痊。腳背痛時商丘刺，瘰癧少海天井邊。

筋疼閉結支溝穴，頷腫喉閉少商前。脾心痛急尋公孫，委中驅療腳風纏。

瀉卻人中及頰車，治療中風口吐沫。五瘧寒多熱更多，間使大杼真妙穴。

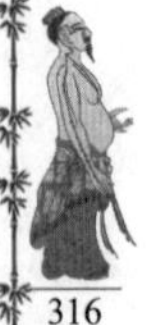

經年或變勞怯者，痞滿臍旁章門決。噎氣吞痠食不投，膻中七壯除膈熱。目內紅痛苦皺眉，絲竹攢竹亦堪醫。若是痰涎並咳嗽，治卻須當灸肺俞。更有天突與筋縮，小兒吼閉自然疏。兩手痠疼難執物，曲池合谷共肩髎。臂疼背痛針三里，頭風頭痛灸風池。腸鳴大便時泄瀉，臍旁兩寸灸天樞。諸般氣症從何治，氣海針之灸亦宜。小腸氣痛歸來治，腰痛中空穴最奇③。

腿股轉痠難移步，妙穴說與後人知。環跳風市及陰市④，瀉卻金針病自除。

熱瘡臁內年年發，血海尋來可治之。兩膝無端腫如鬥，膝眼三里艾當施。兩股轉筋承山刺，腳氣復溜不須疑。踝跟骨痛灸昆崙，更有絕骨共丘墟。灸罷大敦除疝氣，陰交針入下胎衣。遺精白濁心俞治，心熱口臭大陵驅。腹脹水分多得力，黃疸至陽便能離。肝血盛兮肝俞瀉，痔疾腸風長強欺。腎敗腰疼小便頻，督脈兩旁腎俞除。六十六穴施應驗，故成歌訣顯針奇。

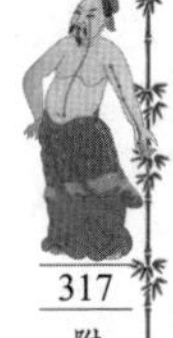

---

①鳩尾穴禁灸，針三分，家傳灸七壯。

②針一寸半，不宜停。經言禁灸，家傳灸七壯。

③中空穴，從腎俞穴量下三寸，各開三寸是穴，灸十四壯。

④陰市雖云禁灸，家傳亦灸七壯。

◇◇

肘後歌

頭面之疾針至陰，腿腳有疾風府尋，心胸有病少府瀉，臍腹有病曲泉針。肩背諸疾中渚下，腰膝強痛交信憑，脇肋腿痛後溪妙，股膝腫起瀉太沖。陰核發來如升大，百會妙穴真可駭，頂心頭痛眼不開，湧泉下針定安泰。鶴膝腫勞難移步，尺澤能舒筋骨疼，更有一穴曲池妙，根尋源流可調停。其患若要便安癒，加以風府可用針。更有手臂拘攣急，尺澤刺深去不仁。腰背若患攣急風，曲池一寸五分攻，五痔原因熱血作，承山須下病無蹤。哮喘發來寢不得，豐隆刺入三分深，狂言盜汗加見鬼，惺惺間使便下針。骨寒髓冷火來燒，靈道妙穴分明記。瘧疾寒熱真可畏，須知虛實可用意。

間使宜透支溝中，大椎七壯合聖治，連日頻頻發不休，金門刺深七分是。
瘧疾三日得一發，先寒後熱無他語，寒多熱少取復溜，熱多寒少用間使。
或患傷寒熱未收，牙關風壅藥難投，項強反張目直視，金針用意列缺求。
傷寒四肢厥逆冷，脈氣無時仔細尋，神奇妙穴真有二，復溜半寸順骨行。
四肢回還脈氣浮，須曉陰陽倒換求，寒則須補絕骨是，熱則絕骨瀉無憂。
脈若浮洪當瀉解，沉細之時補便瘳。百合傷寒最難醫，妙法神針用意推。
口禁眼合藥不下，合谷一針效甚奇，狐惑傷寒滿口瘡，須下黃連犀角湯。
蟲在臟腑食肌肉，須要神針刺地倉。傷寒腹痛蟲尋食，吐蚘烏梅可難攻，
十日九日必定死，中脘回還胃氣通。傷寒痞氣結胸中，兩目昏黃汗不通，
湧泉妙穴三分許，速使周身汗自通。傷寒痞結脇積痛，宜用期門見深功，
當汗不汗合谷瀉，自汗發黃復溜憑。飛虎一穴通痞氣，祛風引氣使安寧。
剛柔二痙最乖張，口禁眼合面紅妝，熱血流入心肺腑，須要金針刺少商。
中滿如何去得根，陰包如刺效如神，不論老幼依法用，須教患者便抬身。
打撲傷損破傷風，先於痛處下針攻，後向承山立作效，甄權留下意無窮。
腰腿疼痛十年春，應針不了便惺惺，大都引氣探根本，服藥尋方枉費金。
腳膝經年痛不休，內外踝邊用意求，穴號昆崙並呂細，應時消散即時瘳。
風痹痿厥如何治，大杼曲泉真是妙，兩足兩脇滿難伸，飛虎神針七分到。
腰軟如何去得根，神妙委中立見效。

孫思邈先生針十三鬼穴歌

《針灸大全》

百邪癲狂所為病，針有十三穴須認。凡針之體先鬼宮，次針鬼信無不應。
一一從頭逐一求，男從左起女從右。一針人中鬼宮停，左邊下針右出針。
第二手大指甲下，名鬼信刺三分深。三針足大指甲下，名曰鬼壘入二分。
四針掌後大陵穴，入寸五分為鬼心。五針申脈名鬼路，火針三下七金星。
第六卻尋大杼上，入髮一寸名鬼枕。七刺耳垂下五分，名曰鬼床針要溫。
八針承漿名鬼市，從左出右君須記。九針間使鬼路上，十針上星名鬼堂。

十一明下縫三壯，女玉門頭為鬼藏。十二曲池名鬼臣，火針仍要七金星。十三舌頭當舌中，此穴須名是鬼封。手足兩邊相對刺，若逢孤穴只單通。此是先師真妙訣，倡狂惡鬼走無蹤。

靈光賦

黃帝岐伯針灸訣。根據他經分明說。三陰三陽十二經。更有兩經分八脈。靈光典注極幽深。治氣上壅足三里。天突宛中治喘痰。心疼手顫針少海。少澤應除心下寒。兩足拘攣覓陰市。五般腰痛委中安。脾俞不動瀉丘墟。復溜治腫如神醫。犢鼻治療風邪疼。住喘腳痛昆崙癒。後跟痛在僕參求。承山筋轉並久痔。足掌下去尋湧泉。此法千金莫妄傳。此穴多治婦人疾。男蠱女孕兩病痊。百會鳩尾治痢疾。大小腸俞大小便。氣海血海療五淋。中脘下脘治腹堅。傷寒過經期門愈。氣刺兩乳求太淵。大敦二穴主偏墜。水溝間使治邪癲。吐血定喘補尺澤。地倉能止兩流涎。勞宮醫得身勞倦。水腫水分灸即安。五指不伸中渚取。頰車可針牙齒癒。陰蹻陽蹻兩踝邊。在腰玄機宜正取。膏肓豈止治百病。灸則玄切病須癒。針灸一穴數病除。學人尤宜加仔細。悟得名師流注法。頭目有病針四肢。針有補瀉明呼吸。穴應五行順四時。悟得人身中造化。此歌依舊是筌蹄。

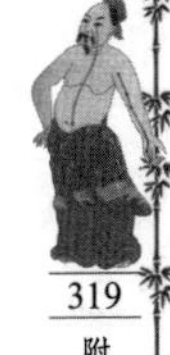

席弘賦

凡欲行針須審穴。要明補瀉迎隨訣。胸背左右不相同。呼吸陰陽男女別。氣刺兩乳求太淵。誰知天突治喉風。虛喘須尋三里中。手連肩脊痛難忍。合谷針時要太沖。曲池兩手不如意。合谷下針宜仔細。心疼手顫少海間。若要除根覓陰市。但患傷寒兩耳聾。金門聽會疾如風。五般肘痛尋尺澤。太淵針後卻收功。手足上下針三里。食癖氣塊憑此取。鳩尾能治五般癇。若下湧泉人不死。胃中有積刺璇璣。三里功多人不知。陰陵泉治心胸滿。針到承山飲食思。大杼若連長強尋。小腸氣痛即行針。委中專治腰間痛。腳膝腫時尋至陰。氣滯腰疼不能立。橫骨大都宜救急。氣海專能治五淋。更針三里隨呼吸。期門穴主傷寒患。六日過經猶未汗。但向乳根二肋間。

又治婦人生產難。耳內蟬鳴腰欲折。膝下明存三里穴。若能補瀉五會間。
且莫向人容易說。睛明治眼未效時。合谷光明安可缺。人中治癲功最高。
十三鬼穴不須饒。水腫水分兼氣海。皮內隨針氣自消。冷嗽先宜補合谷。
卻須針瀉三陰交。牙疼腰痛並咽痹。二間陽溪疾怎逃。更有三間腎俞妙。
善除肩背浮風勞。若針肩井須三里。不刺之時氣未調。最是陽陵泉一穴。
膝間疼痛用針燒。委中腰痛腳攣急。取得其經血自調。腳痛膝腫針三里。
懸鍾二陵三陰交。更向太沖須引氣。指頭麻木自輕飄。轉筋目眩針魚腹。
承山昆崙立便消。肚疼須是公孫妙。內關相應必然瘳。冷風冷痹疾難癒。
環跳腰俞針與燒。風府風池尋得到。傷寒百病一時消。陽明二日尋風府。
嘔吐還須上脘療。婦人心痛心俞穴。男子痃癖三里高。小便不禁關元好。
大便閉澀大敦燒。腕骨腿疼三里瀉。復溜氣滯便離腰。從來風府最難針。
卻用工夫度淺深。倘若膀胱氣未散。更宜三里穴中尋。若是七疝小腹痛。
照海陰交曲泉針。又不應時求氣海。關元同瀉效如神。小腸氣撮痛連臍。
速瀉陰交莫在遲。良久湧泉針取氣。此中玄妙少人知。小兒脫肛患多時。
先灸百會次鳩尾。久患傷寒肩背痛。但針中渚得其宜。肩上痛連臍不休。
手中三里便須求。下針麻重即須瀉。得氣之時不用留。腰連胯痛急必大。
便於三里攻其隘。下針一瀉三補之。氣上攻噎只管住。噎不住時氣海灸。
定瀉一時立便瘥。補自卯南轉針高。瀉從卯北莫辭勞。逼針瀉氣令須吸。
若補隨呼氣自調。左右撚針尋子午。抽針行氣自迢迢。用針補瀉分明說。
更用搜窮本與標。咽喉最急先百會。太沖照海及陰交。學人潛心宜熟讀。
席弘治病最名高。

人體全身常用腧穴圖

（一）前面

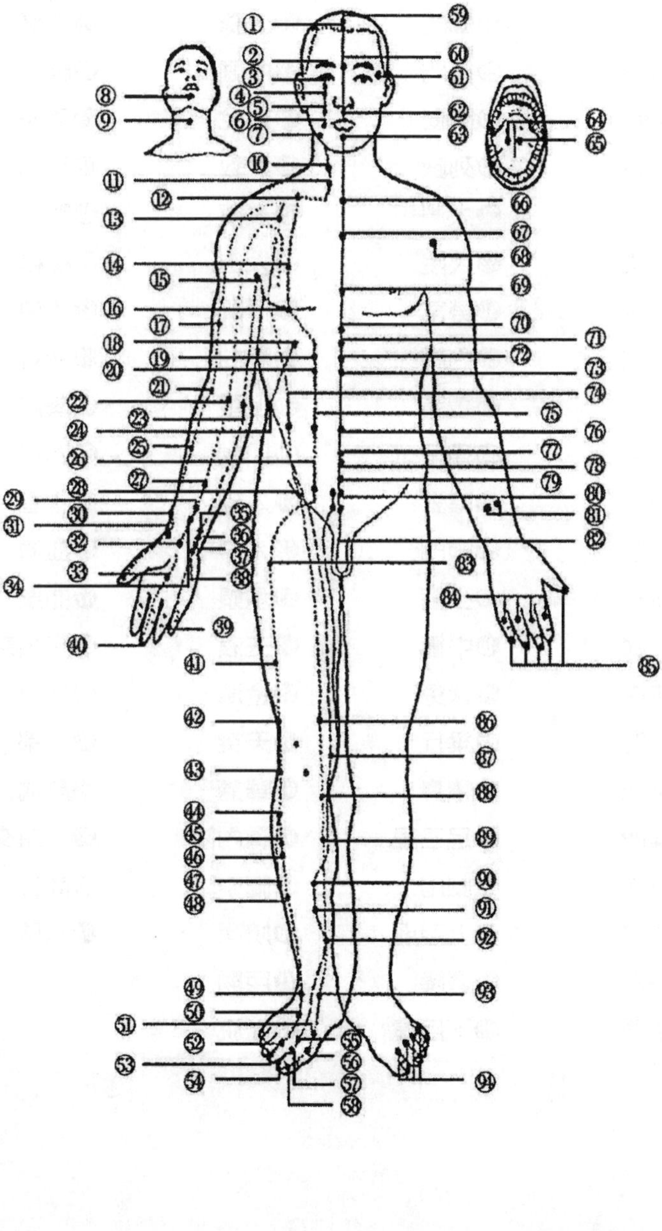

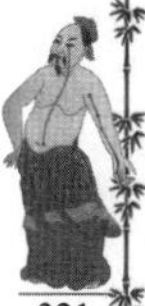

❶神庭
❷魚腰
❸承泣
❹四白
❺巨髎
❻地倉
❼大迎
❽承漿
❾廉泉
❿人迎
⓫水突
⓬缺盆
⓭中府
⓮膺窗
⓯極泉
⓰步廊
⓱俠白
⓲期門
⓳承滿
⓴梁門
㉑尺澤
㉒曲澤
㉓少海
㉔章門
㉕孔最
㉖歸來
㉗郄門
㉘衝門
㉙間使
㉚列缺
㉛太淵
㉜大陵
㉝勞宮
㉞內關
㉟靈道
㊱通里
㊲陰郄
㊳神門
㊴少衝
㊵中衝
㊶伏兔
㊷梁丘
㊸犢鼻
㊹足三里
㊺闌尾
㊻上巨虛
㊼豐隆
㊽下巨虛
㊾解谿
㊿衝陽
51公孫
52內庭
53厲兌
54大敦
55太衝
56大白
57行間
58隱白
59上星
60印堂
61太陽
62人中
63承漿
64玉液
65金津
66天突
67華蓋
68肩內陵
69膻中
70鳩尾
71巨闕
72上脘
73中脘
74大黃
75天樞
76神闕
77氣海
78石門
79關元
80棉極
81竺白
82曲骨
83髀關
84四縫
85十宣
86血海
87曲泉
88陰陵泉
89地機
90中都
91蠡溝
92三陰交
93商丘
94八風

（二）側面

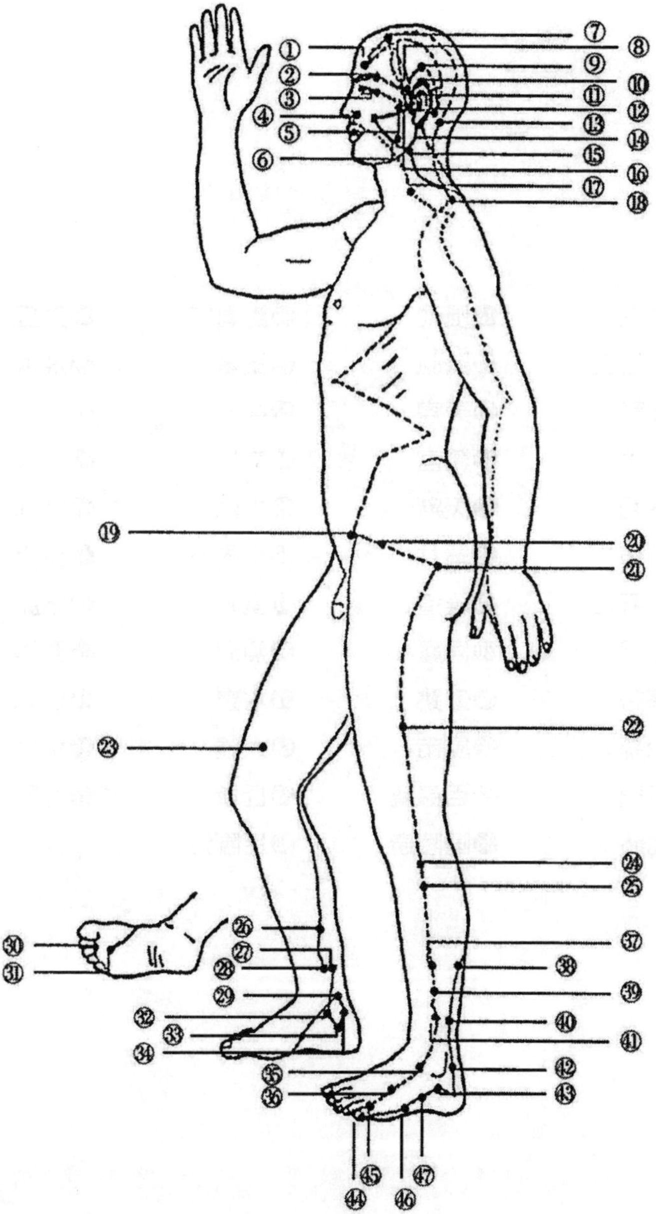

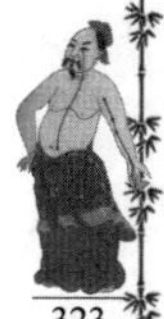

❶陽白
❷絲竹空
❸顴髎
❹迎香
❺下關
❻頰車
❼頭臨泣
❽和髎
❾率谷
❿角孫
⓫耳門
⓬完髎
⓭風池
⓮翳風
⓯天容
⓰聽宮
⓱天鼎
⓲肩井
⓳維道
⓴居髎
㉑環跳
㉒風市
㉓百蟲窩
㉔陽陵泉
㉕膽囊穴
㉖築賓
㉗復溜
㉘交信
㉙太谿
㉚里內庭
㉛湧泉
㉜照海
㉝水泉
㉞大鐘
㉟丘墟
㊱足臨泣
㊲外丘
㊳飛揚
㊴光明
㊵跗陽
㊶懸鐘
㊷昆崙
㊸申脈
㊹至陰
㊺俠谿
㊻京骨
㊼金門

（三）後面

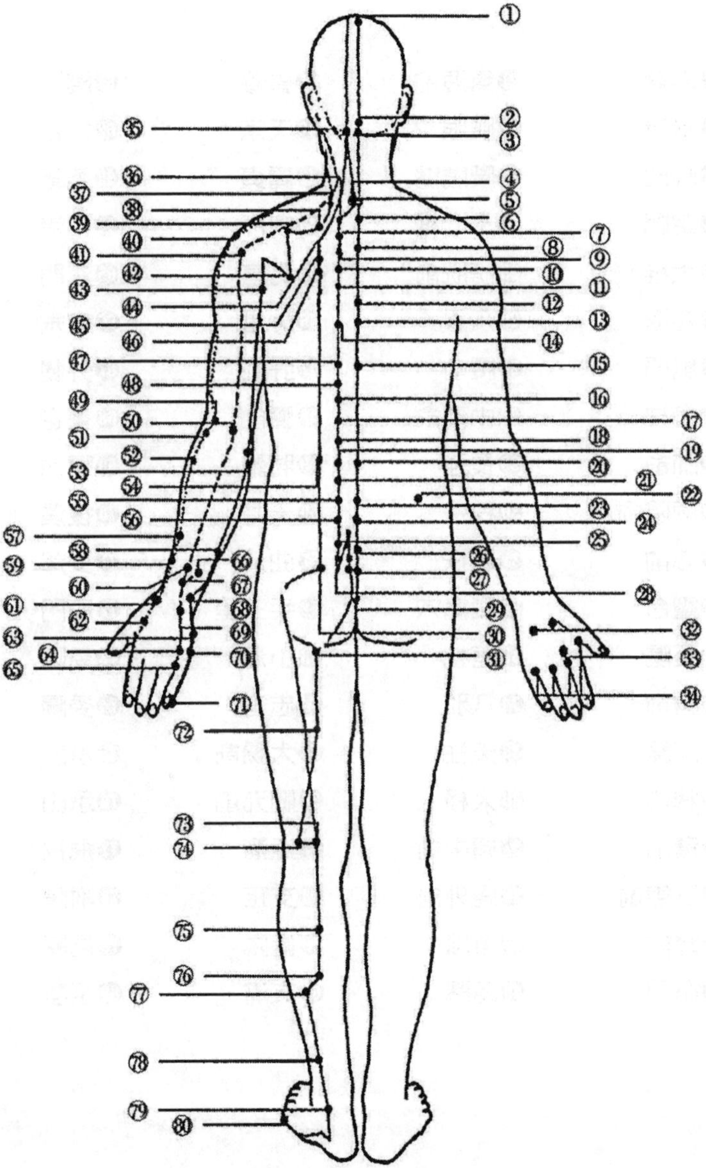

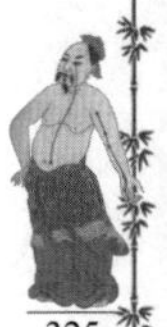

❶百會
❷風府
❸啞門
❹定喘
❺大椎
❻陶道
❼風門
❽身柱
❾肺俞
❿厥陰俞
⓫心俞
⓬靈台
⓭至陽
⓮膈俞
⓯筋縮
⓰脾俞
⓱胃俞
⓲三焦俞
⓳腎俞
⓴命門
㉑氣海俞
㉒腰眼
㉓腰陽關
㉔十七椎
㉕膀胱俞
㉖八髎
㉗腰俞
㉘中膂俞
㉙長強
㉚秩邊
㉛承扶
㉜腰痛穴
㉝落枕
㉞八邪
㉟天柱
㊱大杼
㊲肩中俞
㊳肩外俞
㊴秉風
㊵肩髃
㊶骨髎
㊷天宗
㊸肩貞
㊹魄戶
㊺膏肓
㊻神堂
㊼肝俞
㊽膽俞
㊾肘髎
㊿天井
51曲池
52手三里
53小海
54志室
55大腸俞
56關元俞
57溫溜
58支正
59偏厲
60支溝
61陽溪
62合谷
63腕骨
64中渚
65液門
66會宗
67外關
68養老
69陽池
70後溪
71少澤
72殷門
73委陽
74委陽
75承筋
76承山
77飛揚
78附陽
79昆崙
80至陰

華志文化事業有限公司
HUACHIH CULTURE CO., LTD

11664 台北市文山區興隆路 4 段 96 巷 3 弄 6 號 4 樓
E-mail：huachihbook@yahoo.com.tw　電話：(886-2)22341779

【紙本圖書目錄】

書號	書名	定價	書號	書名	定價
	健康養生小百科 18K				
A001	圖解特效養生 36 大穴（彩色 DVD）	300 元	A002	圖解快速取穴法（彩色 DVD）	300 元
A003	圖解對症手足頭耳按摩（彩色 DVD）	300 元	A004	圖解刮痧拔罐艾灸養生療法(彩色 DVD）	300 元
A005	一味中藥補養全家（彩色）	280 元	A006	本草綱目食物養生圖鑑（彩色）	300 元
A007	選對中藥養好身（彩色）	300 元	A008	餐桌上的抗癌食品（雙色）	280 元
A009	彩色針灸穴位圖鑑（彩色）	280 元	A010	鼻病與咳喘的中醫快速療法	300 元
A011	拍拍打打養五臟（雙色）	300 元	A012	五色食物養五臟（雙色）	280 元
A013	痠痛革命	300 元	A014	你不可不知的防癌抗癌 100 招(雙色）	300 元
A015	自我免疫系統是最好的醫院	270 元	A016	美魔女氧生術（彩色）	280 元
A017	你不可不知的增強免疫力 100 招(雙色)	280 元	A018	關節炎康復指南(雙色)	270 元
A019	名醫師教您：生了癌怎麼吃最有效	260 元	A020	你不可不知的對抗疲勞 100 招(雙色)	280 元
A021	食得安心，醫學專家教您什麼可以自在的吃（雙色）	260 元	A022	你不可不知的指壓按摩 100 招(雙色)	280 元
A023	人體活命仙丹：你不可不知的 30 個特效穴位（雙色）	280 元	A024	嚴選藥方：男女老少全家兼顧的療癒奇蹟驗方（雙色）	280 元
A025	糖尿病自癒：簡單易懂的 Q&A 完全問答 240	260 元	A026	養肝護肝嚴選治療：中醫圖解，快速養護臟腑之源	280 元
A027	微妙的力量：大自然生命療癒法則	260 元	A028	養腎補腎嚴選治療：中醫圖解，快速顧好生命之源	280 元
A029	養脾護胃嚴選治療：中醫圖解，快速養護氣血之源	280 元	A030	胃腸病及痔瘡的治療捷徑	280 元
A031	排毒養顏奇蹟：吃對喝對就能快	199 元	A032	很小很小的小偏方：常見病一掃	260 元

	速梳理身上的毒素			而光	
A033	怎樣吃最長壽：延緩衰老，先要吃對，再要吃好	260 元	A034	你不可不知的排毒解毒 100 招	260 元
A035	醋療驗方 ： 中國歷代日常生活常見病療法	250 元	A036	10 分鐘足浴養生：快速祛除人體的各種疾病	220 元
A037	養生不用靈丹妙藥：健康的心態勝過 10 帖的補藥	220 元	A038	最適合百姓的中醫養生絕學	220 元
A039	中醫醋療寶典：用醋也能快速治百病	240 元	A040	很小很小的小偏方：中老人疾病一掃而光	260 元
A041	簡易中藥手冊：有病治病，無病強身，百益無一害	250 元	A042	很小很小的小偏方：女人煩惱一掃而光	260 元
			醫學健康 25K		
C201	骨質疏鬆症簡單療癒完全問答 140	220 元	C201	應對失眠的簡單療癒疑問巧答 100	220 元
C203	全世界 10 幾億華人都在用的小偏方	220 元	C204	祖傳救命小偏方	240 元
C205	本草綱目中的 100 種常用養生藥材	240 元	C206	我們都會老　如何照顧老人癡呆症	220 元
C207	活到天年 ： 健康最值錢,生命更重要	240 元	C208	痛風看這本就夠了！	250 元
C209	讓您活得比醫生更健康長壽	250 元	C210	圖解經絡穴位小百科	280 元
			全方位心理叢書 25K		
C301	吸引力法則：一個埋藏千年從上帝到不知來源的能量	199 元	C302	心理定律：引爆人類智慧光芒的 198 個人性法則	199 元
C303	兩性心理學 72 變：幸福不會來敲門，愛你的人總在心靈深處	260 元	C304	腦內革命：驚人的潛意識力量	199 元
C305	自然心藥：幸福人生的心靈處方	240 元	C306	給予一種真愛：兩個孤獨，一對寂寞	260 元
C307	24 堂生命改造計劃,活出奇蹟人生	199 元	C308	情緒操控術 ： 即使有一萬個苦悶理由,也要有一顆快樂的心	189 元
C309	失落的百年致富聖經	199 元	C310	情緒心理學：破解快樂背後的超完美行爲控制術	199 元
C311	引爆潛能：喚醒你心中沉睡的巨	199 元	C312	世界潛能大師 16 堂奇蹟訓練	199 元

	人				
C313	肢體語言心理學：瞬間捕捉陌生人的微表情	199元	C314	每天讀一點博弈術 ：事業成功將會大大的提升	199元
C315	微表情心理學：一眼就能看穿他人的內心世界	199元	C316	宇宙中最偉大的心靈財富就是一個人的頭腦	199元
C317	醍醐灌頂的一句話：從一個激勵、一份療癒的力量開始	240元	C318	不迷茫：找對人生方向的12堂心理課	199元
C319	感覺累了就冥想吧：冥想 10 分鐘等於熟睡二小時	250元	C320	開啓財富之門的一把萬能鑰匙	250元
C321	吸引力法則：一個埋藏千年從上帝到不知來源的能量（增訂版）	250元	C322	活用心理學：99%的人絕對會改變現況	220元
C323	看透人心：徹底辨別僞裝下的面具	260元	C324	巴比倫富翁的10大財富秘密	250元
			世界名家名譯系列 25K		
C401	烏合之眾	240元	C402	自卑與超越	260元
			心理勵志小百科 18K		
B001	全世界都在用的80個關鍵思維	280元	B002	學會寬容	280元
B003	用幽默化解沉默	280元	B004	學會包容	280元
B005	引爆潛能	280元	B006	學會逆向思考	280元
B007	全世界都在用的智慧定律	300元	B008	人生三思	270元
B009	陌生開發心理戰	270元	B010	人生三談	270元
B011	全世界都在學的逆境智商	280元	B012	引爆成功的資本	280元
B013	每個人都要會的幽默學	280元	B014	潛意識的智慧	270元
B015	10天打造超強的成功智慧	280元	B016	捨得：人生是一個捨與得的歷程，不以得喜，不以失悲	250元
B017	智慧結晶：一本好書就像一艘人生方舟	260元	B018	氣場心理學：10天引爆人生命運的潛能	260元
B019	EQ：用情商的力量構築幸福的一生	230元			
			口袋書系列 64K		
C001	易占隨身手冊	230元	C002	兩岸簡繁體對照手冊	180元
			休閒生活館 25K		
C101	噴飯笑話集	169元	C102	捧腹1001夜	169元
C103	寫好聯，過好年	129元	C104	天下對聯大全集	129元
			諸子百家大講座 18K		
D001	鬼谷子全書	280元	D002	莊子全書	280元

D003	道德經全書	280 元	D004	論語全書	280 元
D005	孫子兵法全書	280 元	D006	菜根譚新解	280 元
D007	荀子新解	280 元	D008	孟子新解	280 元
D009	冰鑑新解	250 元	D010	素書新解	250 元
D011	周易新解	250 元	D012	36 計新解	240 元
D013	戰國策新解	280 元	D014	資治通鑒	280 元
			生活有機園 25K		
E001	樂在變臉	220 元	E002	你淡定了嗎？不是路已走到盡頭，而是該轉彎的時候	220 元
E003	點亮一盞明燈：圓融人生的 66 個觀念	200 元	E004	減壓革命：即使沮喪抓狂,你也可以輕鬆瞬間擊潰	200 元
E005	低智商的台灣社會：100 個荒謬亂象大解析，改變心態救自己	250 元	E006	豁達：再難也要堅持，再痛也要放下	220 元
E007	放下的智慧：不是放下需求，而是放下貪求	220 元	E008	關卡：生命考驗必須凝聚的九大力量	220 元
E009	我們都忘了，知止也是一種智慧	200 元	E010	百年樟樹聽我說話	200 元
E011	鹹也好淡也好，人生自在就好	179 元	E012	現在就是天堂：人生的行李越簡單越輕盈是最大的幸福	230 元
			中華文化大講堂 18K		
D101	母慈子孝（彩色版）	250 元	D102	鍾博士講解弟子規	250 元
D103	鍾博士談：尋找中國文化精神	230 元	D104	鍾博士談：中華傳統文化價值觀	179 元
D105	人生寶典：中華文化千年不朽的處世智慧	250 元	D106	女人的福是修來的	220 元
D107	了凡四訓	270 元	D108	齊家治國女德爲要	280 元
			佛學講座 25K		
G001	占察善惡業報經義疏暨行法	300 元	G002	生命佛法：體驗人生最高享受	250 元
G003	靜語心集	160 元			
			商業經營 18K		
G201	再鼓舞	320 元			
			命理館 25K		
F001	我學易經的第一步：易有幾千歲的壽命，還活得很有活力	250 元	F002	易經占卜：大師教你自己看演卦一初級篇	199 元
F001	周易三才學	400 元			

國家圖書館出版品預行編目(CIP)資料

圖解經絡穴位小百科 / 楊道文作. -- 初版. --
臺北市 : 華志文化, 2017.06
面； 公分. -- (醫學健康館 ; 10)
ISBN 978-986-5636-85-2(平裝)

1.經穴

413.915 106006361

華志文化事業有限公司
系列／醫學健康館10
書名／圖解經絡穴位小百科

作者 陽道文醫師
執行編輯 簡煜哲
美術編輯 楊雅婷
封面設計 王志強
文字校對 陳欣欣
企劃執行 張淑貞
總編輯 黃志中
社長 楊凱翔
出版者 華志文化事業有限公司
電子信箱 huachihbook@yahoo.com.tw
地址 116 台北市文山區興隆路四段九十六巷三弄六號四樓
電話 02-22341779
印製排版 辰皓國際出版製作有限公司

總經銷商 旭昇圖書有限公司
地址 235 新北市中和區中山路二段三五二號二樓
電話 02-22451480
傳真 02-22451479
郵政劃撥 戶名：旭昇圖書有限公司（帳號：12935041）

出版日期 西元二〇一七年六月初版第一刷
書號 C210

華志文化

華志文化

華志文化